Prof. Dr. med. Gotthard Schettler

Der Mensch ist so jung wie seine Gefäße

Prof. Dr. med. Gotthard Schettler

Der Mensch ist so jung wie seine Gefäße

Arteriosklerose · Herzinfarkt · Schlaganfall · Durchblutungsstörungen

Entstehung · Risiken · Vorbeugung · Behandlung ·

Mit Beiträgen von
Prof. Dr. med. Michael DeBakey,
Prof. Dr. med. Hubert Mörl,
Prof. Dr. med. Egbert Nüssel

Mit 17 Farbphotos und
47 Graphiken und Abbildungen

R. Piper & Co. Verlag
München Zürich

Für Dr. Manfred Behr

ISBN 3-492-02516-1

Graphik: Atelier Gay + Benz, Stuttgart
Gesetzt aus der Times-Antiqua
Gesamtherstellung Clausen & Bosse, Leck
Printed in Germany

Inhalt

Vorwort

Die Lebenserwartung des einzelnen hat in unserer Bevölkerung in den letzten Jahrzehnten nur unwesentlich zugenommen. Sie wird auch in der nächsten Zukunft nicht größer werden. Nur relativ wenige Menschen werden zwischen 80 und 100 Jahre alt und erreichen damit das Greisenalter. Dieser Lebensabschnitt wurde um die Jahrhundertwende viel früher angesetzt. Menschen zwischen 60 und 70 Jahren gehörten »zum alten Eisen«. Sie fielen nicht selten der Gesellschaft oder der Familie zur Last. Unter den heutigen Lebensumständen erreichen immer mehr Menschen diese Altersbereiche. Der Gewinn an Jahren ist aber bei weitem nicht immer mit einer gesteigerten Lebensqualität verbunden.

Alte Menschen sind krankheitsanfälliger als jüngere. Häufig leiden sie unter mehreren Krankheiten. Es sind vor allem Erkrankungen der Kreislauforgane und Krebskrankheiten neben Störungen des Bewegungsapparates, der Sinneswerkzeuge und der Psyche, die das Befinden alter Menschen beeinträchtigen. Infektionskrankheiten sind zwar heute leichter zu beherrschen, können sich aber im Alter verheerend auswirken. Viruskrankheiten verlaufen bei Alten oft bösartig und können den allgemeinen Verfall der Lebenskräfte einleiten, beschleunigen oder gar besiegeln. Der biologische Zustand eines Menschen ist für den Ablauf nahezu aller der genannten Krankheitsgruppen maßgeblich. Er wird in starkem Maße vom Kreislaufsystem bestimmt. Herz und Gefäße, entwicklungsgeschichtlich eine Einheit, sind für die Erhaltung des menschlichen Organismus und seinen Betrieb verantwortlich. Sind ihre Funktionen eingeschränkt, so hat dies zwangsläufig schlimme Folgen.

Die Funktionsstörungen der Zirkulationsorgane haben in den letzten fünfzig Jahren einen beträchtlichen Wandel durchgemacht. Standen vorher die entzündlichen und infektionsbedingten Herz-Kreislauf-Krankheiten an der Spitze der Krankheits- und Todesraten, so sind es heute die sogenannten degenerativen Herz- und Gefäßkrankheiten – das heißt Krankheiten, die durch verstärkten Verschleiß entstehen. Es hat also ein Panoramawechsel der großen Krankheitsgruppen stattgefunden. Herzmuskel- und Herzklappenentzündungen sind durch die Antibiotika stark zurückgedrängt. An ihre Stelle sind arterielle Verschlußkrankheiten getreten. Sie sind unter den Völkern der sogenannten Dritten und Vierten Welt kaum zu finden, nehmen aber auch dort zu, wenn sich die äußeren Lebensbedingungen verbessern. Diese Verschlußkrankheiten sind der Endzustand eines lebenslang dauernden Umbauprozesses der Schlagadern, den wir Arteriosklerose nennen. Wie die Wasserversorgung eines Hauses zusammenbricht, wenn das Leitungssystem verstopft ist, so wird die Drosselung oder die Unterbrechung des Blutflusses die versorgten Organe empfindlich treffen. Sie werden vom Nahrungsstrom abgeschnitten und gehen zugrunde. Je rascher die Blockade einsetzt, um so schneller kommt es zum Gewebsuntergang. Allmähliche Einengung der Strombahn führt zu langsamer Funktionsstörung, bis der sogenannte kritische Gefäßquerschnitt erreicht ist, der die Durchströmung nicht mehr gewährleistet. Die Schlagadern verändern sich mit zunehmendem Lebensalter. Die Gefäßrohre werden starr und hart, dem Vertrocknen des grünen Getreidehalms vergleichbar.

Aber die Arteriosklerose ist nicht die zwangsläufige Folge des Alterns, sie ist eine Krankheit, die in den allermeisten Fällen auf äußeren Schäden und nicht etwa auf Vererbung beruht. So ist die Formulierung des in Berlin lehrenden Pathologen

Robert Roessle, die dem Titel dieses Buches zugrunde liegt, nur bedingt richtig: »Der Mensch ist so alt wie seine Gefäße.« Man sollte eher sagen, des Menschen Gesundheitszustand ist so gut, wie seine Gefäße es erlauben. Das Altern können wir nicht verhindern, aber krankhafte Verschleißprozesse am Gefäßsystem können wir heute in allen Phasen beeinflussen. Je früher wir damit beginnen, um so erfolgreicher werden wir sein. Arterioskleroseverhütung ist also mehr eine Aufgabe der Kinderheilkunde als der Altersmedizin. Ich habe daher Roessles Spruch abgewandelt: »Der Mensch ist so jung wie seine Gefäße.«

Lebenswichtige Organe so lange jung zu erhalten wie nur möglich bedeutet einen Zugewinn an Gesundheit und Wohlbefinden. Das ist eine Parole für ein lebenswertes Leben! Die Tatsache, daß in Mangelzeiten die Arteriosklerose zurückgedrängt war, ist ein Indiz dafür, daß diese Krankheit nicht bei jedermann schicksalsmäßig entsteht. Die weltweit gesicherten Beobachtungen, daß arteriosklerotisch bedingte Todesfälle, insbesondere Herz- und Hirninfarkt, nach Beseitigung von Mangelsituationen und unter den Bedingungen der Wohlstandsgesellschaft stark zunehmen, legen die Schlußfolgerung nahe, daß Entstehung und Ablauf der Arteriosklerose durch äußere Umstände beeinflußt werden können. Daraus folgt die Konsequenz, durch Vorsorgemaßnahmen die krankheitsbegünstigenden Faktoren aufzuspüren und abzubauen. Der Wert solcher präventiven Maßnahmen ist heute unbestritten und durch die Ergebnisse weitgespannter Untersuchungen von Völkern und Bevölkerungsgruppen wie durch sorgfältige Einzelbeobachtungen bewiesen.

Prävention kann bedeuten, die krankmachenden Faktoren zu vermeiden, sie zu beseitigen, wenn sie bereits bestehen, oder ihre Folgen zu lindern oder zu heilen. Wir nennen das primäre, sekundäre und tertiäre Prävention. Wir haben es damit in der Hand, die Geißel der modernen Menschheit unter Kontrolle zu bekommen.

Es ist das Hauptanliegen dieses Buches, jedem gesundheitsbewußten Bürger unsere gegenwärtigen Kenntnisse von den Ursachen, Erscheinungsformen und Folgen der Arteriosklerosekrankheit darzulegen, Hinweise für die Früherkennung zu geben und Möglichkeiten der Vorsorge und Behandlung aufzuzeigen. Wir haben uns bemüht, Gesichertes von Spekulativem zu trennen; denn es fehlt wie bei allen bisher unbeherrschten Volksseuchen – und die Arteriosklerose ist heute eine Seuche geworden – nicht an Empfehlungen von Wundermitteln. Dabei wäre es so leicht, mit einem naturgemäßen Leben die Folgen der mannigfachen Verhaltensfehler des Menschen in der Industriegesellschaft zu verkleinern oder sogar zu vermeiden! Aber offenbar ist gerade das nicht leicht zu erreichen, was auf einfachen und eigentlich selbstverständlichen Empfehlungen beruht. Deshalb wird es noch ein weiter Weg sein, bis wir das Problem der Arteriosklerose in unserer Gesellschaft gelöst haben. Es gibt auch hinsichtlich der Entstehung und des Ablaufs dieser Krankheit noch Erkenntnislücken. Aber wir haben so viele Beweise für den Nutzen bestimmter Vorsorge- und Therapiemaßnahmen, daß wir nicht länger warten sollten, sie anzuwenden. Wenn es auch jedem einzelnen überlassen bleiben soll, wie er sein Leben führt und welche Verhaltensänderungen ihm akzeptabel erscheinen, so haben wir Ärzte und Wissenschaftler doch die Pflicht, kausale Zusammenhänge zwischen Risiken des täglichen Lebens und Krankheiten aufzuzeigen. Wir sind dabei auf die Hilfe aller angewiesen, die mit der Gesundheit des Individuums wie unseres Volkes befaßt sind. Dazu gehören auch unsere parlamentarischen Vertreter.

Vor hundert Jahren sagte der berühmte pathologische Anatom und engagierte Gesundheitspolitiker Rudolf Virchow: »Epidemien gleichen großen Warnzeichen, an denen der Staatsmann von großem Stil ablesen kann, daß in dem Entwicklungsgang seines Volkes eine Störung eingetreten ist, welche selbst eine sorglose Politik nicht länger übersehen darf.«

Die Arteriosklerose bedroht heute den einzelnen wie ganze Nationen. Sie verhindert den Gewinn an lebenswerten Jahren und beeinträchtigt unser Befinden. Deshalb will dieses Buch auch als Appell im Sinne von Christoph Wilhelm Hufeland, des Hausarztes von Goethe, Herder und Wieland, verstanden sein: »Die Kunst, das menschliche Leben zu verlängern, ist eine Sache der Lebensführung, volksgesundheitsfördernd im Sinne einer vorbeugenden Heilkunde.«

Ich habe mich seit vierzig Jahren mit den Problemen der Arteriosklerose befaßt, zunächst als experimenteller Forscher und als pathologischer Anatom, dann seit dem Ende des Krieges als Kliniker. Ich konnte mich der Unterstützung zahlreicher Wissenschaftler und Ärzte erfreuen, international Erfahrungen sammeln und austauschen und an der Entwicklung einer Strategie gegen diese durchaus beherrschbare Volkskrankheit mitarbeiten. Erste Erfolge dieser weltweiten Bemühungen sind erkennbar. So sind die tödlichen Herzinfarkte und Hirnschläge in einigen Ländern in den letzten zehn Jahren deutlich zurückgegangen. In anderen nehmen sie noch immer zu. Die Internationale Arteriosklerosegesellschaft, der ich für sechs Jahre als Präsident vorstehe, hat es sich zur Aufgabe gemacht, dieses gesundheitspolitisch vorrangige Problem in den Griff zu bekommen. Das vorliegende Buch stellt eine Bilanz des bisher Erreichten dar und soll die Möglichkeiten zukünftiger Entwicklung aufzeigen. Dabei konnte ich mich der Ergebnisse vieler in- und ausländischer Wissenschaftler und meiner klinischen Mitarbeiter bedienen, unter denen der leitende Oberarzt der Heidelberger Klinik, Professor Dr. Hubert Mörl, vor allem zu nennen ist. Er verfaßte einige der klinischen Kapitel; sie sind mit seinem Namen gekennzeichnet. Ihm und vielen weiteren Helfern aus dem Heidelberger Infarktinstitut und dem Heidelberger Universitätsklinikum gilt mein besonderer Dank. Nicht zuletzt danken wir Herrn Klaus Piper und seinen Mitarbeitern vom Piper-Verlag.

Heidelberg, im Frühjahr 1982 Gotthard Schettler

Was ist »Arteriosklerose«?

Der Anatom Johann Friedrich Lobstein prägte den Begriff Arteriosklerose vor etwa 150 Jahren, um damit die Verhärtung (skleros = hart) der Arterien zu kennzeichnen. Die Verhärtung ist die Folge von Umbauvorgängen in allen Schichten der Schlagadern, die schon beim Kleinkind beginnen und sich mit zunehmendem Alter verstärken. Sie werden von der Ernährung der Arterien bestimmt. Die inneren Schichten des Gefäßrohres werden vom strömenden Blut aus ernährt, die äußeren von speziellen Gefäßen, die bis in die Mitte der Gefäßwand reichen. Veränderungen des Blutstromes führen daher zu Versorgungsschwierigkeiten der inneren Gefäßlager, Störungen der ernährenden Gefäße beeinflussen die äußeren. Aus dem Blut dringen gewebsfeindliche Substanzen ein. Sie setzen Strukturveränderungen in Gang. Es lagern sich Schlackenstoffe ab. Lokale Entzündungsprozesse, die Abscheidung von Faserstoffen und Grundsubstanz bewirken einen Verlust der natürlichen Elastizität. Die Gefäßlichtung wird durch polsterförmige Beete eingeengt. Das führt zum Verlust der natürlichen Elastizität und zur Lichtungseinengung.

Die Trias »Verhärtung, Elastizitätsverlust und Lichtungsverengung« kennzeichnet die Krankheit Arteriosklerose. Krankheit ist im Sinne der Funktionsstörung aufzufassen. Sie muß nicht zwangsläufig zu Krankheitssymptomen führen. Es gibt Menschen mit hochgradiger, allgemein ausgebreiteter Arterio-

Bevorzugte Lokalisation von Arteriosklerose

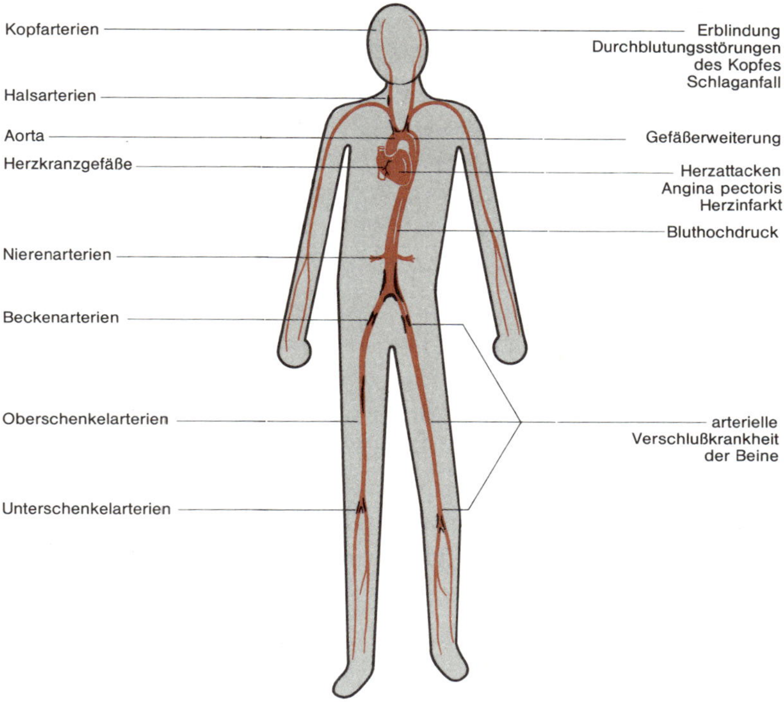

1

sklerose ohne offensichtliche Krankheitszeichen. Andererseits können ungünstig gelagerte Arterioskleroseherde, zum Beispiel in den Kranzgefäßen des Herzens oder den Gehirnarterien, zum tödlichen Gefäßverschluß führen, ohne daß eine schwere allgemeine Arteriosklerose besteht.

Die *herdförmige Ausbreitung* ist typisch für diese Krankheit und erklärt ihr vielfältiges Erscheinungsbild. Die Abbildung 1 zeigt die bevorzugte Lokalisation in einem Schlagaderbaum, der die Blutversorgung des Organismus darstellt. Wir werden später sehen, wie diese Veränderungen zustande kommen. Unter den Schlackenstoffen kommt dem Cholesterin eine besondere Bedeutung zu. Es gelangt aus dem Blut in die inneren Gefäßschichten und bildet dort fettartige Nester, die zunächst von den Gewebszellen aufgenommen werden bzw. frei-amorphe Massen bilden. Sie sehen weißgelblich aus und sind schon mit bloßem Auge auf dem Wandrelief sichtbar. Sie heißen *Atherome*, weil sie mehlbreiartig aussehen (griech. athere = Brei). Diese »Grützbeutel« können die Gefäßwand so durchsetzen, daß schwere Funktionsstörungen bis zum Gefäßverschluß, zur Erweichung oder andererseits zur Verhärtung der Arterienwand entstehen. Blutungen und Thrombosen, Verkalkungen und Bindegewebswucherungen pflegen sich in ihrem Bereich zu entwickeln. Die *Atherome* sind damit wesentliche *Schrittmacher* im Arterioskleroseprozeß. Das veranlaßte den Leipziger pathologischen Anatomen Felix Marchand 1904 zur Prägung des Begriffs *Atherosklerose*.

Fette und fettähnliche Substanzen in diesen Atheromen ziehen *Kalksalze*, die ebenfalls aus dem Blut stammen, an sich. Es kommt zu herdförmigen, flächigen oder streifigen *Verkalkungen*. Sie liegen in den inneren Gefäßschichten, besonders aber in den mittleren, der sogenannten Media. Die Verkalkung, die zum Beispiel im Röntgenbild zu sehen ist, aber auch äußerlich sichtbar zum Umbau führt, ist nicht das führende Krankheitszeichen der Arteriosklerose. Sie bewirkt zwar Elastizitätsverluste, wie die Abbildung 2 einer sogenannten Gänsegurgelarterie zeigt, aber sie führt nicht zur gefürchteten Durchblutungsnot, die der Krankheit Arteriosklerose zu eigen ist. Es ist also falsch, die *Arteriosklerose* mit *Gefäßverkalkung* gleichzusetzen. Ein Mensch ist im Volksmund »verkalkt«, wenn er körperlich und vor allem geistig abbaut. Kennzeichnend dafür sind schwere Funktionsverluste lebenswichtiger Organe, die an sich nichts mit Verkalkung zu tun haben.

Die bisher beschriebenen Gefäßprozesse werden ganz überwiegend vom strömenden Blut her ausgelöst und unterhalten. Maßnahmen zur Verhinderung oder Heilung dieser Läsionen müssen daher am Blut ansetzen. Damit haben wir große Chan-

Mediaverkalkung der Arteria femoralis (sog.Gänsegurgel)

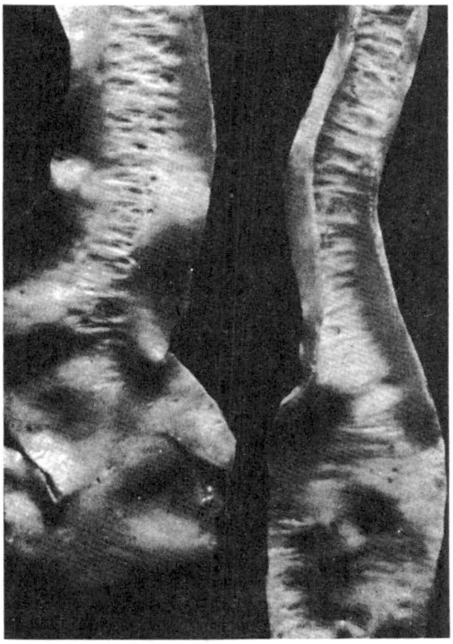

2

cen, den lebenslangen Umbauprozeß unserer Schlagadern zu beeinflussen. Schwieriger ist das mit den primär in der Gefäßwand sich abspielenden *Veränderungen der Grundsubstanz*, die sich im Alter verfestigt und sich narbig umwandeln kann. Chronischer Bluthochdruck begünstigt solche Vorgänge.

Weitere Umbauprozesse können von der äußersten Gefäßschicht, der *Adventitia*, ausgehen. Sie sind meist *primär entzündlicher* Natur und werden ausgelöst durch infektiöse, chemische, physikalische (z. B. Temperatur, Licht, Strahlen), mechanische oder überempfindlichkeitsbedingte (allergische, immunologische) Schäden.

Schließlich gibt es primäre *Gerinnungsstörungen*, welche die Arterien umgestalten können. Diese Buergersche Krankheit (Thrombangiitis obliterans) ist sehr selten und betrifft überwiegend die kleinen Gefäße. Sie ist nicht zu verwechseln mit lokalen Gerinnungsvorgängen, die bei jeder Arteriosklerose

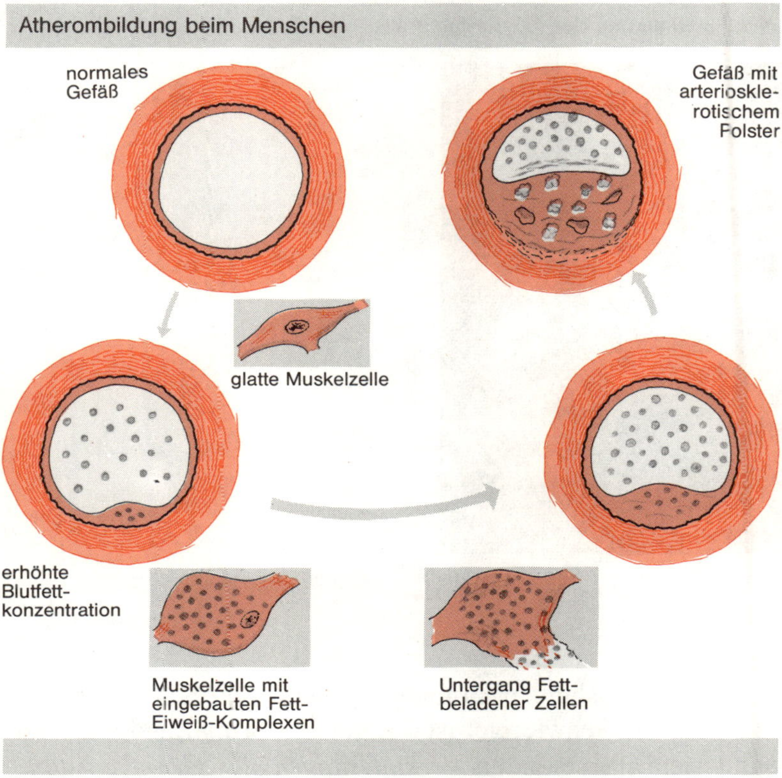

3

ablaufen und nicht selten zu Gefäßverschlüssen, zum Beispiel Herzinfarkt, führen. Wie ein arteriosklerotisches Gefäß im Vergleich zum normalen aussieht, zeigt die Abbildung 3. Es ist ohne weiteres verständlich, daß ein solches Gefäßrohr erhebliche Funktionsminderungen verursacht.

Aufbau und Funktion des Herz- und Gefäßsystems

Herz- und Blutgefäße sind entwicklungsgeschichtlich eine Einheit und in ihrer Funktion sorgfältig aufeinander abgestimmt. Der Organismus bedarf für seine Versorgung einer ausreichenden Durchblutung. Dies wird durch das geschlossene *System »Herz und Gefäße«* bewirkt. Es ist dem Wasserversorgungsnetz einer Gemeinde vergleichbar.

Das Herz entspricht einer Pumpstation: Sie pumpt die Blutflüssigkeit durch ein Röhrensystem, das sich peripherwärts in seinem Querschnitt verengt und laufend Röhren zur Versorgung bestimmter Bezirke und Organe abzweigt. Die peripherwärts führenden Arterien gehen in sogenannte Arteriolen über. Dies sind feine Arterien in den Organen, die in noch engere Haargefäße (= Kapillaren) münden. Durch deren zarte Wände findet der Stoffaustausch in den Geweben statt. Diese Haargefäße führen in das venöse System, das heißt in die sogenannten Blutadern.

Etwa ein Fünftel des gesamten Blutes fließt in den großen Arterien, während circa 50 Prozent in den Venen strömen. Die Aufnahmekapazität der Venen ist außerordentlich variabel. Sie sind den Abflußrohren einer Wasserleitung gleichzusetzen, die den Rückstrom zum Herzen regulieren.

Das Herz muß für einen optimalen Druck in den Versorgungsleitungen, den Arterien, sorgen. Läßt er nach, so kommt es zu Durchblutungsstörungen. Steht die Pumpe still, so bedeutet dies einen totalen Zusammenbruch der Versorgung: Der Blutdruck fällt bis auf Null ab, die Durchblutung der Organe erlischt. Sauerstoff- und nährstoffempfindliche Organe reagieren innerhalb kürzester Zeit katastrophal. Vier Sekunden nach Aufhören der Durchströmung kann man schwere Gehirnfunktionsstörungen feststellen, acht bis zwölf Sekunden danach kommt es zu Bewußtlosigkeit und schließlich zum Absterben des Gehirns. Nicht wiedergutzumachende (= irreversible) Hirnschäden sind nach etwa acht Minuten entstanden. Man kann durch Wiederbelebungsmaßnahmen, Anlegen von künstlichen Kreisläufen und künstliche Beatmung die Zirkulation wieder in Gang setzen, doch ist der Betroffene bei totalem Hirnausfall klinisch tot.

Äußerst empfindliche Organe sind ferner das Herz selbst und die Nieren. Sie werden auf Durchblutungsnot rasch katastrophal reagieren. Auch vorübergehende Störungen der Pumpfunktion, die auf Rhythmusstörungen des Herzens beruhen, können Ausfälle bewirken. Diese können auch durch Verstopfung des Röhrensystems oder durch Löcher beziehungsweise Risse im System entstehen. Schließlich spielt der Spannungszustand der Schlagadern für die Aufrechterhaltung der Durchblutung eine große Rolle. Die elastischen Arterien speichern den Druck, der bei jedem Herzschlag entsteht, und sorgen für einen gleichmäßigen Blutstrom. Verminderung oder Zerstörung der elastischen Elemente in der Arterienwand bewirkt ein Nachlassen des Blutflusses mit entsprechenden Versorgungsstörungen der Organe. Reißt ein geschädigtes Gefäß ein, so ist dies einem Wasserrohrbruch gleichzusetzen, der je nach dem Kaliber und dem Versorgungsgebiet entsprechende Folgen nach sich zieht.

Die Durchblutung kann aber auch behindert werden durch Veränderungen des flüssigen Mediums selbst. Das Blut kann stark eingedickt sein, wobei entweder die zirkulierende Blutmenge vermehrt oder vermindert sein kann. Es kann aber auch arm an Sauerstoffträgern sein (= Anämie), was ebenfalls Versorgungsstörungen nach sich zieht. Die Durchblutung wird also geregelt von der Pumpfunktion des Herzens, dem Zustand des Röhrensystems und des Gefäßinhaltes. Schwere Abflußstörungen im Bereich der Blutadern (= Venen) können dazu führen, daß der Rückfluß zum Herzen gedrosselt wird.

Gemäß ihren verschiedenen Aufgaben sind Schlagadern und Blutadern unterschiedlich gebaut. Die Venen müssen ein großes Aufnahmevolumen haben; die Arterien haben den beim Pumpvorgang entstehenden Druck abzufangen und mittels ihrer elastischen Kräfte weiterzugeben.

Zwei komplette Pumpanlagen bedienen das Zirkulationssystem. Das linke Herz ist für die arterielle Versorgung des gesamten Organismus mit Ausnahme der Lunge verantwortlich. Das rechte Herz nimmt das aus den Venen zurückströmende Blut auf und führt es über die Lungenarterien zur Sauerstoffauftankung in die Lungen ab. Von da fließt es über die Lungenvenen zurück zum linken Herzen. Durch Regelmechanismen, die teilweise im Herzen selbst, teilweise in den Gefäßen oder im Gehirn, schließlich auch in den Nieren liegen, wird dafür gesorgt, daß ein Gleichgewicht zwischen dem in die Arterien gepumpten Blutvolumen und dem in die Organe abfließenden Blut gewahrt ist. Dies sind keine fixen Größen, sondern sie sind vom Bedarf der zu versorgenden Organe, aber auch vom Zustand der Pumpe und der Röhrensysteme selbst abhängig (Abbildung 4).

Die Pumpfunktion beider Herzanteile muß sorgfältig aufeinander abgestimmt sein, sonst kommt es zu Mangelsituationen bzw. Überlastungen. Versagt zum Beispiel die linke Herzkammer, so nimmt sie das aus den Lungen zurückströmende Blut nicht mehr auf, und es kommt zu schweren, nicht selten lebensbedrohlichen Lungenstauungen. Andererseits können schwere Funktionsstörungen im kleinen Kreislauf, zum Beispiel durch Einengung der Lungenarterien, den Rückfluß zum linken Herzen behindern, wodurch dessen Auswurfvolumen ver-

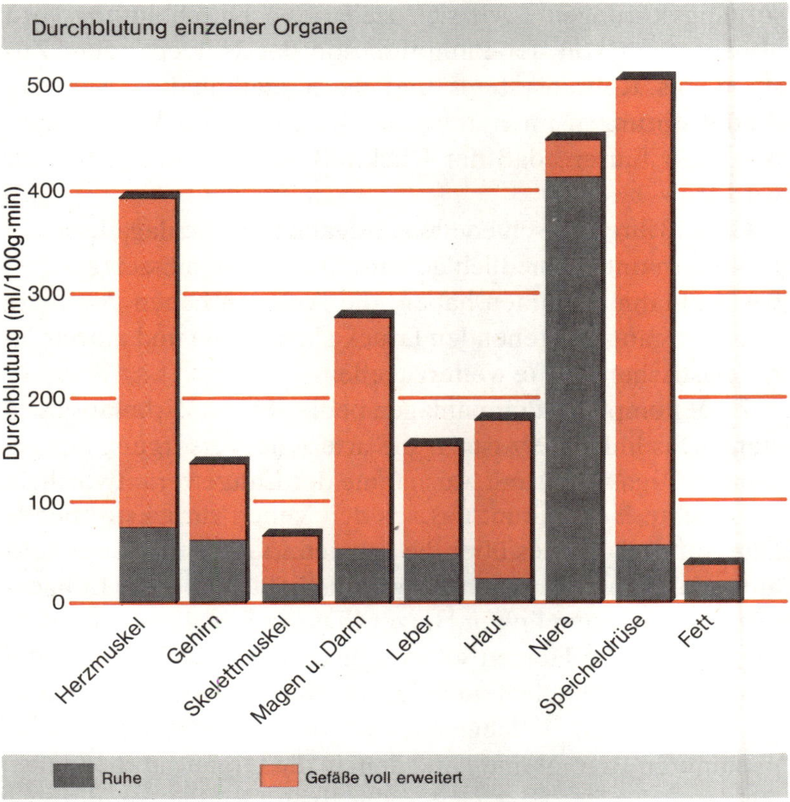

4

ringert wird. Gehirn, Herz und Nieren werden mit entsprechenden Störungen reagieren. Es muß also eine sorgfältige Abstimmung zwischen rechtem und linkem Herzen gegeben sein, um eine normale Kreislauffunktion aufrechtzuerhalten. Jeder Eingriff in das Reglersystem für dieses Gleichgewicht muß erhebliche Folgen haben.

Die Zirkulation des Organismus ist also nicht konstant, sondern vom Bedarf bestimmt. Eine starke Zunahme der Skelettmuskeltätigkeit zum Beispiel wird mit stärkerer Durchblutung beantwortet. Dies gilt auch für andere Organe, beispielsweise für die großen Verdauungsdrüsen Leber und Bauchspeicheldrüse oder für den Darm. Die Auswurfmenge der Herzkammer, das sogenannte Schlagvolumen, liegt in Ruhe bei 70 Milliliter; das heißt, bei einer Ruhefrequenz von 70 Schlägen pro Minute beträgt das Herzzeitvolumen circa 5 Liter. Bei schweren Arbeitsleistungen wird dieses Herzzeitvolumen etwa verfünffacht. Das heißt, das Blut wird pro Minute gegenüber dem normalen Zustand fünfmal mehr umgetrieben. Das Herz wirft dann 25 Liter aus. Dies geschieht mittels einer Zunahme des Schlagvolumens auf das etwa Doppelte und durch eine Erhöhung der Herzschlagfolge. Sie kann bis auf 180 bis 200 pro Minute gesteigert werden. Dies ist als Dauerleistung ohne Schaden für das Herz nicht möglich. Es müssen biologische Selbstregler oder medikamentöse Zügler eingesetzt werden, wenn ein solches Herz ständig auf zu hohen Frequenzen arbeitet.

Die Druckenergie, die beim Auswurf des Blutes aus der linken Kammer im Arteriensystem entsteht, ist ebenfalls belastungsabhängig. Das heißt, der *Blutdruck* ist keine konstante Größe. Bei jedem Herzschlag wird er hochgetrieben; wir sprechen vom *systolischen Blutdruck*. Danach sinkt er zwischen den Herzschlägen auf den *diastolischen* Wert ab. Man kann auch von einem maximalen und von einem minimalen Blutdruck sprechen. Besonders der letztgenannte ist für die Wandspannung und das Kaliber der Arterien, damit auch für die Organdurchblutung, sehr wichtig. Wir kommen darauf bei der Besprechung der Hochdruckfolgen für das Arteriensystem zurück. Wichtig ist die Differenz zwischen beiden Blutdruckwerten, die sogenannte *Blutdruckamplitude*. Sie steigt ebenso wie der systolische Blutdruck bei verstärkter Arbeitsleistung an. Eine verbesserte Durchblutung kann natürlich auch durch eine Abnahme des Gefäßwiderstandes erreicht werden. Wird ein Organ infolge verstärkten Anspruchs stärker durchblutet, so kann dies durch eine lokale Blutdrucksteigerung erreicht werden. Eine *allgemeine* Blutdrucksteigerung würde für die nicht verstärkt arbeitenden Organe nicht nur sinnlos, sondern sogar schädlich sein. Sollte beispielsweise die Verdoppelung der

Durchblutung erreicht werden, so würde dies zu einer Blutdrucksteigerung auf hochkrankhafte Werte, etwa 240/160 mm Hg (= Quecksilbersäule), führen. Ein solcher Anstieg insbesondere der diastolischen Werte wirkt sich verheerend aus.

Eine Aufgabe der Arteriolen besteht darin, den Durchflußwiderstand zu regulieren. Hier spielen elastische Bindegewebsfasern und glatte Muskelfasern eine Rolle, die den Spannungszustand und damit das Kaliber des Gefäßes bestimmen. Eine Erhöhung des Spannungszustandes wird mit einer Verengung des Gefäßes beantwortet. Eine Erschlaffung der glatten Muskelfasern bedeutet eine Erweiterung.

Der Spannungszustand der Gefäße wird durch Nervengeflechte geregelt, die sich der glatten Muskelfasern bedienen.

Diese Muskelfasern werden auch durch die Zusammensetzung des Blutes beeinflußt. Der Sauerstoffgehalt und der Gehalt an Stoffwechselabbauprodukten haben eine Verengung oder Erweiterung der Arteriolen zur Folge. Sauerstoffmangel bewirkt zum Beispiel eine erhöhte Durchblutung. Diese lokale Automation ist für die Organversorgung auch deswegen sehr wichtig, weil sie die unterschiedliche Belieferung beanspruchter oder relativ wenig arbeitender Gewebe oder Organe regelt. So nimmt bei hoher Muskelarbeit die Durchblutung des Verdauungssystems ab. Eine verstärkte Durchblutung der Haut kann zur Drosselung der Durchblutung im Skelettmuskelbereich führen.

Demnach gibt es also beträchtliche Unterschiede je nach Funktionszustand. Dies erklärt zum Beispiel, warum man nach einer reichlichen Mahlzeit müde oder geistig träge wird. Der mit der Verdauung beschäftigte Magen-Darm-Trakt zieht große Teile des zirkulierenden Blutes ab. Sie fehlen der Hirndurchblutung. Auch Herzbeklemmung nach Schlemmermahlzeiten oder Alkoholexzessen erklärt sich so. Da Alkohol die Gefäße in Haut und Eingeweiden erweitert, setzt dadurch ein Entzugseffekt im Herzen ein. Man spricht von einem Borg- und Leihsystem; das heißt, stark durchblutete Organe nehmen eine Anleihe in anderen Gefäßbezirken auf. Medikamente, die isoliert ein Organ verstärkt durchbluten, zum Beispiel die Haut, können daher Nebenwirkungen in anderen Organen haben, denen sie Blut entziehen, wie Herz oder Gehirn. Vor allem bereits durchblutungsgestörte Organe können darunter verstärkt leiden.

Ein Organ schützt sich automatisch vor solchen Blutverschiebungen: Die *Nieren*, die mit einem Gewicht von 300 Gramm etwa 20 Prozent des gesamten Blutvolumens benötigen, werden konstant durchblutet. Sehr variabel reagieren Herz, Gehirn und Eingeweide. Es ist erstaunlich, wieviel Blut die Nieren benötigen. Die Skelettmuskulatur, die etwa die Hälfte des Körpergewichtes ausmacht, bekommt dagegen nur ein Fünftel des Blutstromes. Relativ anspruchsvoll sind das Gehirn mit 13 Prozent und der Leber- und Magen-Darm-Trakt mit 24 Prozent. Das Herz benötigt etwa 5 Prozent des Herz-Zeit-Volumens, die in die ernährenden Herzkranzgefäße geleitet werden.

Das Wechselspiel zwischen Dehnungs- und Widerstandssystem bewirkt eine Volumen- und Widerstandsverteilung. Dieses sinnvolle Regelsystem ermöglicht Änderungen der *Strömungsgeschwindigkeit* in dem Lauf, der einem Fluß mit seinen Seitenarmen und Verzweigungen gleicht. Wichtig ist dabei der Querschnitt dieses Flußbettes. Die große Körperschlagader hat einen Querschnitt von 4 Quadratzentimetern, Arteriolen und Kapillaren zusammen haben einen von 3000 Quadratzentimetern. Die Strömungsgeschwindigkeit ist in ihnen sehr niedrig, und das kommt der Nährstoff- und Sauerstoffabgabe und dem Austausch von Stoffwechselprodukten zugute.

Beim Auswurf von Blut aus dem Herzen in der Systole werden Spitzengeschwindigkeiten von 100 Zentimeter pro Sekunde erreicht, die in der Diastole bis auf nahezu Null abfallen. Die Aorta muß also besonders stabil gebaut sein, um die Fließunterschiede wie die Druckdifferenzen auszugleichen. Der Organismus hat dies durch unterschiedlichen Wandaufbau der Gefäßabschnitte erreicht, die in den einzelnen Organen verschieden sind. Die große Körperschlagader ist reich an elastischen Elementen, die Schlagadern der Gliedmaßen enthalten mehr muskuläre Elemente, die in den Venen die Masse ausmachen. Die Aorta kann dadurch wie ein Windkessel wirken.

Wenn die Strukturen angegriffen oder zerstört werden, muß dies die normalen Funktionen beeinträchtigen. Die Zerstörungen elastischer Elemente führen zur Erschlaffung des Gefäßrohres. Die Ablagerung von Schlackenstoffen und die Auflösung von Muskelfasern bewirken eine zunehmende Wandstarre; der normale Bluttransport ist nicht mehr gewährleistet. Die ersten beiden grundlegenden Kriterien der Arteriosklerose: *Verhärtung* und *Elastizitätsverlust*, sind die Folge. Die *Lichtungseinschränkung* als drittes Kriterium schließt sich an, wenn die inneren Gefäßschichten zerstört sind und umgebaut wurden.

Der Zustand der Arterien kann in ihren oberflächlich liegenden Partien ertastet werden. Man fühlt die Druckpulswelle am Handgelenk, am Hals, am Oberschenkel, in der Kniekehle oder am Fußrücken. Früher besaßen die Ärzte in der Beurteilung der Pulsqualität große Fertigkeiten. Auch heute gibt die Beurteilung des Pulsschlages wichtige Aufschlüsse über Rhythmus, Druckhöhe und -ablauf, Fließgeschwindigkeit, auch über die Wandbeschaffenheit und -spannung.

Das *Lymphgefäßsystem*, welches Flüssigkeit aus Gewebsspalten, dem Extrazellularraum, ableitet und in die Venen überführt, interessiert uns hier nicht direkt, da keine Rückwirkungen auf die Arterien erfolgen. Indirekt ist die Zusammensetzung der Lymphe wichtig, da sie Fettstoffe enthält, welche die Arteriosklerose begünstigen können.

Der Wandaufbau der arteriellen Gefäße

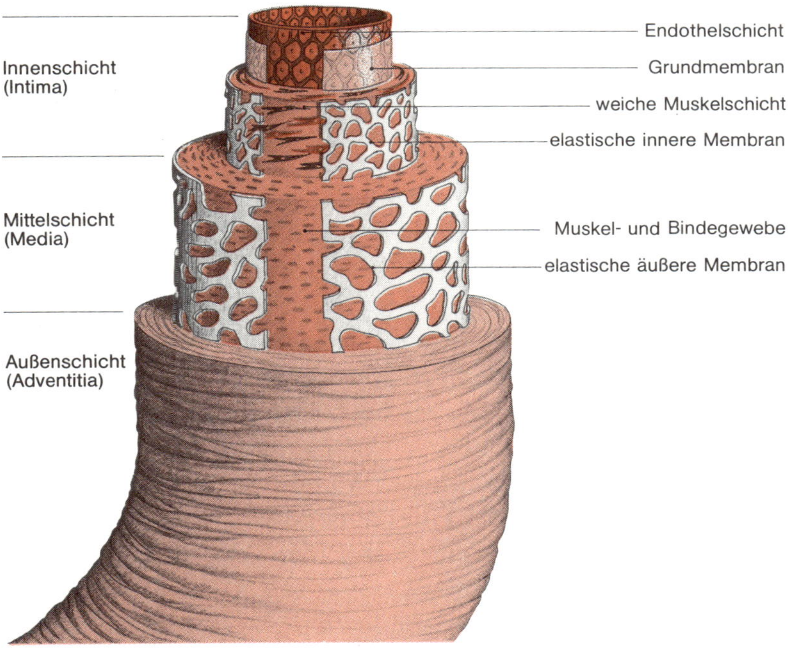

5

Die Feinstruktur der Arterien

Die Arterien gleichen einem Kabel, das durch mehrere Lagen schichtweise aufgebaut ist. Abbildung 5 stellt diese Schichtung dar und zeigt die Elemente auf, die daran beteiligt sind. Sie sind zelliger, faseriger und kompakter Natur. Die innerste Schicht besteht aus einem dünnen Häutchen, dem *Endothel*. Der Endothelbelag schließt die Gefäßwand nach innen gegen die Tunica intima ab. Diese kurz *Intima* genannte Schicht besteht aus lockerem Gewebe, der Grundsubstanz, in das Bindegewebszellen, glatte Muskelzellen und Fasern verschiedenen Aufbaus eingelagert sind. Nach innen zu liegt eine zarte Membran. Die Intima ist der eigentliche Schauplatz der Arteriosklerose. Hier lagern sich aus dem Blutplasma stammende Stoffe ab, die das Endothel passiert haben und größtenteils von den Zellen aufgenommen werden. Aus dem Gefäßinneren strömt normalerweise Plasma in die Arterienwand ab. Die innere Hälfte der Gefäßwand wird also vom Blutstrom aus ernährt. Die Endothellage grenzt die Wand vom strömenden Blut ab und läßt normalerweise nur gelöste Bestandteile des Blutes durch. Ist das Endothel beschädigt oder zerstört, so können ungefiltert Blutplasma und geformte Blutbestandteile, wie rote und weiße Blutkörperchen sowie Blutplättchen, eindringen. Sie wirken in der Intima als Fremdkörper und werden von den ortsständigen Bindegewebs- und Muskelzellen aufgenommen und gespeichert. Gelöste Plasmabestandteile können als Fremdkörper wirken, wenn die Speicherkapazität der Zellen erschöpft ist. Wichtig ist dabei die intakte Endothelfunktion. Ist der Filter aber durchlässig oder lückenhaft, so wird dadurch dem Prozeß der Arteriosklerose der Weg gebahnt.

Auch die der Intima anliegende *Tunica media* wird im inneren Anteil vom strömenden Blut aus ernährt. Der außenliegende Anteil hat eigene Gefäße, die aus der äußersten Gefäßschicht, der *Tunica externa* (oder *adventitia*), eindringen. Die Tunica media besteht aus einer inneren elastischen Membran, aus Muskel- und elastischem Gewebe und Bindegewebsfasern. Die Arterien vom *elastischen Typ* – die Aorta und ihre unmittelbaren Abgangsarterien – enthalten in der Regel mehr elastische Bauelemente; die Arterien vom *muskulären Typ*, wie die Gliedmaßenschlagadern und die Herzkranzgefäße, sind reicher an muskulären Elementen.

Die Adventitia als äußere Hülle des Arterienrohres besteht aus lockerem Grundgewebe mit Faserschichten und enthält die bereits geschilderten Blutgefäße, die *Vasa vasorum*. Sie durchdringen dabei die äußere elastische Membran.

Charakteristisch für die Adventitia sind sympathische Nervengeflechte, die sich bis in die Media erstrecken und die Eng- und Weitstellung der Schlagadern bewirken. Da auch die arteriellen Vasa vasorum arteriosklerotisch umgebaut werden, ist es logisch, daß die Versorgung der großen Arterien vom Zustand dieser Gefäße mit abhängig ist. So vollzieht sich ihr Umbau von zwei Richtungen her, von innen und von außen. Anteilsmäßig spielen hierbei die Prozesse in den inneren Lagern die weitaus größere Rolle.

Im jugendlichen Alter sind diese Strukturen recht gut zu erkennen. Sie werden aber bald durch Umbauvorgänge zelliger und faseriger Natur verändert, und auch die Matrix der Grundsubstanz ändert sich. Ursprünglich lockere Strukturen werden verfestigt, das Fasergewebe nimmt zu, sogenannte Schlackenstoffe, wie Cholesterin und Kalksalze, werden angereichert. Dadurch werden die Durchsaftung behindert, die Versorgung mit Sauerstoff und Nährstoffen gestört und der Abtransport von Stoffwechselprodukten verlangsamt. Die Arterien unterliegen also einem zwangsläufigen *Alterungsprozeß*, der mit der Arteriosklerose nicht gleichzusetzen ist, da er das ganze Arteriensystem *durchgehend* erfaßt, während die Arteriosklerose *herdförmig* angelegt ist.

Alters- und Wachstumsveränderungen der Arterien

Beim Gesunden sind etwa bis ins dritte Lebensjahrzehnt die Arterien äußerlich unauffällig. Ihr Innenrelief ist glatt und hat nur geringfügige Arterioskleroseherde. Die Arterien sind aber bereits dicker und schwerer als die von Kindern und Jugendlichen. Mit zunehmendem Alter werden die Gefäßrohre kompakter, die Masse der Grundsubstanz nimmt zu, die Fasern werden fester und dicker, die Elastizität verringert sich. Unter der ständig anbrandenden Blutdruckwelle werden die Gefäße ausgeweitet. Die Dehnung bewirkt auch Strömungen der längsgerichteten elastischen Elemente. Die Arterien werden länger und schlängeln sich. Wenn sie auf einem festen Widerlager liegen, wie die Schläfenarterien auf dem Schläfenknochen, ist diese Schlängelung besonders intensiv.

Auch Schlackenstoffe werden mit zunehmendem Alter verstärkt eingelagert. Unter ihnen sind kalkhaltige organische Substanzen und das Cholesterin besonders wichtig. Kalksalze lagern sich vor allem in Bindegewebsbezirken ab. Das Gefäßbindegewebe, das aus ortsständigen Zellen gebildet wird, wirkt als Kalksalzfänger. Es besteht aus zuckerhaltigen Eiweißverbindungen und schleimartigen Komplexen. Im Laufe des Alterns können sich diese Grundsubstanzen mengenmäßig verdoppeln. Ihre Feinstruktur verfestigt und verdichtet sich, das ursprünglich lockere Gewebe wird polsterartig und behindert die Durchsaftung der Arterienwand. Die Folgen sind Nährstoff- und Sauerstoffmangel, vor allem in den Arterien vom elastischen Typ wie der Hauptkörperschlagader und in den die inneren Organe Herz, Milz und Lunge versorgenden Arterien.

Die Arterien in den Gliedmaßen und im Halsbereich altern weniger rasch. Bei stärkerer mechanischer Belastung geht der Alternsprozeß schneller voran. Die rechte Armarterie zum Beispiel zeigt bei Rechtshändern stärkere Veränderungen als die linke, bei Linkshändern ist es umgekehrt. Auffälligerweise ist der Altersumbau der Arterien der Männer stärker als jener der Frauen. Schon anlagemäßig haben Männer dickere und schwerere Arterien. Möglicherweise ist dies eine Erklärung für die stärkere Arteriosklerosegefährdung der Männer, denn der fortgeschrittene Altersumbau begünstigt die Entwicklung der Arteriosklerose. Er ist aber nicht die notwendige Voraussetzung dafür. Es gibt ausgeprägte Arterioskleroseherde schon in Arterien jüngerer oder Menschen mittlerer Altersklassen ohne erkennbaren Altersumbau.

Die Formen der Arteriosklerose

Der Prozeß der Arteriosklerose läuft in mehreren Phasen ab. Sie müssen zeitlich nicht streng aufeinander folgen. Frühformen können ebenso wie fortgeschrittene Läsionen abheilen. Sie können aber auch rasch zunehmen und krisenhaft zu schweren Destruktionen führen. Es gibt also keine gleichförmige Zunahme der Arteriosklerose in allen Arteriengebieten. Ihr örtlicher Befall und die Ausprägung der Veränderungen sind verschieden. Ein weiteres wichtiges Kennzeichen der Arteriosklerose des Menschen ist die Bildung von Herden, die zunächst vereinzelt angesiedelt sind, sich aber vereinigen und breite Platten bilden können.

Noch einmal: Die Arteriosklerose ist kein zwangsläufig fortschreitendes Geschehen, dem jedermann ausgesetzt ist! Gewisse Gesetzmäßigkeiten in der Entstehung kann man aber für die Frühformen der Arteriosklerose erkennen.

Die Frühläsionen

Bei der Betrachtung der Innenflächen von Arterien von Kindern oder Jugendlichen sieht man linsenförmige, grauweiße, glasige, bläschenartige Erhebungen. Sie sind durch eine wäßrige, stark eiweißhaltige Flüssigkeit bedingt, die vom Blutplasma stammt. Dieses Ödem durchtränkt das Bindegewebe der Intima und drängt die dort liegenden Fibrillen auseinander. Endothel und die dort liegenden glatten Muskelzellen sind ursprünglich nicht lädiert. Später werden auch sie angegriffen. Es kommt zu Endothelschwellungen, die Intima-Muskelzellen quellen auf, im Verlauf von elastischen Fasern schlagen sich fetthaltige Bestandteile nieder. Schließlich beginnen die Zellen zu wuchern. Dies ist jedoch kein zwangsläufiger Vorgang. Ein solches Ödem kann sich nämlich komplett zurückbilden. Es erfolgt damit eine völlige Heilung. Es ist daher eher unwahrscheinlich, daß dieses Intimaödem die *zwangsläufige* Vorstufe späterer arteriosklerotischer Beete ist. Vergleichende Analysen zwischen Blutserum und Ödemflüssigkeit haben bewiesen, daß diese Flüssigkeiten aus der Blutbahn stammen. Sie sind also nicht das Ergebnis einer ortsbeständigen Zelleistung. Ein solches Ödem (Tafel 1a) kann aber auch, vor allem wenn es stark eiweißhaltig ist, narbig ausheilen und bindegewebig organisiert werden. Dann können weitere Umbauvorgänge folgen. Im Zwischengewebe lagern sich Fett und Cholesterin ab, und es kommt zum Niederschlag eiweißhaltiger Substanzen (fibrinöse Insudation).

Eine zweite Initialform der Arteriosklerose besteht im sogenannten *Mikrothrombus* (Tafel 1b). Er ist anfänglich nur mikroskopisch zu erkennen. Solche Thromben, also Blutgerinnsel, sitzen als leichte Vorwölbung der Intima auf oder ragen polypengleich in die Gefäßlichtung hinein. Sie können komplett von Endothel bedeckt oder nur teilweise überzogen sein. Am Aufbau solcher Mikrothromben sind Blutplättchen und Eiweißbestandteile (= Fibrin) beteiligt. Es gibt auch überwiegend gemischte Thromben mit beiden Bestandteilen. Die Mikrothromben, ausgangs des 19. Jahrhunderts schon von Karl von Rokitansky als Hauptursache der initialen Arteriosklerose angesehen, von E. B. Duguid in den späten vierziger Jahren wieder beschrieben und in ihrer Feinstruktur näher aufgeklärt, können in der Tat den weiteren Umbau der Arterien bestimmen. In diesem Falle werden diese Mikrothromben bindegewebig umgewandelt, wobei die glatten Muskelzellen eine Organisation der Intima bewirken. Man sieht dann völlig organisierte Blutpfröpfe im Inneren der Intima. Sie sind charakteristisch für die Arteriosklerose des Menschen. In letzter Zeit sind sie aber auch experimentell bei Menschenaffen und Schweinen erzeugt worden. Jedenfalls sind die Mikrothrombosen und weitere thrombotische Umwandlungen der Arteriosklerose ein spezifisches Kennzeichen dieser Krankheit. Tafel 1b zeigt einen solchen der Intima aufsitzenden Thrombus.

Eine weitere Frühmanifestation ist der sogenannte *gelbe Fettstreifen*. Er ist mit bloßem Auge leicht zu erkennen und besteht in einem flachen, erhabenen, runden oder ovalen, bis zu 0,5 Zentimeter großen und scharf umschriebenen Herd. Er kann einzeln oder in Gruppen vorhanden sein und zu kleinen Beeten miteinander verschmelzen. Die Läsionen bestehen in fetthaltigen Intimazellen, welche als glatte Muskelzellen ausgemacht wurden. Wenn die Fetttröpfchen in den Muskelzellen angereichert sind, führen sie zu sogenannten Schaumzellen. Diese Schaumzellen gehen zugrunde, wenn sie mit fettigen und fettähnlichen Substanzen überladen sind. Sie geben ihren Inhalt in die Umgebung ab. Cholesterin bildet amorphe Lager oder ist in kristallförmigen Nadeln abgelagert (siehe Tafeln 1c und 1d). Werden die Herde größer, so wird auch das Zwischengewebe, das sogenannte Interstitium, verändert. Da die Endothelien keine völlige Abschrankung vom Blut mehr erreichen, kommt es zur weiteren Einströmung eiweiß- und fetthaltigen Materials. Auch hier haben vergleichende Untersuchungen mit markierten Substanzen gezeigt, daß es fetthaltige Eiweißverbindungen sind, die aus dem Blutserum einströmen. Sie wirken dort im ortsständigen Gewebe als Fremdkörper und führen zu einer Wucherung von glatten Muskelzellen, die in der Intima liegen. Diese Zellen bilden vermehrt neues Bindegewebe, das arm an elastischen Elementen ist. Solange die fettige Ablagerung nur in den Zellen erfolgt, sind diese Fettstreifen komplett rückbildungsfähig. Dies ist nicht der Fall, wenn das Fett einmal im Interstitium abgelagert ist.

Ist das Blutserum stark fetthaltig (wir kommen auf solche Veränderungen noch zurück), so bilden sich in der Grundsubstanz der Intima dicke Speicher, die polsterförmig in die Gefäßlichtung einspringen. Die rötlichen Punkte, die auf Tafel 2a zu sehen sind, bestehen aus fettbeladenen Bindegewebszellen. Das Polster ist noch von Endothel überhäutet. In der Zwischensubstanz sind bereits Fettdepots abgelagert. Solche Herde sind in der Regel nicht komplett rückbildungsfähig. Der Befund wurde bei einem 27jährigen bis dahin gesunden Mann erhoben, welcher nach einer alkoholreichen Schlemmermahlzeit plötzlich verstarb. Todesursache war eine Kranzgefäßthrombose des linken Hauptastes. Der hier gezeigte Herd stammt aus der rechten Herzschlagader. Weitere Herde wurden auch in anderen Gefäßbezirken gefunden. Solche Bilder kann man auch im Tierexperiment gewinnen, indem man eine fett- und cholesterinreiche Nahrung verabreicht.

Die Spätläsionen

Die Spätveränderungen der Arteriosklerose sind durch sogenannte *Plaques* gekennzeichnet. Es sind erhabene, in die Gefäßlichtung ragende, weißgraue, runde oder längliche Herde in einer Ausdehnung von wenigen Millimetern bis zu mehreren Zentimetern. Diese Herde können in sich zusammenlaufen und Beete bilden. Die Plaques sind ausgesprochen hart und stellen Barrieren im Blutstrom dar.

Mikroskopisch erkennt man ein basal in der Intima gelegenes Atherom, das nach der Gefäßlichtung zu von hartem Bindegewebe abgedeckt wird. Das Atherom besteht aus Fettstoffen und fettähnlichen Substanzen, vor allem aus Cholesterin. Dieses kann wiederum Kristalle bilden und nadelförmig ausfallen. Ferner findet man zucker- und eiweißhaltige Bestandteile sowie Zelltrümmer. Im allgemeinen ist das sklerotische Bindegewebe frei von Blutgefäßen. Dieses neu gebildete Bindegewebe wird von den glatten Muskelzellen produziert. Grundsubstanz, Mikrofäserchen, Kollagenfasern und elastische Elemente werden also sozusagen von einer kleinen Fabrik, der glatten Muskelzelle, hergestellt. Tafel 2c zeigt solche Plaques, die eine weitere nicht seltene Umgestaltung erkennen lassen, die *Geschwürsbildung*. Diese Geschwüre gestalten die ursprünglich glatte Innenfläche der Schlagadern außerordentlich stark um. Tafel 2b zeigt solche Geschwüre neben überdeckten Plaques.

Ein weiteres Kennzeichen derartiger Plaques sind größere Blutpfropfe. Diese *Thromben* können erheblich zur Umgestaltung der Plaques beitragen. Sie sind phasenmäßig von den initialen Mikrothromben zu unterscheiden. Im Inneren der Plaques gelegene Thromben werden um- oder abgebaut. Sie können bindegewebig organisiert werden, wobei auch hier die glatten Muskelzellen entscheidend beteiligt sind. Auf solche Thromben verschiedenen Alters können sich weitere Blutpfropfe aufsetzen. Dadurch kommt es zur schichtweisen Einengung der Gefäßlichtung, die schließlich total verschlossen wird (Tafeln 4a und 4b).

Auflösungserscheinungen im Atherom, Freisetzung zellulär gespeicherter, fettartiger Elemente, Neubildung von Bindegewebe und Fasern, lokale Thrombosen, aber auch Blutungen geben solchen *kombinierten Läsionen* ihr Gepräge.

Tafel 2c gibt den Querschnitt durch den Hauptstamm der linken Herzschlagader mit ausgedehnter atheromatös umgewandelter Intimaverdickung an. Das zerfallene Atherom ist in die Gefäßlichtung durchgebrochen. Die Durchbruchstelle ist durch Gerinnselauflagerungen abgedichtet. Man sieht darin durchwachsendes Bindegewebe. In der Gefäßlichtung sind Reste von frischen Blutpfropfen (= Thrombozytengerinnsel) festzustellen, welche die Restlichtung ursprünglich komplett ausfüllten. Das Präparat stammt von einem 47jährigen Mann, der beim Tennisspiel plötzlich tot umfiel. Ein ähnliches Bild zeigt Tafel 2d. Ein 47jähriger Mann verstarb plötzlich nach der Gartenarbeit. Man fand einen Verschluß des Hauptstammes der linken Herzschlagader. Die Abbildung zeigt ein fast konzentrisches Atherom mit aufgebrochenen Einschmelzungsherden und umgewandeltem Thrombenmaterial in der ursprünglichen Restlichtung. Auf der rechten Seite des Bildes sieht man eine frischere Koronarthrombose. Der Verstorbene litt fünf Jahre lang an einer koronaren Herzkrankheit mit schweren pektanginösen Beschwerden.

Nicht jeder Verschluß im Kranzgefäßbereich muß tödlich

enden. Tafel 2e wurde bei einem 68jährigen Rentner gewonnen, der nach einem Verkehrsunfall starb. Der Querschnitt durch die rechte Herzschlagader zeigt ein aufgebrochenes Atherom, in dem sich neue Gefäße gebildet haben. Man spricht von einer *Rekanalisation*.

Weitere Veränderungen in komplizierten Spätläsionen des Plaques bestehen in Verkalkungen (Tafel 2f). Der 69jährige Mann, der nach einer reichhaltigen Mahlzeit plötzlich verstarb, weist in einer einengenden Kranzgefäßsklerose ausgedehnte Verkalkungen in alten Intimaverdickungen auf, wie der Querschnitt durch den Hauptstamm der linken Herzschlagader zeigt.

Der Aufbau des kompletten Bildes der Arteriosklerose

Normalerweise deckt eine intakte Endothelschicht das Gefäß nach innen ab. Die Schädigung dieses Endothellagers begünstigt die Entwicklung thrombotischer Ablagerungen, welche glatte Muskelzellen auf den Plan rufen. Diese nehmen Fettstoffe auf, bilden Bindegewebe und Kollagen und produzieren neue Grundsubstanz. In ihr können amorphe oder kristalline Fettstoffe abgelagert werden. Es entsteht ein grützbeutelähnliches Gebilde: das Atherom. Die geschilderten Prozesse gehen weiter, neue Thromben setzen sich auf den Herd und engen die Gefäßlichtung weiter ein. Durch solche kombinierten Läsionen kann ein Gefäß total verschlossen werden. Der definitive Verschluß erfolgt sehr häufig durch Thromben, in Arterien mit engerem Kaliber auch durch Atherome. Selten ereignen sich tödliche Gefäßverschlüsse durch initiale Ödeme. Immerhin kann die akute Quellung solcher Herde, die an sich rückbildungsfähig sind, die Katastrophe eines plötzlichen unerwarteten Herztodes herbeiführen. Solche Fälle wurden bei Sportlern und bei Angehörigen der Wehrmacht wiederholt beschrieben.

Tafel 1a Mächtige Quellung zweier Intimapolster einer Herzschlagader (nach G. Schettler und W. Krauland).

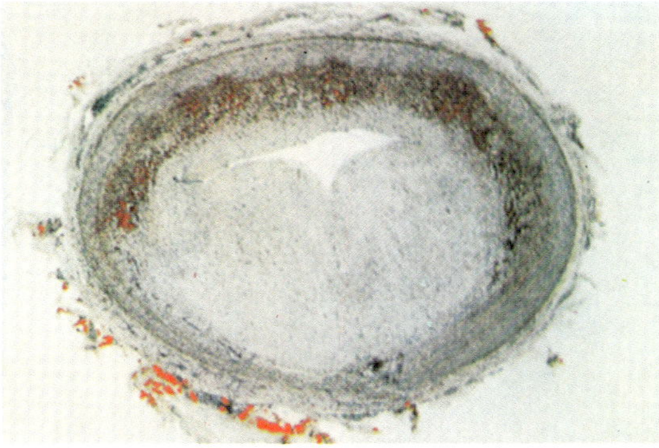

Tafel 1b Frische Abscheidungsthrombose über einem Atherom mit Fibrinbelag der absteigenden Herzkranzarterie. 38jähriger Mann, nach Handballspiel plötzlich verstorben (nach G. Schettler und W. Krauland).

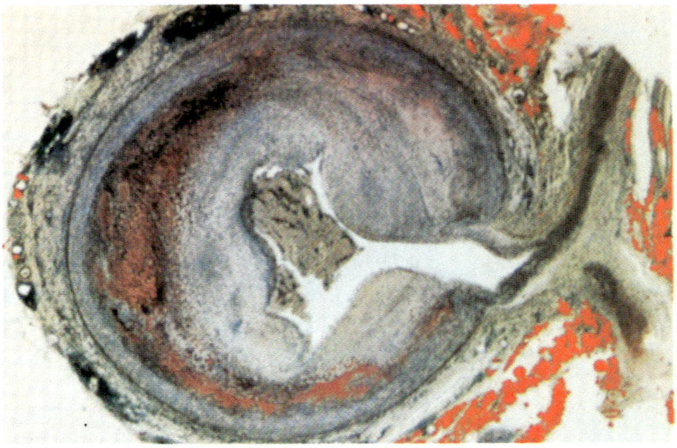

Tafel 1c Zwei große Atherome mit knopflochartiger Restlichtung. Die Intimapolster sind kernarm, enthalten Makrophagen mit großen Fetttropfen und fein zerstäubtes Fett in der Grundsubstanz (nach G. Schettler und W. Krauland).

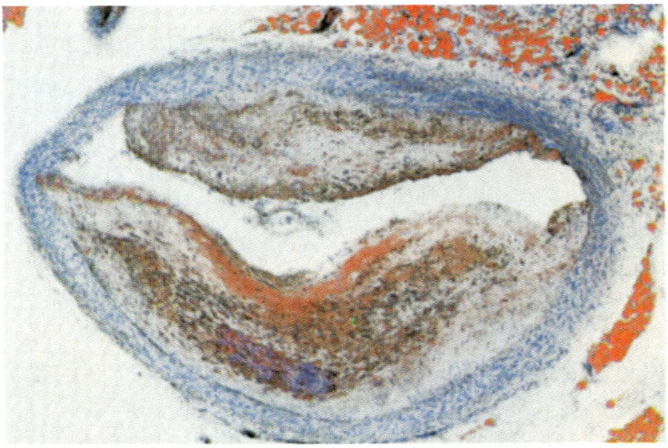

Tafel 1d Cholesterinkristalle in der Gefäßwand (aus: medizinisches forum, Jg. 2, H. 1/19787.

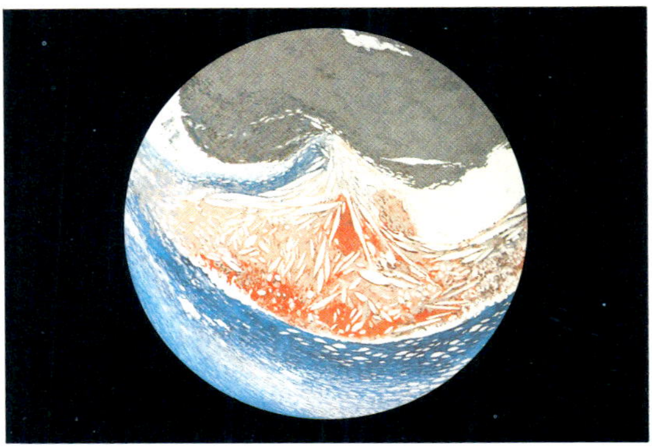

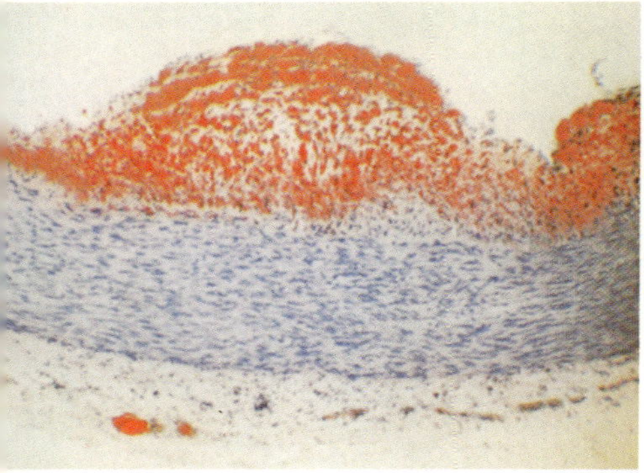

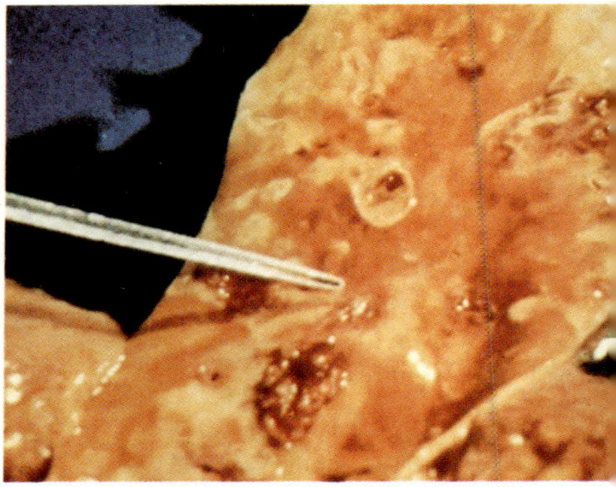

Tafel 2 a Fettbeladene Bindegewebszellen im Intimapolster der rechten Herzschlagader. 27jähriger Mann, plötzlicher Tod nach Familienfeier (nach G. Schettler und W. Krauland).

Tafel 2 b Typische Sklerose der Bauchaorta mit unterschiedlich großen aufgebrochenen Geschwüren (Boehringer, Mannheim).

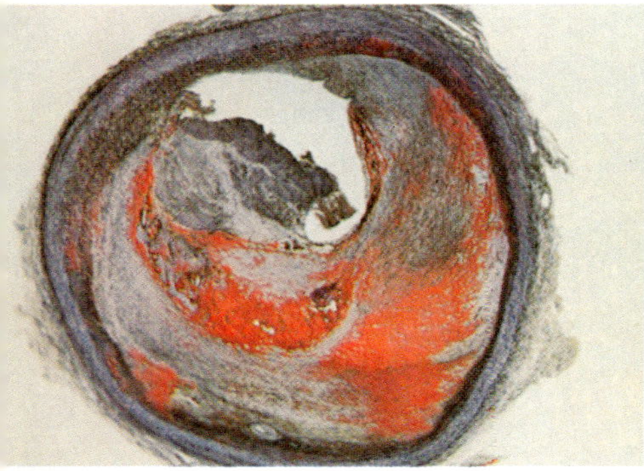

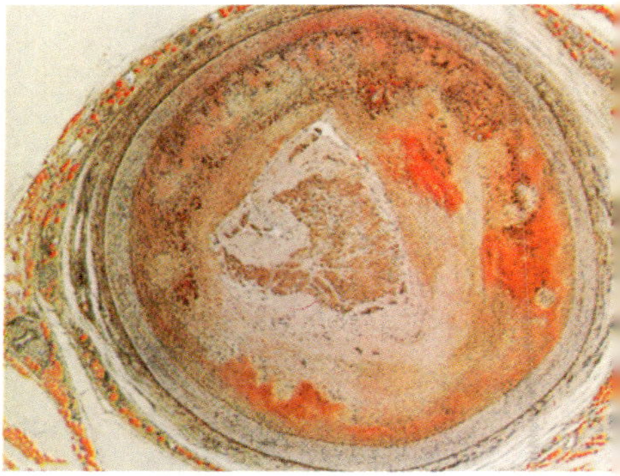

Tafel 2 c Querschnitt durch den Hauptstamm der linken Herzschlagader mit ausgedehnter atheromatös umgewandelter Intimaverdickung, nach links hin nekrotisches Atherom mit Durchbruch in die Gefäßlichtung. Die Durchbruchstelle ist durch Gerinnselauflagerungen abgedichtet. In der Gefäßlichtung Reste von frischen Thrombozytengerinnseln (nach G. Schettler und W. Krauland).

Tafel 2 d Plötzlicher Tod nach Gartenarbeit. Koronarthrombose rechts. Alter Verschluß des Hauptstammes der linken Herzschlagader, fast konzentrisches Atherom mit aufgebrochenen Einschmelzungsherden (nach G. Schettler und W. Krauland).

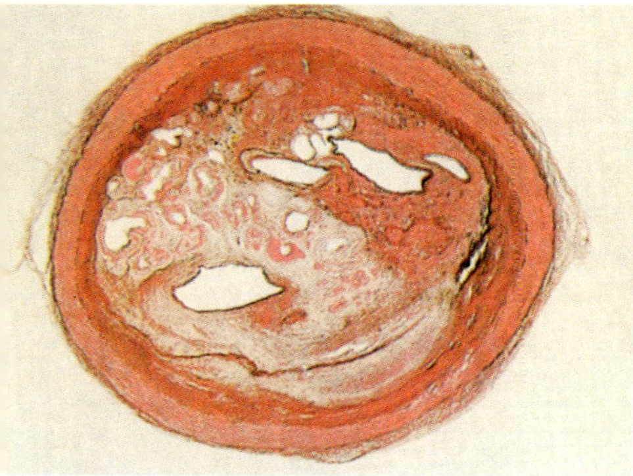

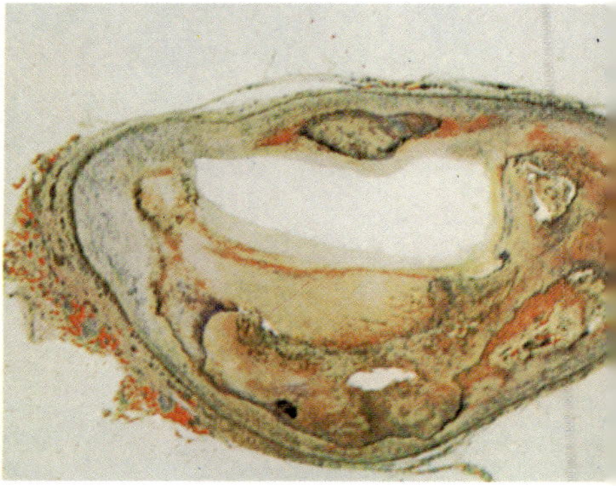

Tafel 2 e Querschnitt durch die rechte Herzschlagader mit altem rekanalisierten Verschluß aufgrund eines aufgebrochenen Atheroms (nach G. Schettler und W. Krauland).

Tafel 2 f Stenosierende Koronarsklerose, Querschnitt durch den Hauptstamm der linken Herzschlagader. Ausgedehnte Verkalkungen in alten Intimaverdickungen, wenig Verfettung (nach G. Schettler und W. Krauland).

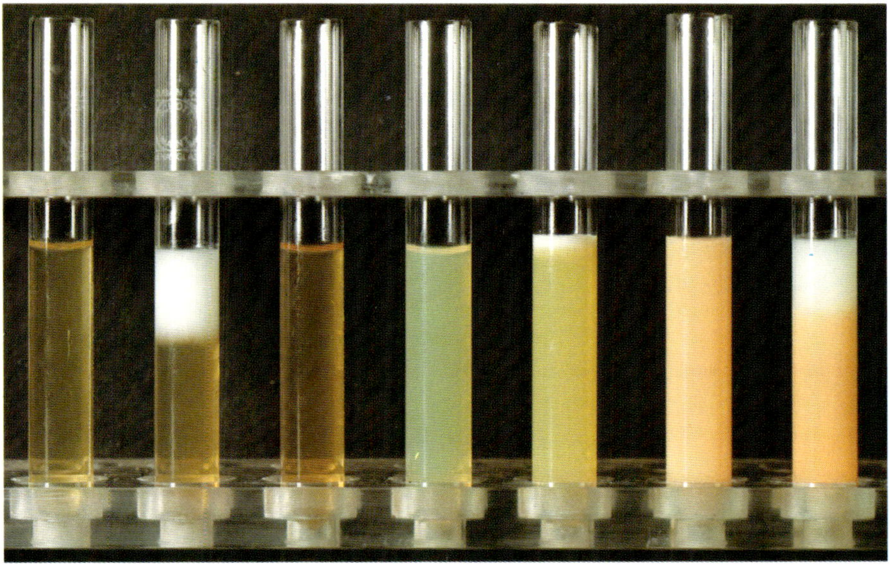

Tafel 3 a Trübung des Blutserums bei Fettstoffwechselstörungen.

Tafel 3 b Endstadium eines Raucherbeines (nach G. Gchettler).

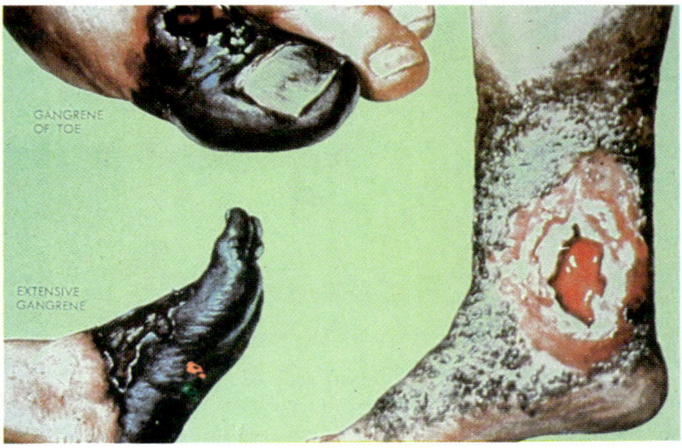

Tafel 3 c Schwere Arteriosklerose am Augenhintergrund. Die feuchte Makuladegeneration zeigt ein buntes Bild. Durch Zerstörung des Pigmentepithels kommt es zu Schwellungen der Netzhaut, zu Blutungen und Cholesterinablagerungen. Schließlich treten flächenhafte Lipidherde hinzu, bis der Übergang in eine massive, mehr oder weniger prominente Narbe erfolgt (nach H. Sautter).

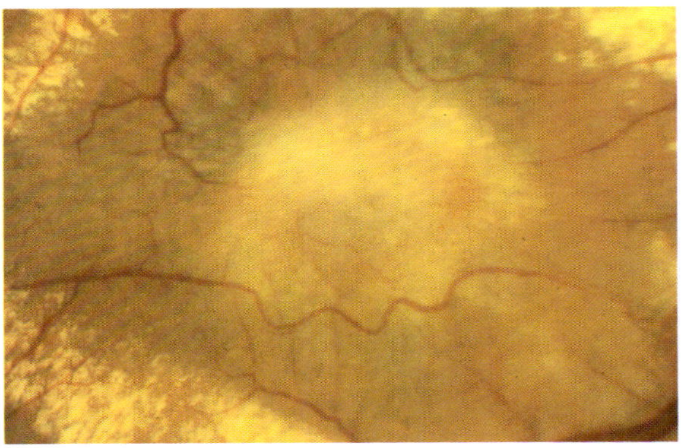

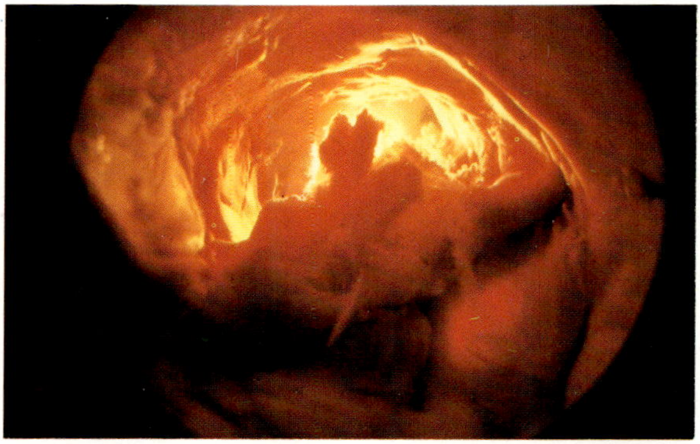

Tafel 4a Thrombus in einer stark riosklerotisch veränderten Hauptsch ader. An der Innenwand haften Blu rinnsel, die, wenn sie durch den strom weggerissen werden, kleinere fäße verschließen können (Photo: nart Nilsson; Dr. Karl Thomae, Bibe an der Riß).

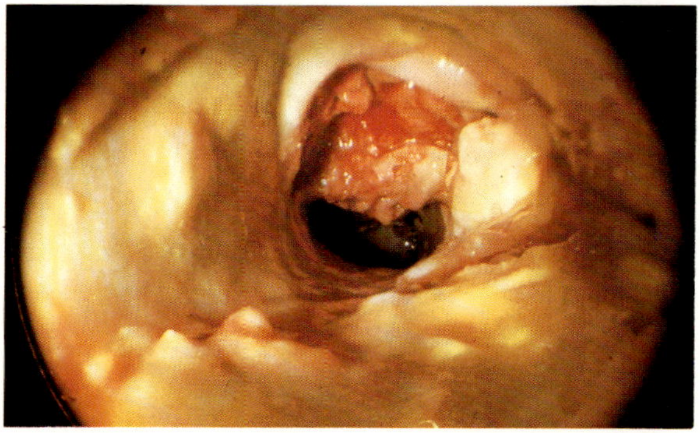

Tafel 4b Blick in eine Herzkranzar mit einem frischen Blutpfropf, der Ader nahezu vollständig verschließt. sache eines Herzinfarktes (Photo: nart Nilsson; Dr. Karl Thomae, Bibe an der Riß).

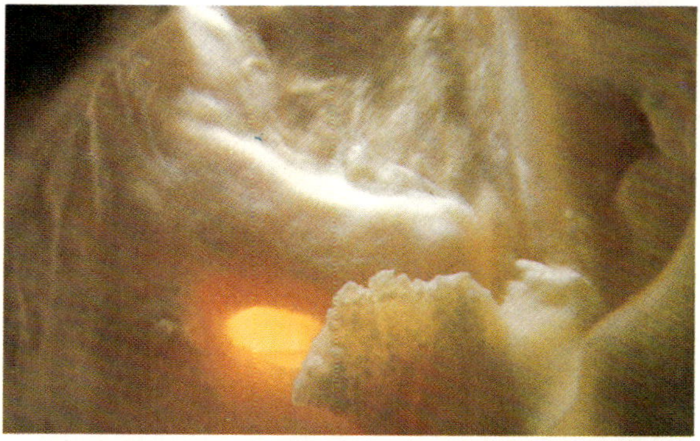

Tafel 4c Schwere Verhärtungen großen Kalkeinlagerungen in der Ha schlagader eines Erwachsenen nach relang bestehendem Bluthochdruck. gelbe, runde Öffnung ist ein Aderabzw zur Niere (Photo: Lennart Nilsson; Bo ringer, Ingelheim).

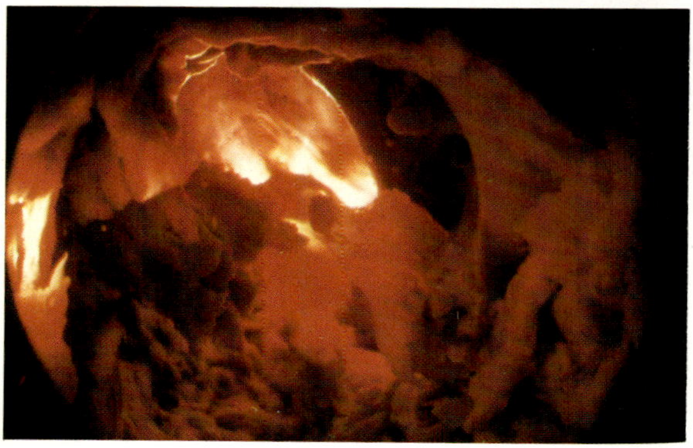

Tafel 4d Innenseite der linken Kam des Herzens von der Herzspitze aus ge hen. Etwa 14 Tage alter Herzmus infarkt mit Thrombenbildung im Trabe werk der Herzinnenwand. Wenn di sich loslösen, können Embolien ent hen (Photo: Lennart Nilsson; Dr. Karl T mae, Biberach an der Riß).

Wie kommt es zum wichtigsten Anteil der arteriosklerotischen Verschlußkrankheit, der Thrombose?

Sie kann, wie dargelegt, als Frühläsion entstehen, einengende Wandveränderungen oder totale Verschlüsse bewirken. Sie kann somit die Lichtung des Gefäßes verändern, andererseits auch den Wandaufbau selbst beeinträchtigen. Sie kann sich in einem prominenten Atheromherd oder in einem aufgebrochenen und geschwürig deformierten Herd entwickeln. Sie kann eine erste Läsion im Gefäßprozeß bewirken oder markantes Kennzeichen der *schwersten deformierenden Arteriosklerose* sein. Bei der Ausbildung von Herzinfarkten kommt ihr eine besondere Bedeutung zu.

Grundlegend ist für die arterielle Thrombose die Blutströmung wichtig. Bei stark verlangsamter Strömung bildet sich Fibrin. Die Motoren der Blutgerinnung, die Blutplättchen (= Thrombozyten), schwimmen im Randstrom des Blutes. Je rascher das Blut fließt, je größer die sogenannte Schergeschwindigkeit des Blutes einer Gefäßwand ist, desto intensiver ist die Berührung der Plättchen mit der Gefäßwand. Vor allem in verengten Gefäßen ist diese Schergeschwindigkeit beschleunigt, und es kommt zu verstärkten Kontakten. Auch hinter eingeengten Gefäßbereichen können Wirbel entstehen, welche die Thrombose fördern. Plättchenansammlungen verklumpen schließlich zu rasch wachsenden Thromben. Der Zustand der Endothelien ist dafür verantwortlich, ob solche Plättchenthromben oder Fibrin gebildet werden. Intakte Endothelien weisen solche Prozesse ab. Sie haben Schutzmechanismen. So können sie eine Substanz bilden, die sich aus der Fettsäure Arachidonsäure ableitet: das Prostacyclin, das die Plättchenverklumpung stark hemmt. Intakte Endothelzellen haben ferner fibrinauflösende Potenzen.

Wird aber die Endothelschicht lädiert, der geschlossene Zellverband zerstört, so wird die Thrombose eingeleitet. Sie kann sich in die unter dem Endothel gelegenen Intimabezirke ausbreiten. Die dort vorhandenen Kollagene fördern die Thrombose, indem sie die Plättchenanhaftung und das gesamte Gerinnungssystem aktivieren. Die physikalische Beschaffenheit des kollagenen Netzwerkes spielt hierbei eine Rolle. Je weiter es verzweigt ist, um so stärker beschleunigt es die Gerinnung. Die im Gebiet geschwürig zerfallender Atherome liegenden Kollagenfasern beschleunigen dort den Aufbau der bereits beschriebenen Thromben. Auch glatte Muskelzellen tragen zur progressiven Thrombose bei.

Die Bedeutung des Endothels für die Thromboseentwicklung

Durch die Gruppe des amerikanischen Wissenschaftlers Russel Ross wurde gezeigt, daß Blutplättchen, die an der Gefäßwand haften, einen *hormonähnlichen Wachstumsfaktor* freisetzen, der zu einer Wucherung der Muskelzellen führt. Ist dieser Prozeß erst einmal in Gang gekommen, so sind weitere Blutplättchen gar nicht mehr nötig. Diesen Wachstumsfaktor hat man inzwischen chemisch charakterisiert. Er muß die Endothelschranke passieren, um ins Innere der Gefäßwand zu gelangen. Mit den verschiedensten Verfahren wurde nun gezeigt, wie die Endothelverbände geschädigt werden könnten. Besonders bemerkenswert ist, daß die Anreicherung von Cholesterin im Blutserum zu einer Ablösung der Endothelzellen führt, so daß sich die geschilderten Gerinnungsvorgänge im subendothelialen Gewebe abspielen können (Abbildung 6). Man findet in solchen Fällen eine Verkürzung der Plättchenüberlebenszeit und einen gesteigerten Plättchenverbrauch. Seit es möglich geworden ist, mit Endothelzellen Kulturen anzulegen, sind unsere Kenntnisse über die Schlüsselfunktion dieser Zellverbände im Arterioskleroseg eschehen erheblich bereichert worden. Man hat eine Reihe von plättchen- und gerinnungsaktiven Faktoren isoliert. So wurde gefunden, daß die sogenannten Prostaglandine eine wichtige

Darstellung einer Plättchenverklumpung am Endothel mittels Rasterelektronenmikroskop

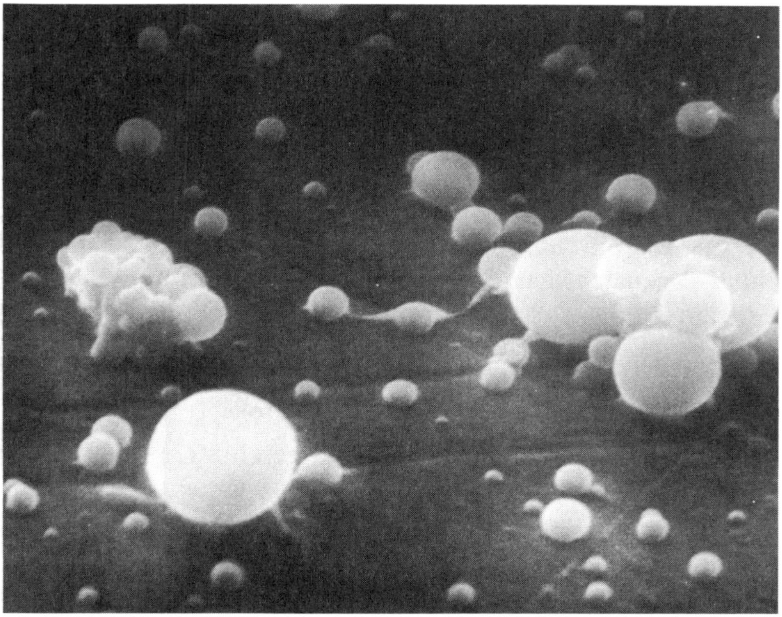

6

Rolle spielen. Das Prostazyklin wird in den Endothelzellen synthetisiert.

Prostaglandine, Thromboxan und Prostazyklin sind für die Interaktionen zwischen Gefäßwand und strömendem Blut außerordentlich wichtig. Das Prostazyklin erweitert die Gefäße stark und wirkt plättchenhemmend. Thromboxan fördert dagegen die Zusammenballung, das heißt die Aggregation der Plättchen. Auch beim Wiederaufbau geschädigten Gefäßendothels spielen diese Substanzen eine Rolle. Es ergibt sich hier ein Wechselspiel zwischen Plättchen und normalem subendothelialen Gewebe einerseits und in die Intima eingewanderten Muskelzellen andererseits. Zellkulturen lassen weitere wichtige Ergebnisse erwarten, welche die Beziehungen zwischen strömendem Blut und Gefäßwand betreffen. Sie sind nicht nur für die Frühläsionen, sondern auch für die fortgeschrittenen Stadien der Arteriosklerose bedeutsam. Es liegt auf der Hand, daß man versuchte, über die Beeinflussung der hier aufgezeigten Wirkungsmechanismen in den Arterioskleroseprozeß einzugreifen. Der Wiederaufbau geschädigten Endothels, die Stimulation der Prostazyklinbildung, die Beeinflussung der Thromboxansynthese, die Hemmung des Plättchenwachstumsfaktors sind Wirkungsmöglichkeiten, die man sich heute bereits zunutze gemacht hat. Der Anteil der mehrfach ungesättigten Fettsäuren in Nahrungsfetten ist hierfür wichtig (siehe Seite 200).

Örtliche Besonderheiten der Arteriosklerose

Wenn man die Innenflächen eines aufgeschnittenen Arteriensystems ansieht, so fällt auf, daß der Prozeß nicht nur herdförmig angelegt ist, sondern daß bestimmte Regionen bevorzugt werden. Man hat versucht, Beziehungen zwischen dem Körperbau des Menschen und den örtlichen Besonderheiten der Arterioskleroseausbreitung herzustellen. Dies hat sich als vergeblich herausgestellt. Wir wissen zwar, daß bestimmte krankmachende und krankheitsbegünstigende Faktoren auch örtliche Besonderheiten der Ausbreitung der Arteriosklerose bewirken, aber eine Zuordnung zu bestimmten Konstitutionstypen ist nicht möglich. Nach *Verteilung* und *Stärke* der Beete im gesamten Organismus kann man einen mehr zentralen Typ von einem peripheren Typ unterscheiden. Es kommt vor, daß nur die große Bauchschlagader schwer befallen ist. Im allgemeinen sind hier auch die großen Äste der Kranzgefäße einbezogen. Offenbar sind die Arterien vom elastischen Typ besonders anfällig. Dieser Typ kommt vor allem bei chronischer Blutdrucksteigerung vor, und es ist auffällig, daß hierbei auch das Herzgewicht zunimmt. Die andauernde Drucksteigerung führt nämlich zu einer Zunahme der Herzmuskelmasse.

Dieser mehr zentrale Typ der Arteriosklerose wird vom peripheren Typ unterschieden. Er betrifft die Arterien vom vorwiegend muskulären Typ, also insbesondere die Arterien der Gliedmaßen. Hier findet sich oft eine Verkalkung, die dann auch im Röntgenbild sichtbar wird. Wie bereits betont, bedeutet diese Verkalkung jedoch nicht zwangsläufig Funktionsverlust für Gefäße oder versorgte Organe.

Die periphere Lokalisation der Arteriosklerose, die auch die mittleren und kleineren Äste der Kranzgefäße einschließt, findet sich zum Beispiel bei schweren Zigarettenrauchern und bei bestimmten Formen von Blutfettveränderungen. Darauf wird noch einzugehen sein.

Bleibt also diese Unterscheidung zwischen zentralem und peripherem Typ mangelhaft, so bestehen dennoch zweifellos Lieblingslokalisationen für frühzeitig entstehende und schwer ausgeprägte arteriosklerotische Veränderungen. Man findet an der Aufzweigung der großen Körperschlagader in die zu den Gliedmaßen führenden Arterien besonders schwer ausgeprägte Veränderungen. Das gilt auch für Verzweigungen der aus dem großen Bogen der Körperschlagader zum Gehirn hinführenden Arterien, die sich in einen inneren und einen äußeren Ast teilen. Solche winkelförmigen Abgänge bieten dem strömenden Blut kräftigen Widerstand, so daß sich dort eine Steigerung des sogenannten Filtrationsdrucks ergibt. Dadurch werden aus dem Blut stammende Stoffe verstärkt ins Gefäßinnere abgepreßt. Auch Gefäßpartien, die besonderen Strömungsveränderungen ausgesetzt sind, zeigen einen unterschiedlichen Herdbefall. Darauf hat W. Doerr aufgrund von Modellversuchen immer wieder hingewiesen.

Eine Zunahme und Verstärkung von arteriosklerotischen Beeten finden sich ferner an den Stellen der Gefäßabgänge (Abbildung 1, Seite 1a). Ein Beispiel hierfür ist der Abgang der zwischen den Rippen laufenden Arterien aus der Körperschlagader. Es sind offenbar nicht nur Strömungsveränderungen, sondern auch anatomische Besonderheiten jener Gefäßabgänge, die diese massiven Beete entstehen lassen. Diese

Lokalisation ist deswegen besonders gefährlich, weil dadurch die Ernährung des versorgten Organs bereits an der Wurzel behindert oder gar unterbrochen werden kann. Darauf beruhen zum Beispiel ausgedehnte Herzinfarkte oder Niereninfarkte. Man spricht hier von Abgangsstenosen der versorgenden Arterien.

Die Teilungsstelle des linken Kranzgefäßastes ist eine weitere Lieblingslokalisation der Arteriosklerose, die schon in der Jugend betroffen sein kann. Hier kommt es am häufigsten zu tödlichen Koronarstenosen. Neben Strukturveränderungen der Gefäße sind es wiederum Besonderheiten des Verlaufs und der Blutströmung, die dafür verantwortlich gemacht werden. Auch die dort nicht selten auftretende verschließende Thrombose beruht vermutlich darauf.

Andere bevorzugte Orte sind die geschlängelten Arterien, wie zum Beispiel gewisse Partien der zum Gehirn führenden Schlagadern. Die Veränderungen liegen hier an der hinteren Seite des Gefäßbogens, während die Außenkrümmung, in der die Flüssigkeit eigentlich stärker aufprallt, relativ geringer befallen ist.

Es ist aber wichtig, daß die Schlängelung sichtbarer Arterien, zum Beispiel im Schläfenbereich, nicht gleichzusetzen ist mit einer schweren Arteriosklerose, da sie sich ganz unabhängig vom Arterioskleroseprozeß entwickeln kann. In diesem Bereich gibt es auch entzündliche Arterienveränderungen, die eine sehr stürmisch verlaufende und schmerzhafte Krankheit hervorrufen können (Arteriitis temporalis). Sie ist relativ leicht zu erkennen. Wo Arterien auf einem harten Widerlager verlaufen, kann sich die Arteriosklerose verstärkt ausbilden. Hirnarterien, die dem knöchernen Schädeldach anliegen, sind ein Beispiel dafür. Beim Durchtritt der Schlagader des Oberschenkels durch einen Muskelschlitz bilden sich solche Widerlager aus. Hier kommt es frühzeitig zu Durchblutungsstörungen und Arterienverschlüssen.

Es sind also offensichtlich strukturelle, mechanische und

strömungsmäßig bedingte Ursachen, die eine ausgesprochene Bevorzugung bestimmter Regionen nach sich ziehen. Dies ist nicht nur für den Gefäßspezialisten wichtig, sondern muß in der täglichen Sprechstunde des Arztes bedacht werden. Die Fortschritte der röntgenologischen Arteriendarstellung mit Kontrastmitteln erleichtern die Erkennung und Beurteilung solcher Läsionen, auch hinsichtlich notwendiger operativer Eingriffe.

Wodurch wird die Arteriosklerose begünstigt?

Aus groß angelegten Bevölkerungsstudien ist seit langem bekannt, daß bestimmte Normabweichungen die Arteriosklerose frühzeitig entstehen lassen, in ihrem Ablauf beschleunigen und in ihrer Ausprägung verstärken. Man spricht daher von *Risikofaktoren* der Arteriosklerose. Dies sind echte krankheitsfördernde Faktoren und nicht nur Indikatoren, die eine mögliche oder sichere Gefährdung anzeigen. Weltweite Untersuchungen in verschiedenen Völkern und Bevölkerungsgruppen, aber auch sorgfältige Beobachtungen von einzelnen Menschen lassen keinen Zweifel daran, daß bestimmte Gefäßabschnitte in unterschiedlichem Maße von Risikofaktoren beeinflußt werden. In Tabelle 1 haben wir die Rangordnung der Risikofaktoren wiedergegeben.

Alle diese Risikofaktoren wirken auch auf andere Gefäßprovinzen ein, zum Beispiel auf die große Körperschlagader und die Eingeweidearterien. Hier sind die katastrophalen Folgen der Lichtungseinengungen und -verschlüsse wesentlich seltener als im Bereich des Gehirns und des Herzens, da ausgedehnte Umgehungsarterien (Kollateralen) noch lange für ausreichende Durchblutung sorgen. Erst wenn auch diese »zweiten Wege« arteriosklerotisch umgebaut werden, stellen sich schwere Durchblutungsstörungen, mit sogar tödlichen Folgen, ein. Wann sich die Arteriosklerose als Krankheit äußert, hängt nicht allein von der Ausdehnung des Prozesses, sondern nicht

Tabelle 1: Rangordnung der Risikofaktoren

1. für den Herzinfarkt	1. Fettstoffwechselstörungen 2. Zigarettenrauchen 3. Bluthochdruck 4. Zuckerkrankheit 5. Gicht 6. (indirekt) Fettsucht
2. für den Schlaganfall	1. Bluthochdruck 2. bereits feststehende koronare Herzkrankheit (Herzinfarkt) 3. Zuckerkrankheit 4. Fettsucht
3. für Verschlüsse der Gliedmaßenarterien	1. Zigarettenrauchen 2. Fettstoffwechselstörungen 3. Zuckerkrankheit

selten in entscheidendem Maße von der Lokalisation der arteriosklerotischen Herde ab.

Eine einzige ungünstig sitzende arteriosklerotische Platte kann den tödlichen Verschluß einer Herzkranzarterie bei sonst nur wenig ausgebildeter Arteriosklerose bewirken. Umgekehrt gibt es schwerste allgemeine Arterienveränderungen ohne klinisch faßbare Ausfälle.

In einer Verbundstudie der Weltgesundheitsorganisation, die 15 Zentren umfaßt, konnte weltweit nachgewiesen werden, daß circa 80 Prozent aller Kranken mit offensichtlichen Durchblutungsstörungen einen oder mehrere Risikofaktoren aufweisen. Bei *Herzinfarkten* aller Altersklassen betrug der Anteil von risikobehafteten Patienten zwischen 60 und 70 Prozent. Je niedriger das Erkrankungsalter ist, um so wahrscheinlicher sind Risikofaktoren beziehungsweise Risikokonstellationen. Herzinfarkte bei Kindern und Jugendlichen sind zum Beispiel die Folge schwerer Fettstoffwechselstörungen, die wir im einzelnen besprechen müssen.

Sind Risiken erblich?

Eine prinzipiell wichtige Frage, die sich auch hier stellt, ist, ob die krankmachenden Faktoren vorwiegend ererbt oder erworben sind. Es steht heute fest, daß weitaus die meisten dieser Faktoren nicht angeboren, sondern erworben sind. Die sorgfältige Erhebung von familiären Krankheitsgeschichten kann hier weiterführen. Denn es gibt auch erbliche Risiken.

Wie wir bereits erfahren haben, werden die Arterien mit zunehmendem Alter umgebaut. Dieses Altern kann in Einzelfällen erblich mitbestimmt sein. So sind seit langem familiär gehäuft Herzinfarkte, Hirnschläge, periphere Durchblutungsstörungen und Arterienrisse bekannt. Bei der Aufklärung solcher Fälle stößt man auf Familien mit Anlage zu Bluthochdruck, zu schwerer Zuckerkrankheit, zu Gicht, Fettsucht und Fettstoffwechselstörungen. Der Arterioskleroseprozeß selbst ist erblich nicht vorherbestimmt. Die Anlage zu Hochdruck, Diabetes und Fettstoffwechselstörungen kann aber vererbt sein. Sie ist als solche natürlich nicht beeinflußbar. Aber man kann ihren Verlauf und ihre Komplikationen weitgehend bestimmen und damit auch das Tempo und das Ausmaß der Arteriosklerose. Nur wenn von beiden Eltern schwere Defekte vererbt werden, wie das bei bestimmten familiären Entgleisungen des Cholesterinstoffwechsels der Fall ist, verläuft die Arteriosklerose von vornherein bösartig. Diese Fälle sind gottlob selten. Häufig kommen dagegen nicht vererbte oder nur durch ein Elternteil übertragene Fettstoffwechselstörungen vor.

Risikofaktor Fettstoffwechselstörung

Er ist gekennzeichnet durch krankhafte Veränderungen der Blutfette und fettähnlicher Stoffe im Blutplasma. Aus der Nahrung stammende Fette werden im Blut transportiert. Nach jeder fetthaltigen Mahlzeit werden Fette im Blut angereichert.

Sie sind eine wichtige Energiequelle und spielen eine Rolle beim Aufbau jeder Zelle und jeden Gewebes. Wie jeder Bestandteil des Blutes, schwanken auch die Blutfette innerhalb bestimmter Normalbereiche. Eine dauerhafte Erhöhung wirkt sich schädlich aus und bewirkt insbesondere Läsionen an den Innenwänden der Arterien. Hier liegt also ein wichtiger Schlüssel zur Erklärung der ersten Stadien der Arteriosklerose.

Aus dem Blut stammende Fette dringen auch im Inneren der Arterienwände weiter vor und bewirken die bereits geschilderten Umbauprozesse. Markiert man die Nahrungsfette mittels radioaktiver Stoffe, so findet man sie in den Schlagaderwänden wieder. Besonders Fettsäuren, die in tierischen Fetten angereichert sind, halten sich lange Zeit in den Gefäßwänden und beeinflussen ihre normale Funktion. Andere Fettsäuren, wie sie zum Beispiel in pflanzlichen Ölen vorhanden sind, passieren die Gefäßwand leichter. Sowohl die Menge der Blutfette als auch ihre Zusammensetzung sind für den Organismus wichtig. Hinzu kommt ihr physikalischer Zustand.

Wie sind die Blutfettstoffe beschaffen?

Fette sind im wäßrigen Milieu des Blutserums an sich unlöslich. Sie werden deshalb an Eiweiß gebunden. Diese Fett-Eiweiß-Komplexe, Lipoproteine genannt, sind die Transportform der Fette. Man kann sie mit verschiedenen Methoden erfassen und abgrenzen.

Nach jeder fetthaltigen Mahlzeit kommt es zu einer Trübung des Blutserums (siehe Tafel 3a). Das Serum sieht milchartig aus, und in der Tat ist sein Lösungszustand milchähnlich. Innerhalb von Stunden werden diese Fett-Eiweiß-Stoffe abgebaut, das trübe Serum klärt sich wieder. Die großen Partikel gehen mit Hilfe auflösender Wirkstoffe, der lipolytischen Enzyme, in kleinere über, die schließlich optisch keine Trübung mehr erkennen lassen.

Charakteristika der normalen Plasmalipoproteine

	Chylomikronen	Very low density Lipoproteine	Low density Lipoproteine	High density Lipoproteine
Größe (Å)	1000-10000	300-700	150-250	75-100
Form	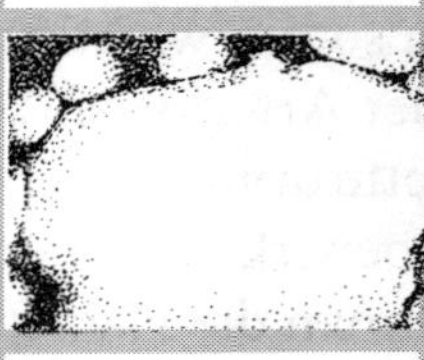	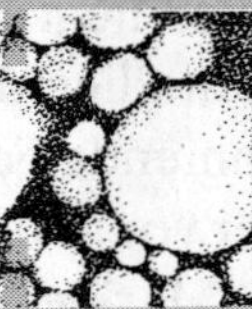	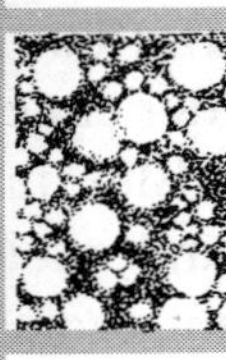	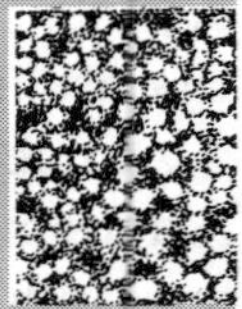
Zusammensetzung:				
Proteine	1%	8-10%	20%	50%
Phospholipide	4%	18%	23%	30%
Cholesterin	6%	19%	45%	18%
Triglyzeride	85-90%	50%	10%	2-5%

7

Je nach ihrer Größe und Dichte, auch nach ihrem Anteil an Fett und Eiweiß, unterscheiden wir die stark fettbeladenen, eiweißarmen Chylomikronen, die weniger fettreichen, physikalisch lockerer strukturierten VLDL (very low density lipoproteins), die noch dichter gepackten, stark cholesterinhaltigen LDL (low density lipoproteins) und die relativ fettarmen, eiweißreichen HDL (high density lipoproteins).

Die Chylomikronen bestehen überwiegend aus den mit der Nahrung aufgenommenen Fettstoffen. Die VLDL transportieren die in der Leber aus Kohlenhydraten aufgebauten Triglyzeride. Die LDL und die HDL sind für den Cholesterintransport in den Zellen und aus den Zellen verantwortlich. Man kann diese Stoffklassen mit der Ultrazentrifuge oder aber auch mit sogenannten elektrophoretischen Verfahren trennen, bei denen in einem elektrischen Feld bestimmte Dichteklassen isoliert werden.

Abbildung 7 zeigt die unterschiedliche Größe dieser Komplexverbindung und ihre Zusammensetzung nach Fett- und Eiweißgehalt auf. Man sieht, daß auch der Eiweißanteil der Komplexe unterschiedlich ist, und dies ist für den physiologischen Zustand und insbesondere für den Austausch zwischen Blutflüssigkeit und Zellen wichtig.

Die LDL sind die »aggressivsten« Lipoproteine. Wenn sie im Blut vermehrt sind, und dies ist meist die Folge übermäßiger Aufnahme cholesterinreicher und gesättigter Fette – solcher, die überwiegend aus tierischen Quellen stammen –, zerstören sie die innersten Arterienschichten und dringen tiefer in die Wand ein. Dort wirken sie als Fremdkörper und setzen ihre Destruktion der inneren Wandlager fort. Sie werden von den ortsständigen glatten Muskelzellen aufgenommen. Diese zelluläre Speicherung wird normalerweise durch sogenannte Rezeptoren geregelt, die an der Zelloberfläche liegen. Wenn viel LDL angeliefert wird, kann die Rezeptorentätigkeit nachlassen: das heißt, die cholesterinreichen LDL bleiben außerhalb der Zelle liegen und werden im Gewebesaft der Arterien und im strömenden Blut angereichert. Auch wenn von vornherein zuwenig Rezeptoren vorhanden sind, was bei erblichen Cholesterinstoffwechselstörungen der Fall ist, kommt es zu diesem Stau. Fehlen die Rezeptoren völlig, so gelangt überhaupt kein Cholesterin in die Zellen. Das führt zu noch stärkerem Anstieg im Blut. Dies geschieht, wenn beide Eltern einen vererbten Rezeptormangel haben. Kinder dieser Eheleute sterben vor dem 20. Lebensjahr am Herzinfarkt (siehe Seite 59).

Erhöhte LDL-Konzentrationen führen also zur Arteriosklerose. Der Prozeß kann sich relativ schnell ausprägen. Füttert man Menschenaffen, die als einzige Tiere neben den Schweinen spontan eine dem Menschen vergleichbare Arteriosklerose sowie Herzinfarkte entwickeln, eine Kost, welche die LDL im Blutserum ansteigen läßt, so sieht man innerhalb von Wochen und Monaten alle Stadien der Arteriosklerose. Die LDL des Serums findet man in den Gefäßwänden wieder. Ersetzt man diese arterioskleroseerzeugende Kost durch eine andere,

Xanthome, häufig an Händen und Sehnen

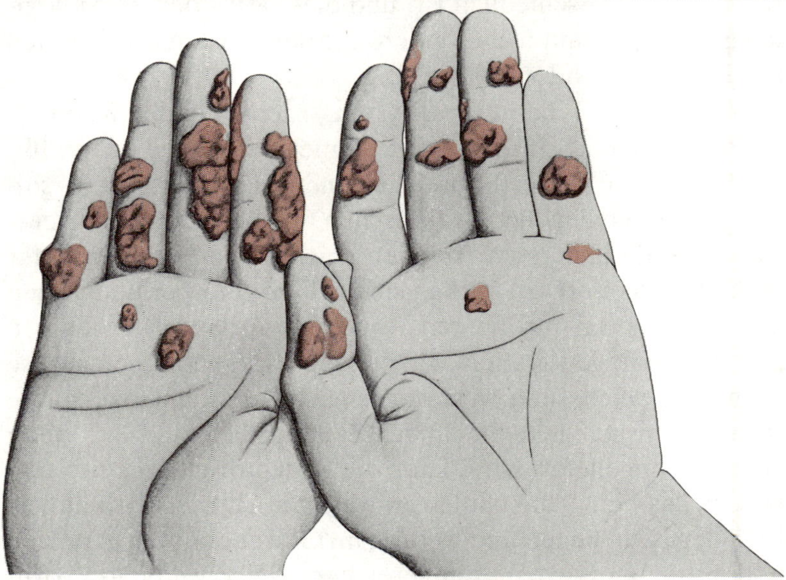

8

welche die LDL wieder zur Norm absinken läßt, so bilden sich selbst schwere Arteriosklerosen wieder zurück. Aus diesen Experimenten kann man den Schluß ziehen, daß auch die Arteriosklerose des Menschen rückbildungsfähig ist. Klinische Beobachtungen an Patienten mit einem Anstau an cholesterinreichen LDL beweisen dies. Wenn man diesen Stau diätetisch oder medikamentös beseitigt, so verschwinden knotenförmige Cholesterindepots in Hand und Sehnen, sogenannte Xanthome (Abbildungen 8 und 9). Gleichzeitig stellt sich in verengten oder verschlossenen Arterien im Herzen und in den Gliedmaßen wieder eine normale Lichtung her. Direkte Messungen der Gefäßkaliber mit Röntgenkontrastmitteln und die Registrierung der Durchblutung objektivieren diese Befunde. Man hat auch mittels Computerverfahren die Schichtdicke der Arte-

Xanthome

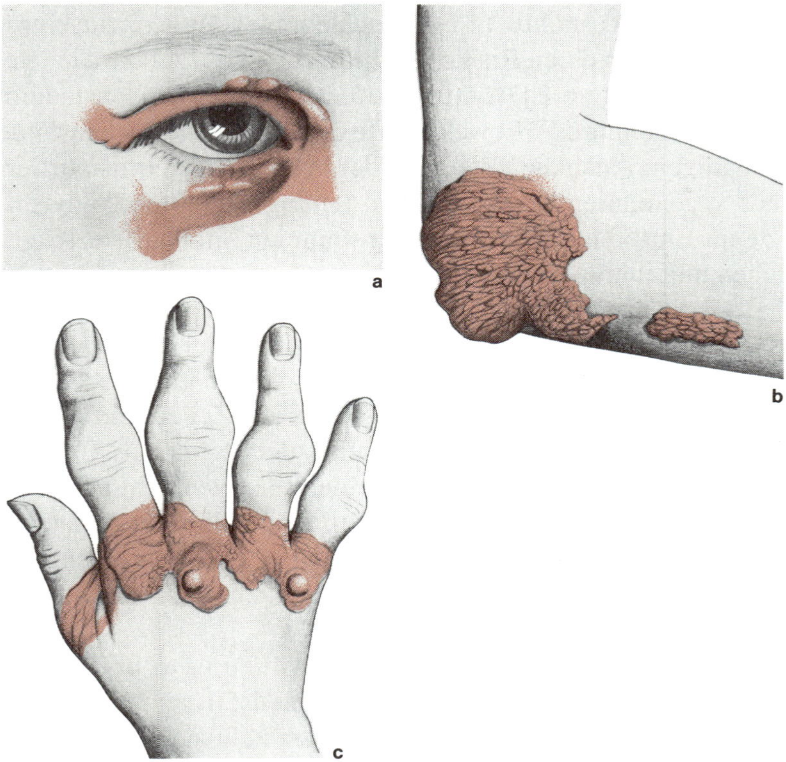

a Xanthelasmen am Auge
b Xanthomatöses Material in den Schleimbeuteln der Ellenbogenregion
c Xanthome in den Fingermittelgelenken, über der Streckseite der Fingergrundgelenke und des Handgelenks

9

rienwände gemessen und die Abnahme verdickter Arterien erfaßt.

Schließlich hat man während der Operation von Kranzgefäßkranken und von Patienten mit Verschlüssen der Gliedmaßenarterien beobachtet, daß markierte LDL aus dem Blut in die Gefäßwand eindringen und dort deponiert werden. Es besteht also kein Zweifel, daß diese Stoffklassen, wenn sie vermehrt sind, den Arterioskleroseprozeß entscheidend fördern.

Aber auch erhöhte VLDL beschleunigen die Arteriosklerose und stellen einen Risikofaktor für die Kranzgefäße dar. Bei ihrem Abbau zu LDL durchlaufen sie das Zwischenstadium der sogenannten IDL, welche wie die LDL die Arterienwände schädigen. Auch die Erhöhung der in den VLDL transportierten sogenannten Neutralfette beziehungsweise der Triglyzeride im Blut, die aus der Nahrung stammen, muß aus vorsorglichen und therapeutischen Gründen beseitigt werden.

Die kleinsten und schwersten Lipoproteine, die HDL, haben in vieler Hinsicht Eigenschaften, die der Funktion der LDL entgegengerichtet sind. Sie ermöglichen und beschleunigen den Abtransport des Cholesterins aus Zellen und Gefäßwand und führen es zwecks Abbau der Leber zu. Erhöhte HDL-Werte bedeuten offenbar einen relativen Schutz des arteriosklerosegefährdeten Patienten. Auch klinische Einzelbeobachtungen und große epidemiologische Studien zeigen, daß hohe HDL-Werte ein vermindertes Risiko für Kranzgefäßsklerose und für Herzinfarkt bedeuten.

Verminderte HDL bei deutlich erhöhten LDL und VLDL zeigen ein erhöhtes Risiko an. Niedrige LDL und VLDL bedeuten an sich keine Gefahr. In diesem Falle ist die Höhe der HDL unwesentlich.

Maßnahmen zur Reduktion erhöhter LDL, VLDL, IDL und zur Vermehrung der HDL müssen als nützlich angesehen werden, da sie die Entwicklung der Arteriosklerose bremsen. Wir kommen darauf später zurück. Tabelle 2 gibt die Normalwerte der Serumfette und der Fett-Eiweiß-Komplexe wieder.

Im Zuge von Vorsorge- und Therapiemaßnahmen soll man die Reduktion krankhaft erhöhter Werte anstreben, wenn Herzinfarkte, Hirnschläge, periphere Durchblutungsstörungen familiär gehäuft sind. Insbesondere bei Menschen jüngeren und mittleren Alters muß man auf die Normalisierung drängen.

Tabelle 2: Angaben in mg/dl für Erwachsene (20 bis 50 Jahre). Normalwerte für Gesamtcholesterin und LDL-Cholesterin sind altersabhängig, für HDL-Cholesterin geschlechtsabhängig.

	kein Risiko	Verdachtsbereich*	behandlungsbedürftig
Triglyzeride	<150	150–200	>200
Gesamtcholesterin	<220	220–260	>260**
LDL-Cholesterin	<150	150–190	>190
	prognostisch günstig	**Standardrisiko**	**Risikoindikator**
HDL-Cholesterin[1]	>55	35–55	<35
HDL-Cholesterin[2]	>65	45–65	<45

* Behandlungsbedürftigkeit abhängig vom klinischen Gesamtbild
** Der Wert von 260 mg/dl gilt nur als behandlungsbedürftig, wenn LDL-Cholesterin >190 mg/dl bestimmt wird
[1] Werte für Männer, [2] Werte für Frauen
Quelle: MMW-Taschenbuch: P. Schwadt (Hrsg.), Fettstoffwechselstörungen, Seite 15

Der Risikofaktor Hyperlipoproteinämie kann mit großer Penetranz für sich allein wirken, ist aber häufig mit weiteren Risikofaktoren wie Diabetes, Übergewicht, Gicht und Bluthochdruck verbunden. Zigarettenrauchen, Bewegungsmangel, psychischer und sozialer Streß können den Risikocharakter dieser Fettstoffwechselstörungen verstärken.

Grenzen der Normalwerte für Gesamtcholesterin liegen unter Vernachlässigung der Altersnormen bei maximal 250 mg%, für Triglyzeride bei 150 mg%. Aufgrund epidemiologischer Untersuchungen sind Cholesterinwerte zwischen 150 und 160 mg% als ideal anzusehen, da bei solchen Konzentra-

Tabelle 3: Klinische Charakteristika familiärer Hyperlipoproteinämien

Krankheits-bezeichnung	Lipo-protein-muster	frühzeitige Arterien-veränderungen	Hautzeichen	innere Organe
essentielle Lipämie	I	∅	Xanthome	∅
familiäre Hypercholesterinämie	IIa	koronar	Xanthelasmen der Augenlider, Xanthome, Augenhornhautbogen im jugendlichen Alter (siehe Abb. 8, 9)	Herz-klappen-fehler
familiäre Hypertriglyzeridämie	IV	koronar, peripher		
familiär kombinierte Hyperlipämie	IIa, IIb, IV	koronar		
familiäre Hyperlipoproteinämie Typ III	III	koronar, peripher	knotige Xanthome in Haut und Sehnen, Xanthelasmen, gelbe Handlinien	Gallen-steine, Gicht
familiäre Hyperlipoproteinämie Typ V	V	koronar	plötzlich aufschießende Xanthome	Bauch-speichel-drüsen-entzündung

tionen arteriosklerotische Krankheitszeichen oder Todesfälle nicht zu erwarten sind! Derartig niedrige Werte sind in Industriegesellschaften ungewöhnlich selten. Das Gros unserer Bevölkerung hat höhere Werte. Nüchterncholesterinwerte unter 200 mg% bedeuten einen Schutz vor vorzeitigen und aggressiven Arterioskleroseformen. Sie sind für unsere Bevölkerung durchaus erreichbar.

Die Weltgesundheitsorganisation hat im Juni 1982 Empfehlungen zur Verhütung der Arteriosklerose veröffentlicht, die diese Richtwerte (150–200 mg% Cholesterin anstreben.

Es gibt nun verschiedene Untergruppen der Fettstoffwechselstörungen, die es zu erkennen gilt, weil sie unterschiedliche Risiken für die Arteriosklerose bedeuten (Tabelle 3). Man kann sie im Blutserum schon mit bloßem Auge nach der Art der Trübung unterscheiden (Tafel 3a).

Die Untergruppen der Hyperlipoproteinämien

Alle diese Hyperlipoproteinämien mit Ausnahme der extrem seltenen Störung vom Typ I neigen verstärkt zu Arteriosklerose. Besonders penetrant ist die Typ-II-Krankheit (Hypercholesterinämie). Hier kommt es bei Reinerbigen, bei denen beide Eltern belastet sind, bereits im Kindesalter zu tödlichen Herzinfarkten. Diese Störung ist selten. Auf eine Million Gesunder kommt ein reinerbiger Merkmalsträger. Mindestens bei einem vom Tausend tritt die Stoffwechselstörung in heterozygoter (unreinerbiger) Form auf (ein krankhafter Elternteil). Man kann aus der Höhe des Plasmacholesterins und bei entsprechender Vorgeschichte das Risiko ausrechnen. Homozygote Formen werden kaum älter als 20 Jahre; sie sterben bei hohen Cholesterinkonzentrationen vorher an Herzinfarkten. Heterozygote Formen mit Cholesterinwerten zwischen 300 und 500 mg% sind ebenfalls massiv durch Herzinfarkte gefährdet, die bis zum 50. Lebensjahr aufzutreten pflegen (Tabelle 4).

Herzinfarkte bei Kindern oder Jugendlichen und eine familiäre Belastung durch Infarkte machen sorgfältige Analysen der Blutlipide notwendig. Sind beide Elternteile schwer hypercholesterinämisch, so sollen sie die genetische Eheberatung aufsuchen. Man ist heute in der Lage, schon vor der Geburt durch Untersuchungen in der Frühschwangerschaft solche schweren Stoffwechselstörungen mittels Rezeptorenanalyse zu erken-

Tabelle 4: Plasmacholesterinspiegel und Alter zum Zeitpunkt von Herzattacken

Klasse	Plasma-cholesterin mg %	Durchschnittsalter beim Myokardinfarkt
familiäre Hypercholesterinämie (homozygot)	600–1000	< 20
familiäre Hypercholesterinämie (heterozygot)	300– 500	40–50
normal	150– 250	> 40

nen. Bei totalem Rezeptormangel ist eine Schwangerschaftsunterbrechung angezeigt.

Häufiger als diese gottlob seltenen angeborenen Störungen vom Typ II sind die Hyperlipoproteinämien vom Typ IV. Sie stellen das Gros der Lipidstoffwechselstörungen dar. Auch hier treten koronare Herzkrankheiten, Arterienverschlüsse im Bereich der Hirngefäße und der Gliedmaßen gehäuft auf. So fand man in einem Kollektiv bei etwa 40 Prozent der Patienten mit Typ-IV-Hyperlipoproteinämien schwere koronare Herzkrankheiten und Herzinfarkte. Man rechnet damit, daß 10 Prozent der Erwachsenenbevölkerung Stoffwechselstörungen von diesem Typ haben! Wenn man Patienten untersucht, die bereits unter Arteriosklerosefolgen leiden, so ist die Hyperlipämie ungleich häufiger. Bei 50 Prozent aller Infarktpatienten findet man Hyperlipoproteinämien dieses Typs. Hierfür gibt es repräsentative Studien unter Benutzung von Kontrastdarstellungen der Herzkranzgefäße. Daraus geht hervor, daß nicht nur Cholesterin (= LDL), sondern auch Triglyzeride (VLDL und IDL) ein verstärktes Risiko bedeuten. Wie bereits mehrfach betont, sind Lipidbestimmungen um so dringender angezeigt, je früher das Manifestationsalter von Krankheitszeichen ist. Man muß bei krankhaften Veränderungen der Serumlipide auch auf *sekundäre*

Hyperlipoproteinämien im Gefolge anderer Krankheiten achten. Sie sind zahlenmäßig viel häufiger als die erblichen Formen der Störung.

So finden wir Typ-IV-Muster bei schwerem Alkoholismus, bei Diabetes, bei Gicht, bei chronischer Bauchspeicheldrüsenentzündung und bei manchen Hormonstörungen. Auch schwere Ernährungsfehler wie extreme Kohlenhydratmast können solche Stoffwechselstörungen bewirken.

Typ-II-Muster entwickeln sich bei überreichem Angebot an gesättigten Fetten und Cholesterin mit der Nahrung, bei Schilddrüsenunterfunktion, bei bestimmten Leber- und Nierenkrankheiten sowie bei Blutkrankheiten. Solche Störungen muß der Arzt abklären, da sie sehr unterschiedlich zu behandeln sind. Die Hyperlipämie bei Schilddrüsenunterfunktion verschwindet zum Beispiel prompt nach Zufuhr von Schilddrüsenhormon.

Auch durch Beseitigung von Ernährungsfehlern lassen sich solche Störungen korrigieren. Das gilt überdies für den schweren Alkoholismus, der gelegentlich dramatische Stoffwechselstörungen vom Typ V bewirkt. Es entwickelt sich dann eine schwere, lebensbedrohliche Krankheit unter dem Bild der akuten Pankreatitis mit Bauchfellreizung und schwersten Kreislaufkollapsen. Wird diese Krankheit verkannt, so kann fälschlicherweise eine Bauchfellentzündung, zum Beispiel nach Durchbruch eines Magen- oder Zwölffingerdarmgeschwürs oder bei akuter Blinddarmentzündung, operiert werden. Man sieht dann bei der Operation prall mit Fett gefüllte Lymphgefäße. Eine extrem fetthaltige Flüssigkeit tritt in die Bauchhöhle aus. Solche Zustände kann man durch strikte Nahrungskarenz und Zufuhr von fettabbauenden Fermenten beseitigen.

Wie bereits mehrfach betont, können Lipidstoffwechselstörungen das Risiko von Menschen beträchtlich steigern, die andere *zusätzliche Risikofaktoren* haben. Das gilt zum Beispiel für das *Zigarettenrauchen.* Aus Untersuchungen unserer Hei-

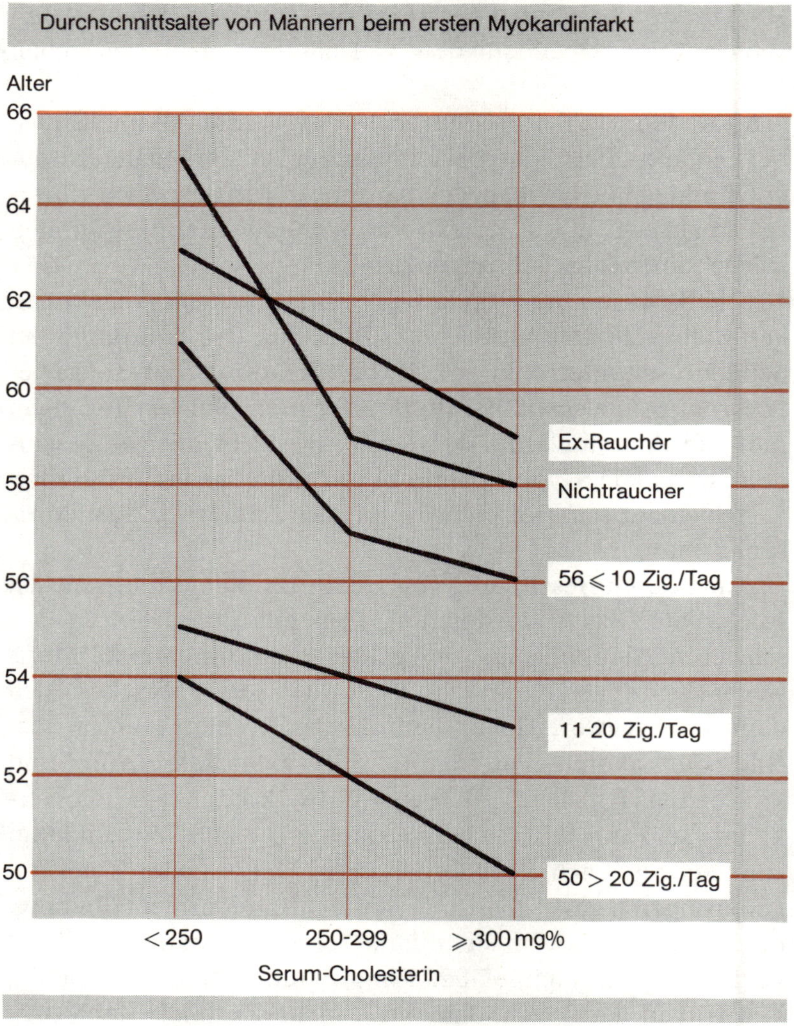

10

delberger Gruppe geht hervor, daß eine Erhöhung des Nüchterncholesterins bei Zigarettenrauchern eine Verstärkung des Risikos bedeutet. Während in unserer Untersuchung das Durchschnittsalter von nicht rauchenden Männern mit erstem

Herzinfarkt 65 Jahre betrug, wenn das Cholesterin weniger als 250 mg% war, wurde es bei schweren Zigarettenrauchern mit Cholesterinwerten über 300 mg% um 15 Jahre vorverlegt (Abbildung 10)!

Auch aus den großen epidemiologischen Studien, die im Kapitel »Die weltweite Verbreitung der Arteriosklerose«, Seite 275, beschrieben werden, sind solche Zusammenhänge immer wieder aufgedeckt worden. Möglicherweise sind Anomalien des Fettstoffwechsels für die unterschiedliche Infarktgefährdung bestimmter Völker und Bevölkerungsgruppen verantwortlich, die trotz erheblichen Zigarettenkonsums relativ selten Herzinfarkte entwickeln. Länder des Balkans und einige Mittelmeerbezirke weisen trotz starken Zigarettenrauchens wenig Herzinfarkte auf. Wechseln Bewohner dieser Regionen ihren Wohnsitz, gehen zum Beispiel Sizilianer nach Norditalien, so erreichen die Gefäßkomplikationen bei ihnen das gleiche Ausmaß wie in der dortigen Bevölkerung.

Leitsätze

Krankhaft erhöhte Blutfette beschleunigen und verstärken die Entwicklung von Arteriosklerose. Cholesterin und cholesterinreiche Fett-Eiweiß-Verbindungen sind dabei am stärksten beteiligt. Die Masse dieser Stoffe stammt aus der Nahrung.
Die Internationale Gesellschaft und Föderation für Kardiologie formulierte 1980 zum Thema Vorsorge folgendes:

> Überzeugende Beweise liegen nunmehr dafür vor, daß eine erhöhte Cholesterinkonzentration im Blut einer der ursächlichen Faktoren der Arteriosklerose und ihrer Komplikationen, im besonderen der Herzkranzgefäßkrankheit, ist. Bei einem Blutcholesteringehalt zwischen 160 und 180 mg% ist das Risiko einer koronaren Herzkrankheit minimal. Diese Konzentration ist für Erwachsene optimal. Mit der Normalisierung erhöhter

Cholesterinwerte und krankhafter Fett-Eiweiß-Komplexe im Blut werden das Fortschreiten der Arteriosklerose gehemmt und die Rückbildung einer bestehenden Arterienerkrankung unterstützt.

Maßnahmen zur Erlangung dieser normalen Werte sind vorwiegend diätetischer Natur (siehe Seite 197).

Rauchen und Arteriosklerose

Jedermann weiß, daß Rauchen erhebliche Gefahren heraufbeschwören kann. In der Tat sind Herzinfarkte und Verschlußkrankheiten der Gliedmaßenarterien bei Zigarettenrauchern viel häufiger als bei Nichtrauchern. Die Infarktgefährdung der Zigarren- und Pfeifenraucher ist allerdings nicht größer als beim Nichtraucher. Zigarren- und Pfeifenraucher inhalieren den Rauch nicht. Wenn Zigarettenraucher auf Pfeife oder Zigarillo »umsteigen«, so besteht diese Gefahr aber. Hier scheint sich ein gleich großes Risiko anzubahnen. Für die peripheren Arterienverschlüsse haben wir noch keine entsprechenden Daten. Das Raucherbein entwickelt sich offensichtlich nur beim Zigarettenraucher. Gleichwohl soll ein durchblutungsgestörter Patient in keiner Form rauchen. Es ist noch unbekannt, ob andere Arterienbezirke im Gehirn, in den Nieren oder in den Eingeweiden durch Zigarettenrauchen gefährdet sind. Die örtliche Bevorzugung der Gliedmaßenarterien und der Herzkranzgefäße ist freilich unstrittig. Ein Beispiel für ein »Raucherbein« als stärksten Schweregrad stellt Tafel 3b dar.

In Belastungstests kann man schon frühzeitig Durchblutungsschäden aufdecken. Frühstadien sind rückbildungsfähig, wenn das Rauchen aufgegeben wird. Andernfalls schreiten einmal begonnene Schäden unaufhaltsam fort. Bemerkenswert ist, daß Herzinfarktkranke eine wesentlich bessere Lebenserwartung haben, wenn sie das Zigarettenrauchen stop-

Plötzlicher Herztod und Herzinfarkt in Abhängigkeit von der Anzahl der gerauchten Zigaretten

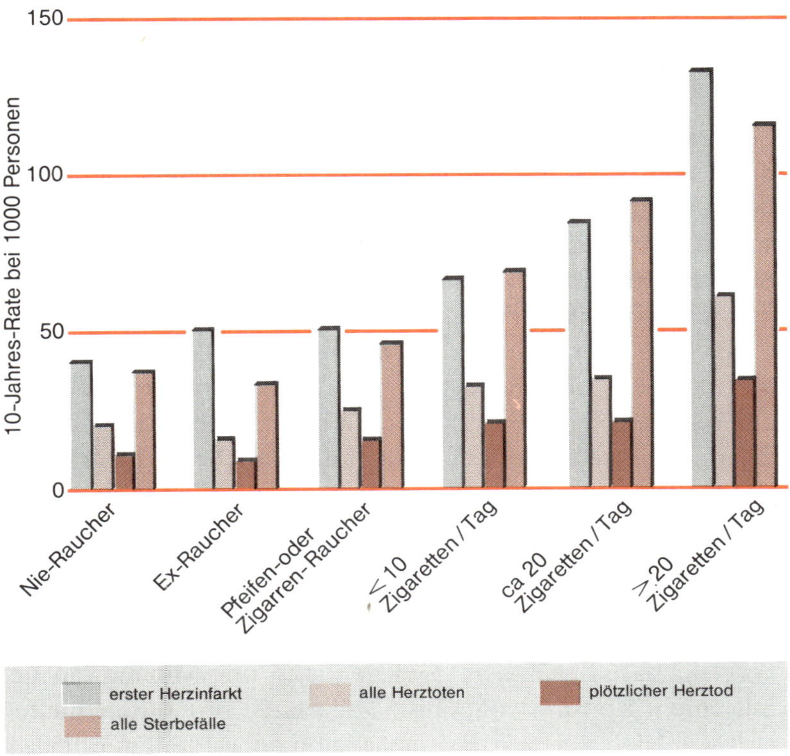

11

pen. Nach den Feststellungen der Internationalen Gesellschaft und Föderation für Kardiologie wird die Gefahr eines tödlichen Infarktrezidivs oder eines plötzlichen Herztodes durch Aufgabe des Zigarettenrauchens um 20 bis 50 Prozent herabgesetzt. Die Häufigkeit der nichttödlichen Rezidive der Infarkte wird verringert. Es gibt langfristige Studien über die günstige Wirkung des Verzichts auf die Zigarette. So muß man nach Einzelbeobachtungen wie nach epidemiologischen Erhebungen davon ausgehen, daß Zigarettenrauchen zu den hauptsächlichen Risikofaktoren für Herzkranzgefäße und Gliedmaßenarterien gehört.

Die epidemiologischen Ergebnisse

Sie beweisen für die Industriestaaten in aller Welt die Gefährdung des Zigarettenrauchers. Die am längsten laufende Studie in Framingham zeigte in den vergangenen 30 Jahren das exzessive Risiko der zigarettenrauchenden Männer und Frauen. Stellvertretend für die Studien sind die Ergebnisse des amerikanischen Pooling-Projekts auf Abbildung 11 dargestellt.

Nach dieser Untersuchung nehmen der erste Herzinfarkt, der plötzliche unerwartete Herztod, aber darüber hinaus alle auf einer koronaren Herzkrankheit beruhenden Todesfälle bei Zigarettenrauchern mit der Dauer des Rauchens und der Zahl der täglich gerauchten Zigaretten zu. Auch die Gesamtsterblichkeit ist bei starken Zigarettenrauchern wesentlich höher als bei Nichtrauchern.

Unter den 30- bis 60jährigen Einwohnern der Gemeinden Eberbach und Wiesloch fanden Egbert Nüssel und Mitarbeiter vergleichbare Ergebnisse. Gelegenheits- und Minimalraucher mit einem Konsum von 1 bis 5 Zigaretten pro Tag verhielten sich wie Nichtraucher, Exraucher und auch Pfeifen- oder Zigarrenraucher. Sie ließen keine Infarktsteigerung erkennen. Für die peripheren Verschlußkrankheiten haben wir im Heidelberger Arbeitskreis ebenfalls ausreichende Zahlen (Abbildung 12). In der sogenannten Basel-Studie von L. Widmer und Mitarbeitern sind sie ähnlich.

Es gibt aber Bevölkerungen, bei denen derartige Zusammenhänge nicht erkennbar sind. In Ländern des südlichen Balkans und in den Mittelmeerrandgebieten zum Beispiel bedeutet Zigarettenrauchen keine so extreme Infarktgefährdung. Es lag der Schluß nahe, daß Zusatzfaktoren für Infarkt und Gliedmaßenverschluß vorhanden sein müssen.

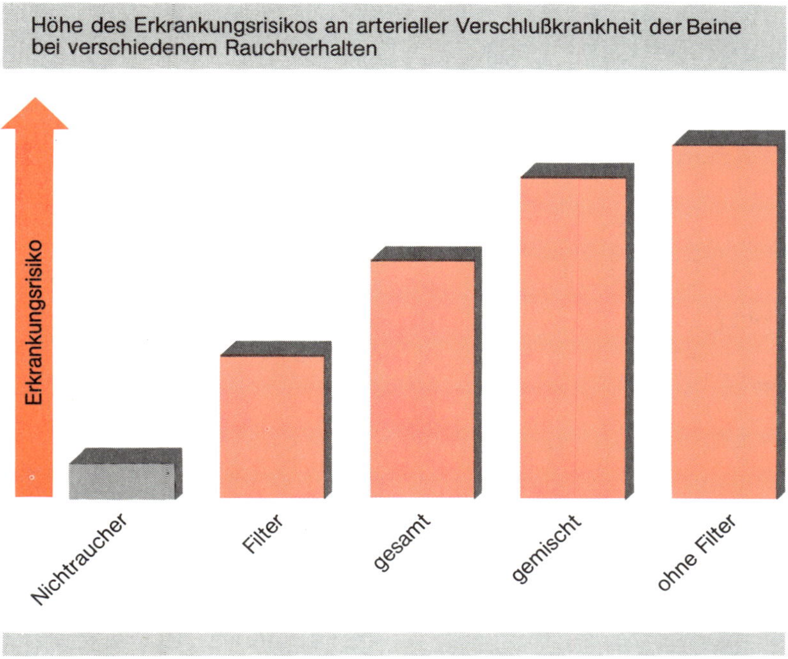

12

Ist das Zigarettenrauchen der Alleinschuldige im Drama Herzinfarkt und Arterienverschluß?

Diese Frage läßt sich bis heute nicht schlüssig beantworten. Eindeutig steht aber fest – und das muß auch Konsequenzen für Vorsorge und Therapie haben –, daß Zigarettenrauchen sehr oft in Verbindung mit anderen Risikofaktoren zur Katastrophe führt. Unsere Bevölkerung weist eben, wie jene aller Industrienationen oder der sogenannten auffluenten Gesellschaften, vielfältige Risiken auf. Ich habe dies *Risikobündel* genannt, ein Bündel, das eine unverhältnismäßig rasche Zunahme der Gefährdung bedeutet (Abbildung 13). Ein Beispiel dafür ist unsere Beobachtung in Eberbach und Wiesloch (E. Nüssel), wonach das mittlere Lebensalter beim ersten

Mehrere Risikofaktoren (sog. Risikobündel) potenzieren die Infarktgefährdung erheblich

Risikofaktoren	Risikoerhöhung
● Zigarettenrauchen 20/Tag	zweifach ●●
>20/Tag	dreifach ●●●
● Hypercholesterinämie, ● Zigarettenrauchen >20/Tag	sechsfach ●●●●●●
● Hypercholesterinämie, ● Hypertonie, ● Zigarettenrauchen	neunfach ●●●●●●●●●

13

Herzinfarkt dann um 15 Jahre vorverlegt wird, wenn zum starken Zigarettenrauchen eine Erhöhung des Blutcholesterins kommt!

Ähnliche Beobachtungen wurden, wie schon erwähnt, bei Süditalienern gemacht, die ihren Wohnsitz nach Norditalien verlegten. Bei praktisch unveränderten Rauchgewohnheiten, aber unter Änderung ihrer Lebensführung und insbesondere ihrer Eßgewohnheiten entwickelten sie einen Anstieg des *Blutcholesterins* und ihrer *Infarktraten*. Zusätzliche Blutdrucksteigerung bedeutet nach unseren Daten wie nach internationalen Ergebnissen eine weitere Gefährdung.

J. Stamler, ein guter Kenner der Materie, vertritt die Meinung, daß die Fettstoffwechselstörungen die Schlüsselrolle sowohl für den Risikofaktor Hypertonie (Bluthochdruck) als auch für den Risikofaktor Zigarettenrauchen spielen. Ist er nicht vorhanden beziehungsweise bestehen normale oder niedrige Lipoproteinwerte, so können selbst die Faktoren Hypertonie und Zigarettenrauchen nicht so verheerende Wirkungen haben wie in dieser Kombination.

Unser Arbeitskreis in Heidelberg hat gezeigt, daß sowohl

bei Nichtrauchern als auch bei Rauchern nach Inhalation von Zigarettenrauch Umsetzungen an den einzelnen Blutfettbestandteilen nachzuweisen sind, die außerhalb methodischer Fehler liegen. Es ist möglich, daß diese Veränderungen auch für Störungen der Blutgerinnbarkeit mit anzuschuldigen sind. Wissen wir doch, daß zwischen Blutfettstoffen und Blutgerinnung enge ursächliche Beziehungen bestehen. Hier werden wir noch weitere Ergebnisse erarbeiten müssen. Dies wird ein Schwerpunktgebiet der Forschungen sein, die vom Arbeitskreis »Rauchen und Gesundheit« in Hamburg unternommen werden. Sie befassen sich auch mit weiteren biochemischen Kennzeichen wie dem HDL, jene das Gefäß möglicherweise schützende Lipoproteingruppe (siehe Seite 57).

Es stellte sich heraus, daß starke Raucher ein besonders niedriges HDL und damit geringfügige schützende Potenzen im Blutserum haben. Wenn bereits aus anderen Gründen die HDL-Werte niedrig sind, zum Beispiel durch den Gebrauch von Antikonzeptiva oder bei Fettsucht, so kann das HDL durch Zigarettenrauchen noch weiter erniedrigt werden. Wichtig ist auch die von englischen Ärzten getroffene Feststellung, daß junge Frauen mit Venenleiden, mit Neigung zu Thrombosen, falls sie die Pille nehmen, ihr Risiko noch beträchtlich erhöhen, wenn sie Zigaretten rauchen. Ich meine, diese Fakten müßten jeder rauchenden jungen Frau deutlich gemacht werden.

Welche Inhaltsstoffe der Zigarette schädigen die Arterien?

Bemerkenswert ist die immer wieder festgestellte Tatsache, daß Pfeifen- und Zigarrenraucher genauso wenig gefährdet sind wie Nichtraucher! Am unterschiedlichen Nikotin- und Teergehalt der gerauchten Produkte kann das wohl nicht liegen. Vielmehr könnten die unterschiedlichen Rauchtechniken für diese Unterschiede in Frage kommen. Es gibt, wie bereits erwähnt, nur wenige Zigarren- und Pfeifenraucher, die den Rauch inhalieren, wie das bei Zigarettenrauchern die Regel ist. Es gibt freilich auch unter den mäßigen Zigarettenrauchern sogenannte Paffer, welche den Rauch nicht inhalieren. Die Gefahr besteht jedoch, daß der Zigarettenkonsum langsam zunimmt und auch die Rauchtechnik sich verändert.

Wir haben leider noch zu wenige wissenschaftliche Daten, sowohl über die Wirkung des Zigarettenrauchs beziehungsweise der Inhaltsstoffe der Zigaretten als auch über die beim Rauchvorgang aufgenommenen toxischen Produkte. Daß *Teerprodukte* an der Entwicklung der meisten Lungenkrebse ursächlich beteiligt sind, ist heute allgemein anerkannt. Ob sie aber am Zustandekommen der koronaren Herzkrankheiten und der peripheren Arterienverschlüsse beteiligt sind, ist sehr fraglich. Teerärmere Zigaretten, die zusätzlich Filter enthalten, scheinen das Herzkranzgfäßsystem weniger zu gefährden, doch stehen statistische oder wissenschaftliche Beweise noch aus. Es ist auch noch nicht sicher, welche Rolle das *Kohlenmonoxid* als krankmachender Faktor des Lungen- und Bronchialkrebses sowie der Gefäßkomplikationen spielt. Der Raucher weist einen relativ hohen Anteil an Kohlenmonoxid im Blut auf, der die Sauerstoffsättigung herabsetzt. Damit sind natürlich Ernährungs- und Stoffwechselstörungen für die Arterien und für die versorgten Organe möglich.

Es gibt Legionen von Versuchen, die sich mit den Kreislaufwirkungen des Zigarettennikotins und seiner Verwandten befassen. Man weiß, daß nach *Nikotin*inhalation dosisabhängig Pulsfrequenz, Blutdruck, Pulswellengeschwindigkeit und Durchblutung der glatten Muskulatur zunehmen. Die Hautgefäße werden dabei vermindert durchblutet. Vermutlich geht eine wichtige Nikotinwirkung über das autonome Nervensystem und hier über den sogenannten Nervus sympathicus, welcher unter anderem für die lichte Weite der kleinen Arterien verantwortlich ist. Ob gefäßaktive Stoffwechselprodukte vom Typ der Katecholamine durch Zigarettenrauchen, insbesondere unter Nikotin, verstärkt anfallen, ist noch strittig, wenn auch wahrscheinlich. Dafür spricht, daß man den Anstieg der Pulsfrequenz nach Rauchen durch sympathikusblokkierende Substanzen verhindern konnte (E. Weber und Mitarbeiter).

Das spricht für eine Wirkung des Nikotins als Schadstoff. Wir konnten ferner zeigen, daß nach Kauen nikotinhaltigen Kaugummis die gleichen Stoffwechsel- und Kreislaufveränderungen auftreten wie nach Inhalation von Zigarettenrauch.

Wie ist die Lage in der Bevölkerung? Was ist zu tun?

Obwohl wir zuverlässige Daten über die Rauchgewohnheiten unserer Bevölkerung nicht haben, steht fest, daß der Zigarettenkonsum bei uns nicht zurückgegangen ist. Zwar werden zunehmend »leichte« Zigaretten geraucht. Ob diese für den Gefäßprozeß harmloser sind, ist noch offen.

Bis sich meßbare Schäden einstellen, vergehen Jahrzehnte. Es ist daher wesentlich, wie lange man raucht beziehungsweise wann man mit dem Rauchen beginnt. Hier sieht es insofern trübe aus, als Kinder und Jugendliche zunehmend stärker rauchen. Nach den Erhebungen des Bundesgesundheitsamtes rauchen bereits ein Drittel der 13jährigen Knaben und mehr als ein Drittel (36 Prozent) der Mädchen. Vergleichszahlen für Frankreich sind 39 bzw. 31, für die Niederlande 22 zu 14, für Norwegen 11 zu 5, für Thailand 6 zu 0 Prozent. Für Italien haben wir detaillierte Angaben. Unter den 10- bis 11jährigen hatten 58 Prozent nicht geraucht, bei den 13jährigen waren es nur noch 27 Prozent. Unter den Schülern der Primarschulen rauchten 20 Prozent der Jungen und 12 Prozent der Mädchen zwischen dem 11. und 18. Lebensjahr regelmäßig. In der Sekundarschule waren es 43 Prozent der Knaben und 44 Prozent der Mädchen. Die Mädchen greifen also häufiger zur Zigarette. Das ist auch für unser Land gültig.

Das gefährdete Alter des Übergangs vom Gelegenheits- zum regelmäßigen Raucher liegt also zwischen 11 und 12 Jahren! Hier müssen unsere Bemühungen ansetzen.

Daß es möglich ist, Kinder und Jugendliche vom Rauchen abzuhalten oder wegzuholen, zeigen amerikanische Daten. Bei 21- bis 24jährigen Männern ergaben sich im Jahre 1975 gegenüber 1964 bis 1966 Rückgänge der Raucher um 35,8 Prozent, bei den 25- bis 34jährigen 21,4 Prozent. In allen Gruppen jenseits des 21. Lebensjahres ergab sich ein Rückgang der regelmäßigen Raucher um 25 Prozent. Es werden die gewordenen Nichtraucher in die Statistik einbezogen. Die Änderungen der Rauchgewohnheit bei Nochrauchern sind dabei nicht berücksichtigt. Sie sind aber durchaus zu beachten. Bei Frauen waren folgende Veränderungen festzustellen: 21- bis 24jährige zeigten einen Rückgang in der Berichtszeit um 24,8 Prozent, 25- bis 34jährige von 16,9 Prozent, 35- bis 44jährige von 8,8 Prozent, 45- bis 54jährige von 17,8 Prozent. In den Altersklassen zwischen 55 und 64 Jahren kam es jedoch zu einer Zunahme von 26,3 Prozent, und bei 65jährigen und Älteren war ein Anstieg von 32,5 Prozent zu verzeichnen. Das bedeutet insgesamt, daß die Frauen gegenüber den Männern nur einen Rückgang von 11,1 Prozent aufwiesen.

Hochinteressant sind nun die Zahlen, die für Teenager gewonnen wurden. Hier zeigte sich nämlich, daß die Zahlen für die 12- bis 14jährigen Knaben zwischen 1968 und 1974 konstant blieben. Das gilt auch für die 15- bis 16jährigen und die 17- bis 18jährigen. Anders dagegen die Mädchen: Zwischen den Jahren 1968 und 1974 kam es zu einem Anstieg der regelmäßigen Raucherinnen bereits bei den 12- bis 15jährigen, der noch wesentlich deutlicher bei den 15- bis 16jährigen und bei den 17- bis 18jährigen Mädchen ausfiel. Sieht man sich in der Gesellschaft, in Restaurants und bei Versammlungen um, so ist man immer wieder erstaunt, daß auch in der Bundesrepublik Mädchen und junge Frauen verhältnismäßig mehr rauchen als Männer. Interessant sind auch neuere Ergebnisse, die sich mit dem

Bildungsgrad der Raucher befassen. Unter den Akademikern Großbritanniens und der USA wächst die Zahl der Nichtraucher. Sie ist auffallend groß unter den Lungenchirurgen und Lungenfachärzten, die natürlich in besonderem Maße mit dem Problem konfrontiert werden.

Ein Wort soll noch über den immer wieder angesprochenen Ausgleich des Risikos durch Zigarettenrauchen mit anderen Maßnahmen gesagt sein. So wurde die Frage intensiv geprüft, ob regelmäßige sportliche Betätigung die schädliche Wirkung des Rauchens vermindern kann. Dies ist aufgrund zahlreicher Untersuchungen rigoros zu verneinen. Man findet unter Leistungssportlern und Hochleistungssportlern praktisch keine Zigarettenraucher. Gelegenheitssportler, wie sie unter den Joggern, auch auch bei manchen Langlauffans zu finden sind, geben auf Befragen an, daß sie in ihrer Leistung wesentlich eingeschränkt werden, wenn sie Zigaretten rauchen. Das Leistungsvermögen verbessert sich nach Aufgabe des Rauchens. Auch hier kommt es natürlich auf die Sportarten an. Es sind insbesondere die dynamischen Sportarten, die in ihrem Leistungsvermögen durch das Zigarettenrauchen massiv eingeschränkt werden.

Sport und Zigarettenrauchen schließen einander aus. Hier liegen enorme Möglichkeiten, die Zigarettenraucher zu motivieren, ihre schädliche Gewohnheit abzulegen. Insbesondere ist es innerhalb von Sportlergruppen leicht, den Leistungsunterschied aufzuzeigen. Nicht selten gelingt es, dadurch Zigarettenraucher aller Kategorien zu motivieren, das Rauchen aufzugeben. Es gibt bereits einige Programme, an denen auch die Heidelberger Gruppe beteiligt ist, um sich dieser Möglichkeiten zu bedienen. Jedenfalls ist es sinnlos, durch Hinweise auf die Gefährlichkeit, durch Drohungen oder Versprechungen den Raucher, vor allem den jugendlichen Raucher, umzustimmen. Hier sind sorgfältige, psychologisch unterbaute Maßnahmen notwendig. Führen sie zur Hebung des allgemeinen Gesundheitsbewußtseins, so sind zweifellos enorme Vorteile,

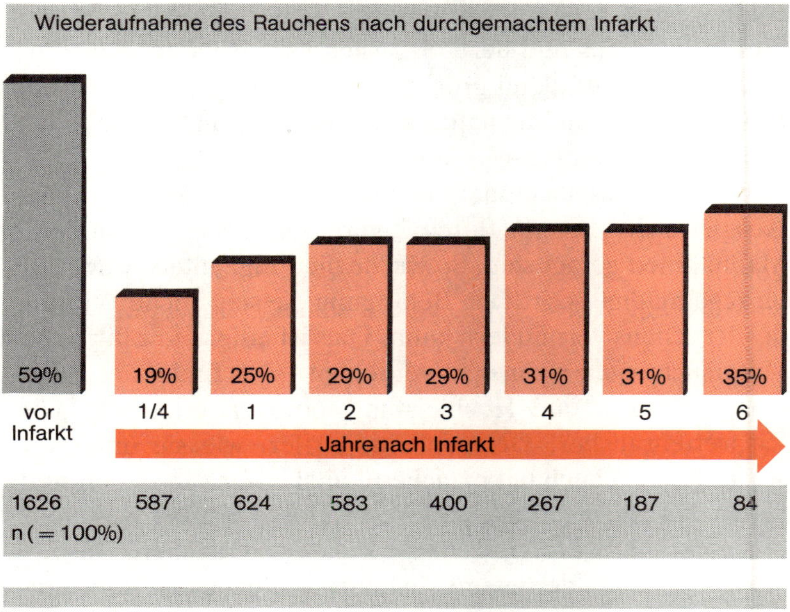

14

nicht nur für den einzelnen, sondern auch für die gesamte Gesellschaft zu erzielen.

Wie schwer diese Aufgaben sind, zeigen unsere Untersuchungen an Infarktpatienten. Wie aus Abbildung 14 hervorgeht, nehmen sie von Jahr zu Jahr zunehmend das Rauchen wieder auf. Das Schockerlebnis des Infarktes hält also offenbar nicht andauernd an. Sogar Reinfarktpatienten greifen oft nach einer gewissen Zeit wieder zur Zigarette – und das, obwohl ihnen bekannt gemacht wird, daß bei Exrauchern die Zahl neuer Herzinfarkte drastisch abnimmt: Die Verbesserungsrate der Herzinfarkte wird von Jahr zu Jahr größer. Nach vier bis fünf Jahren ist das Niveau der ständigen Nichtraucher erreicht.

Kann man durch Veränderung der Zigaretten etwas erreichen?

Dies scheint durchaus möglich zu sein. Die »less harmful«-Zigarette, nikotinarm und niedrig im Teergehalt, hat in Anbetracht unbelehrbarer Raucher eine Chance. Die Ergebnisse der Amerikaner sind wenigstens teilweise so zu interpretieren.

Bekanntlich gelang es in den USA in den letzten zwei Jahrzehnten, die Zahl der tödlichen Herzinfarkte *aller* Altersklassen um etwa 20 bis 25 Prozent zu senken. Die Experten sind sich einig, daß neben Hochdruckbehandlung und Ernährungsumstellung das Rauchverhalten wesentlich dafür verantwortlich ist. Aus den Zahlen des Nationalen Gesundheitsinstituts geht hervor, daß zwischen den Jahren 1950 und 1974 eine ständige Zunahme des Zigarettenkonsums in den USA zu verzeichnen war. Wenn man jedoch den zigarettenbedingten Tabakverbrauch untersucht, so ergab sich in diesem Zeitraum ein deutlicher Rückgang um 17,9 Prozent, das heißt, es wurden offenbar mehr leichtere Produkte geraucht.

Wenn starke Raucher auf leichte Zigaretten »umsteigen«, so gleichen sie den Nikotinverlust allerdings oft durch Steigerung der Zigarettenzahl aus. Sie führen sich damit möglicherweise verstärkt andere Schadstoffe zu. Mäßig starke Raucher profitieren offenbar eher von der leichten Zigarette. Das sogenannte »Passivrauchen« beeinflußt Gefäßprozesse nicht.

Der Verkauf aller Tabakprodukte ging in diesem Zeitraum in den USA um 23,6 Prozent zurück. Nun haben solche Globalstatistiken natürlich große Fehlerquellen. Sie enthalten keinerlei Angaben über die tatsächliche Aufnahme von Zigarettenrauch mit seinen Inhaltsstoffen. Gruppenanalysen können weiterführen. So zeigten die amerikanischen Analysen, daß Raucherentwöhnungen um so mehr Erfolg versprechen, je höher der Bildungsgrad ist.

Die Internationale Gesellschaft und Föderation für Kardiologie gibt daher folgende praktische Empfehlung für Herz- und Gefäßkranke beziehungsweise Gefährdete:

Ratschläge zur Einstellung des Rauchens

Es gibt sieben Studien, die über eine günstige Wirkung des Verzichts auf Rauchen nach einem Myokardinfarkt berichten. Die Ergebnisse dieser Studien variieren in Einzelheiten, sie gestatten aber folgende Schlüsse:

1. Die Gefahr eines tödlichen Infarktrezidivs oder eines plötzlichen Todes wird um 20 bis 50 Prozent herabgesetzt.
2. Die Häufigkeit eines nichttödlichen Rezidivs kann verringert werden.
3. Die günstige Auswirkung des Verzichts zeigt sich vor allem in den ersten fünf Jahren nach einem Myokardinfarkt; der schädliche Effekt des Rauchens ist auch weiterhin dosisabhängig.
   Es ist geboten, daß die Ärzte allen Patienten mit erwiesener koronarer Herzkrankheit anraten, das Rauchen in jeglicher Form einzustellen.
4. Der Erfolg hängt davon ab, daß die Ärzte und ihre Mitarbeiter selbst als überzeugte und gut informierte Persönlichkeiten auftreten. Diese genannte Personengruppe sollte ihren Ratschlägen dadurch Nachdruck verleihen, daß keiner, der ihr angehört, gegenüber Patienten als Raucher auftritt. Alle mit der ärztlichen Behandlung befaßten Personen sollten in die Beratung über das Rauchen einbezogen werden.
   Der Rat, das Rauchen einzustellen, muß von Anfang der Behandlung an gegeben werden.
   Wichtig ist die Einbeziehung der Ehefrau und der Familie.
5. Zur Vertiefung des ärztlichen Rats, zur Information des Patienten und zur Zeitersparnis für die Ärzte und ihre Mitarbeiter sind zusätzliche Druckschriften und audiovisuelle Hilfsmittel wertvoll.
6. Zur Rückfallverhütung ist die Langzeitbeobachtung des Patienten notwendig. Wichtig ist es, das Risiko des Rauchens auch nur einer einzigen Zigarette mit allem Nach-

druck zu betonen. Umstände, die die Wiederaufnahme des Rauchens fördern könnten, müssen vermieden werden, zumindest in der besonders schwierigen Abstinenzfrühphase.

7. Die möglichen Nebenwirkungen einer Tabakabstinenz wie Gewichtszunahme, Entwicklung von Depressionen oder Reizbarkeit lassen sich durch sorgfältige Beratung vermeiden; nur wenige Patienten bedürfen besonderer fachlicher Bemühungen seitens des Arztes, Diättherapeuten oder Psychotherapeuten.

Dem ist hinzuzufügen, daß diese Empfehlungen nicht nur für bereits Gefäßkranke gelten, sondern für die gesamte Bevölkerung. Die Weltgesundheitsorganisation hat sich 1982 in einer entsprechenden Entschließung hierzu im gleichen Sinne geäußert. Nichtrauchen sollte mit Normalverhalten gleichgesetzt werden!

Der Bluthochdruck als Schrittmacher der Arteriosklerose

Bluthochdruck (Hypertonie) ist neben dem erhöhten Cholesterinspiegel und dem Zigarettenrauchen der wichtigste Risikofaktor für die koronare Herzkrankheit. Die Hypertonie ist Nummer Eins in der Reihe der Risikofaktoren für den Hirnschlag. Es steht weiter fest, daß Risikofaktoren sich gegenseitig potenzieren. Die Auswirkungen des Hochdrucks auf das Arteriensystem sind um so schädlicher, je mehr Risikofaktoren vorhanden sind. Die Kombination Hypertonie, Zigarettenrauchen, krankhafte Veränderungen der Blutfette beschleunigt und verstärkt den Arterioskleroseprozeß ganz erheblich. Diabetes und massives Übergewicht kommen nicht selten als weitere risikosteigernde Faktoren hinzu.

Die Hypertonie als einziger Risikofaktor führt zu Verletzungen der innersten Arterienschichten, des Endothels. Wir hatten auf Seite 32 kennengelernt, daß damit der erste Akt der »Tragödie« Arteriosklerose eingeleitet wird. Auf den lädierten Bezirken scheiden sich Blutplättchen ab, und diese produzieren einen hormonähnlichen Faktor, der die Frühläsionen bei Arteriosklerose stimuliert und unterhält. Auch durch Zigarettenrauchen können solche Läsionen erzeugt werden, und schließlich setzt der einzelne Risikofaktor Hyperlipoproteinämie diesen Prozeß in Gang. Die Initialläsionen sind um so deutlicher, je stärker der einzelne Risikofaktor ausgeprägt ist. Auch der weitere Gefäßumbau wird entsprechend verstärkt. Die Wandstrukturen verfestigen sich auf Kosten der Elastizität. Der einmal eingeleitete Prozeß verläuft um so schwerer und schneller, je ungünstiger die Risikokonstellation ist und je länger sie besteht. Je höher also der Bluthochdruck ist und je länger er andauert, um so nachhaltiger werden die Folgen für die Schlagadern sein (Tafel 4c).

Wie wirkt der Bluthochdruck auf die Arterienfunktion ein?

Wir hatten auf Seite 27 dargelegt, daß der Blutdruck durch die Pumpfunktion des Herzens und durch die Spannung der großen Schlagadern wesentlich mitbestimmt wird. Die Auswurfleistung des Herzens, das sogenannte Schlagvolumen, dehnt dabei die elastische Wand der großen Körperschlagader. Die Energie, die beim Auswurf des Blutes entsteht, wird in der großen Körperschlagader, der Aorta, sozusagen gespeichert. Das Blut wird durch Anspannung der elastischen und der Muskelfasern in der Aorta weiterbewegt. Nimmt die Elastizität dieser großen Körperschlagader ab, so wird die ausgeworfene Blutmenge sofort in die peripheren Schlagadern weitergetrieben, so daß der systolische Blutdruck höher wird. Der diastolische Blutdruck nimmt hierbei ab. Dabei entsteht eine große Differenz beider Blutdruckwerte; das heißt, die sogenannte Blutdruckamplitude nimmt zu. Dies ist also ein Kennzeichen der fortgeschrittenen Arteriosklerose der Aorta. Bei alten Menschen findet man relativ häufig derartig große Amplituden, ohne daß damit subjektive Beschwerden verbunden sein müssen. Hält die so zustande gekommene Blutdrucksteigerung länger an, so bedeutet dies einen immer weiter fortschreitenden Umbau der Arterien, und damit ist ein fehlerhafter Zirkel eingeleitet. Es wird also unser Bemühen sein, den Bluthochdruck sowohl in den Frühphasen als auch in fortgeschrittenen Fällen zu normalisieren.

Welcher Blutdruck ist normal?

Bei der Festlegung des sogenannten normalen Blutdrucks ist man auf die allgemeine ärztliche Erfahrung angewiesen, denn der Hochdruck ist lediglich der obere Bereich der normal verteilten Streukurve des Blutdrucks. Die Hypertonie ist damit biologisch nicht definierbar, sondern eine aus der ärztlichen Erfahrung abgeleitete Größe.

Nach den Empfehlungen der Weltgesundheitsorganisation sind Blutdruckwerte von 160 mm Hg systolisch und/oder 95 mm Hg diastolisch als überhöht anzusehen; je stärker die Werte zunehmen, um so ausgeprägter ist damit die Hypertonie. Werte unter 140/90 mm Hg werden als normal bezeichnet. Bei der Festlegung therapeutischer Maßnahmen muß man davon ausgehen, daß Menschen mit bereits fortgeschrittener Arteriosklerose in der normalen Blutdruckskala höher liegen, ohne daß man hierbei bereits von Hochdruckkrankheit sprechen kann. Der hohe Blutdruck ist um so gefährlicher, je früher er entsteht.

Welche Bedeutung hat der Hochdruck für die Gesellschaft?

Zahlreiche Untersuchungen beweisen eindeutig, daß die Hochdruckkrankheit nicht eine Alterskrankheit ist, sondern häufig bereits in der Anlage bei Kindern und Jugendlichen vorkommt und in diesen Altersklassen auch bereits Folgen hinterläßt. Man ist sich heute darüber einig, daß der Bluthochdruck der »bei weitem wichtigste Einzelfaktor bei Krankheit und Tod des Menschen« ist. Die Lösung des Hypertonieproblems ist eine Herausforderung an die Medizin und stellt die größte Chance dar, welche die Medizin jemals gehabt hat.

Wie groß dieses Problem ist, geht daraus hervor, daß in der Bundesrepublik etwa 12 Prozent der Bevölkerung an Bluthochdruck leiden. Die Gesamtzahl der Hypertoniker wird auf circa 6,3 Millionen geschätzt, wovon 2,5 Millionen bisher nicht bekannt sind. Nur etwa ein Viertel der Hypertoniker, das sind 1,6 Millionen, werden ausreichend behandelt. Etwa die Hälfte aller Hochdruckkranken weiß nichts von ihrem Leiden. Ein Achtel weiß es und wird erfolgreich behandelt, ein weiteres Achtel ist ebenfalls informiert, wird aber ungenügend behandelt. Ein Viertel wiederum weiß es, ohne irgendwie behandelt zu sein. Abbildung 15 verdeutlicht die Situation.

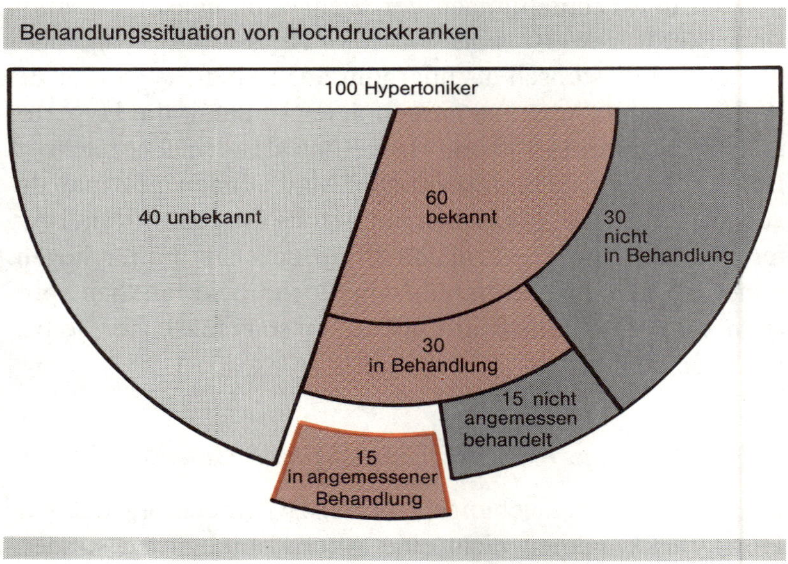

15

Berücksichtigt man nun, daß etwa 60 Prozent der Hochdruckkranken zum Zeitpunkt der Diagnose bereits eine Herzleistungsschwäche haben und daß als Ursache eines eingetretenen Herzinfarktes die Hypertonie oft der einzige oder der wesentlich mitverursachende Schrittmacher ist, so ist dies ein weiteres Indiz für die Wichtigkeit laufender Blutdruckmessungen. *Bei jedem Arztbesuch – aus welchen Gründen auch immer er erfolgt – sollte daher der Blutdruck gemessen werden.* Ist er erhöht, so sollte die ganze Familie gemessen werden. Aber auch Zahnärzte und Apotheker können bei der Früherkennung des Bluthochdrucks mitwirken. Sie sollen dann veranlassen, daß die Ursache des Bluthochdrucks durch den Arzt aufgeklärt wird.

Gibt es verschiedene Hochdruckformen?

Bluthochdruck kann nicht nur entstehen durch Änderungen der Herzdynamik und durch Umbau der großen Arterien, sondern auch durch Störungen der Fließeigenschaften des Blutes. Diese alte Erkenntnis wurde benutzt, um den Blutdruck von »vollblütigen« Menschen durch Aderlässe zu senken. Störungen der Drüsenfunktion, wie der Nebenniere, der Eierstöcke, der Schilddrüse, der Hirnanhangsdrüse, können eine Hypertonie nach sich ziehen. Besonders drastisch können sich Einengungen peripherer Arterien und Veränderungen der Arteriolen der Niere auswirken. Sie führen zur Entwicklung von bösartigen Hochdruckformen mit besonders hohen diastolischen Werten.

Die zahlenmäßig weit überwiegenden Hochdruckformen nennen wir essentiell, weil wir sie ursächlich letztendlich noch nicht aufklären konnten. Ganz unabhängig von der Natur des Hochdrucks ist aber festzuhalten, daß er den Arterioskleroseprozeß *prinzipiell* höchst ungünstig beeinflußt.

Krankheits- und Todesrisiko bei Hochdruck

In den großen Langzeitstudien sind 75 Prozent der Patienten mit Herzleistungsschwäche Hochdruckkranke. Bei malignem (= bösartigem) Hochdruck liegt die Frühsterblichkeit infolge Kranzgefäßkrankheiten mit 80 bis 90 Prozent ungewöhnlich hoch. Über 40 Prozent aller Hochdruckkranken sterben an einer Herzschwäche, etwa 35 Prozent an den Folgen einer koronaren Herzkrankheit und circa 15 Prozent am Hirnschlag. Sowohl der systolische als auch der diastolische Bluthochdruck wirken sich hierbei ungünstig aus. Diese Zusammenhänge konnten dadurch gesichert werden, daß die Normalisierung von hohen Blutdruckwerten zu einem deutlichen Rückgang der tödlichen Hirnschläge, aber auch von nichttödlichen Schlaganfällen führt. Für den tödlichen Herzinfarkt war dies lange Zeit unsicher, ist aber durch neuere Ergebnisse mit den blutdruckregulierenden Betablockern in höchstem Maße wahrscheinlich geworden.

Noch einmal ist festzuhalten, daß in der Rangordnung der Risikofaktoren der hohe Blutdruck für den Schlaganfall Nummer Eins ist. Ihm folgen Diabetes, massives Übergewicht und eine bereits nachweisbare Kranzgefäßkrankheit. Auch bei schweren Durchblutungsstörungen der Gliedmaßen, zum Beispiel beim sogenannten intermittierenden Hinken, hat der hohe Blutdruck eine ungünstige Wirkung. Hier sind freilich Zigarettenrauchen und Hyperlipoproteinämien wichtiger (Abbildungen 16 und 17).

Was ist zu tun?

Um wirklich mit dem Problem fertig zu werden, sollten auch Laien an der Blutdruckmessung beteiligt werden. Jedermann, unabhängig vom Bildungsgrad, ist in der Lage, seinen Blutdruck zu messen und zu kontrollieren. Dies haben ausgedehnte

Hirninfarkt bei erhöhtem Blutdruck

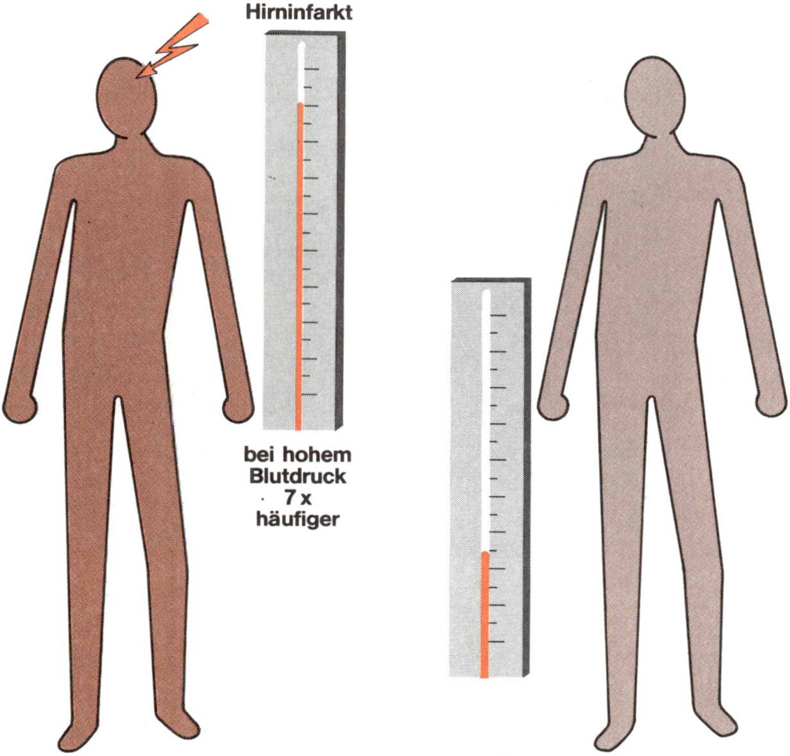

16

Untersuchungen in Schulen, Betrieben, Vereinen und so weiter gezeigt. Konzertierte Aktionen von Ärzten, Schwestern und Krankenpflegern sowie Studenten haben zum Beispiel an Einkaufswochenendtagen in großen Kaufhäusern Zehntausende von Blutdruckmessungen durchgeführt, welche die tatsächliche Gefährdung unserer Bevölkerung bestätigten. Ungewöhnlich häufig ist eine familiäre Belastung. Die Zahl der hochdruckkranken Kinder und Jugendlichen fällt hier besonders ins Gewicht. Verlaufskontrollen zeigen, daß eine einmal

Überlebensquote von 500 Hochdruckkranken nach 6 Jahren (Rauchen und Hypertonie)

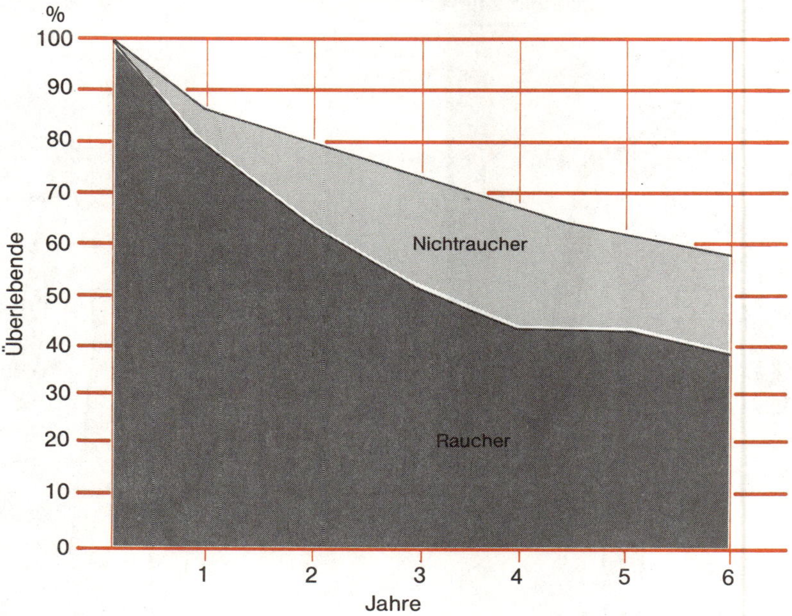

17

bestehende Hypertonie ihren natürlichen Verlauf nimmt, indem sie sich mit den Jahren verstärkt.

Warnzeichen und Frühsymptome der chronischen arteriellen Hypertonie

In den meisten Fällen verursacht eine sogar erhebliche Blutdrucksteigerung keine oder nur diskrete Symptome. Der Bluthochdruck wird dann sozusagen nur zufällig entdeckt. Viele Menschen mit jahrelang bestehendem Bluthochdruck sind in der Tat subjektiv völlig beschwerdefrei. Teilt man ihnen mit, daß sie einen ständig überhöhten Blutdruck haben, so stellen sich die Beschwerden von diesem Moment an ein. Sie fühlen sich schlecht, weil sie wissen, daß sie einen Hochdruck haben. Ein klärendes Gespräch mit dem Arzt ist hier angezeigt.

Zu den Frühsymptomen des Bluthochdrucks gehören unerklärbare Müdigkeit, erhöhte Reizbarkeit und Schlaflosigkeit. Vor allem ist das Durchschlafen gestört, der Schlaf wird unruhiger und als nicht ausreichend empfunden. Der Mensch fühlt sich morgens »wie zerschlagen«. Ungeduld und Gespanntheit sind weitere Frühsymptome. Die Patienten haben das Gefühl, getrieben zu werden, und haben es nicht in der Hand, ihre Dinge selbst zu regulieren. Sie sind »unfähig, die Bremsen anzuziehen«. Die Umgebung bemerkt oft schon früher als der Betroffene, daß etwas nicht stimmt. Leider greifen viele Hochdruckler dann in verstärktem Maße zur Zigarette. Man ist es heute gewohnt, solche Reizbarkeit und Gespanntheit als Streß zu bezeichnen und diesen ursächlich verantwortlich zu machen. Es muß aber festgehalten werden, daß selbst *Dauerstreß* nicht in der Lage ist, einen andauernden Bluthochdruck entstehen zu lassen! Zweifellos können durch Streßereignisse vorübergehende Blutdruckanstiege oder -spitzen ausgelöst werden, und man muß dies in der Vorsorge und der Therapie unbedingt berücksichtigen. Aber alle Hochdruckforscher und hochdrucksachverständigen Ärzte sind sich einig, daß dies keine Dauerzustände sind.

Konzentrationsstörungen, Nachlassen der allgemeinen Leistungsfähigkeit und unerklärliche Kopfschmerzen sind weitere Frühsymptome der Hypertonie. Der Kopfschmerz ist eines der häufigsten Symptome. Er stellt sich oft schon morgens beim Erwachen ein, kann dann im Laufe des Tages verschwinden, er kann im Hinterkopf oder in der Stirn lokalisiert werden und ist meist beidseitig. Schon bei mäßiger Blutdrucksteigerung stellen sich Kopfschmerzen ein. Sie können aber auch bei plötzlichem Blutdruckanstieg entstehen. Vor allem bei der bösartigen Hochdruckform, der malignen Hypertonie mit einem starken Anstieg der diastolischen Blutdruckwerte, können die Kopfschmerzen unerträglich und dann auch noch mit anderen Hirnsymptomen verbunden sein, zum Beispiel mit schweren Sehstörungen und Erbrechen. Vorübergehende Sehstörungen, Flimmern vor den Augen, vorübergehender Rückgang der Sehleistung müssen immer an Bluthochdruck denken lassen. Der Augenarzt muß schon beim geringsten Verdacht auf Hypertonie aufgesucht werden, denn er kann durch Untersuchung der Gefäße am Augenhintergrund mittels Augenspiegel feststellen, ob ein Bluthochdruck besteht und welches Stadium er erreicht hat. Schwerste Hochdruckformen können zu katastrophalen Schäden am Sehnerv und an der gesamten Gefäßversorgung des Auges führen. Blutungen, Netzhautablösungen, Erblindung sind Spätformen der chronischen massiven Blutdrucksteigerung (Tafel 3c).

Frühwarnzeichen der Hypertonie sind Nasenbluten, Ohrensausen und Schwindelanfälle. Hier muß der Ohrenarzt aufgesucht werden, um Veränderungen im Bereich der Nasenschleimhäute und am Gleichgewichtsorgan aufzudecken.

Viele dieser Symptome, wie Kopfschmerzen, Augenflimmern, Schlafstörungen, Ohrensausen, können auch bei zu niedrigem Druck (= Blut*unter*druck) vorkommen. Sie müssen daher sorgfältig geklärt werden, bevor man ans Behandeln geht.

In fortgeschrittenen Stadien des Bluthochdrucks kann es zu beträchtlichen Gewichtsabnahmen kommen. Sie können eine Folge der fortschreitenden Arteriosklerose mit Funktionsstörungen auch im Bereich des Verdauungstraktes sein, können aber auch die Folge von Hirnveränderungen mit Störungen des Appetitzentrums sein. Die drastischste »Gewichtsabnahme« gibt es bei malignem Hochdruck.

In Spätstadien werden die Beschwerden durch bereits eingetretene Organschäden bestimmt. So leidet der Hypertoniker schon frühzeitig an einer sogenannten Bewegungs-Angina-pectoris beim Spazierengehen oder Treppensteigen. Auch in der Kälte und später schon in Ruhe kann es zur Angina kommen. Schon früh stellt sich eine Herzleistungsschwäche ein. Durchblutungsstörungen des Gehirns äußern sich in verschiedenem Ausmaß. Leider sind in solchen Phasen der Krankheit Vorbeugungsmaßnahmen nicht mehr wirksam und Heilungsversuche sehr begrenzt. Es kommt also alles darauf an, den Bluthochdruck frühzeitig zu erkennen und zu behandeln. Dies ist etwa nach Abbildung 18 möglich:

Nach dieser Tabelle ergibt sich, daß der diastolische Blutdruck ein Maß für die Behandlung ist. Er bestimmt das Vorgehen im einzelnen und auch die zeitliche Strategie.

Die moderne Medizin hat es heute in der Hand, mit nahezu jeder Bluthochdruckkrankheit fertig zu werden, wenn die Therapie nur sinnvoll angewandt und konsequent durchgeführt wird. Die Überlebensraten bei schweren Hypertonien sind un-

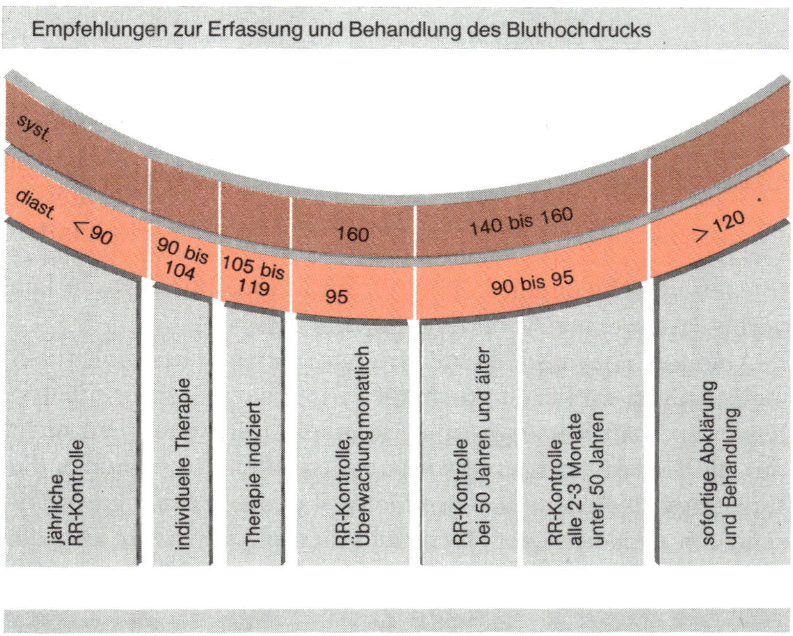

18

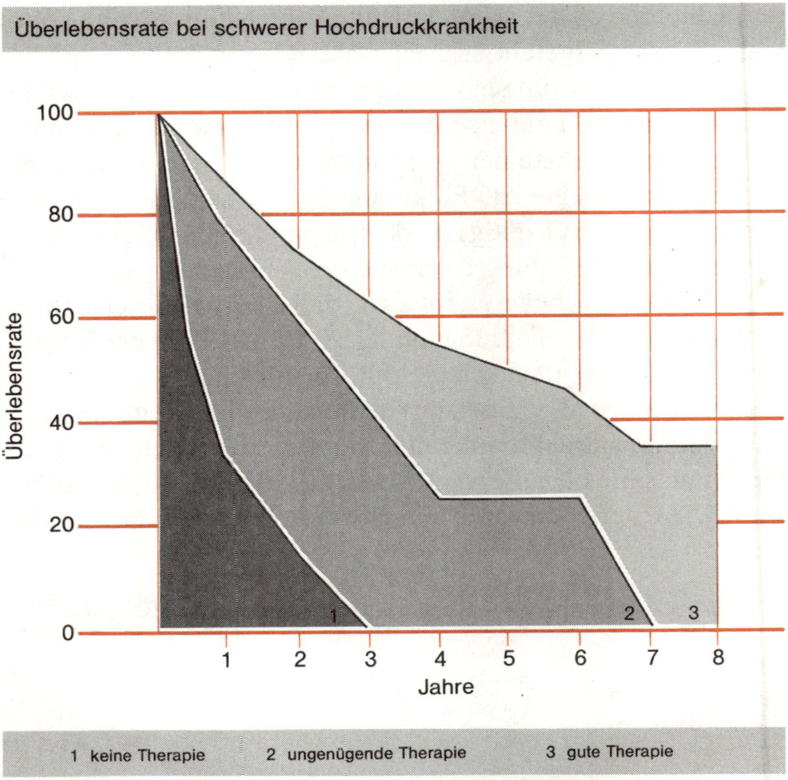

19

ter den verschiedenen kombinierten Maßnahmen wesentlich verbessert, wie die Abbildung 19 zeigt.

Aber auch bei milden Hochdruckformen und bei Blutdrucksteigerungen mittleren Ausmaßes ist es heute ganz eindeutig bewiesen, daß Vorsorge- und Behandlungsmaßnahmen nicht nur die Lebenserwartung wesentlich verbessern, sondern die Leistungsfähigkeit und Befindlichkeit des einzelnen ganz entschieden steigern. Die Hochdrucktherapie vermehrt also die Zahl der beschwerdefreien und lebenswerten Jahre!

Grundsätzliche Maßnahmen bei Bluthochdruck

Es ist eine heute anerkannte Tatsache, daß Hochdruck bei beträchtlichem Übergewicht überzufällig häufig vorkommt. Das haben bei uns Untersuchungen des Heidelberger Infarktinstitutes gezeigt, aus denen hervorgeht, daß auch andere Risikofaktoren mit Übergewicht verbunden sind. Gewisse ursächliche Beziehungen sind daraus abzuleiten, daß diese Risikofaktoren mit der Normalisierung des Gewichtes abnehmen oder verschwinden. Das gilt nicht nur für die Hypertonie, sondern auch für bestimmte Formen der Fettstoffwechselstörungen, der Gicht und der Harnsäurestörungen sowie für die Zuckerkrankheit. Man muß hierbei nicht ein sogenanntes Idealgewicht anstreben, sondern kann eine leichte Überschreitung des

Erfolge der Gewichtsabnahme

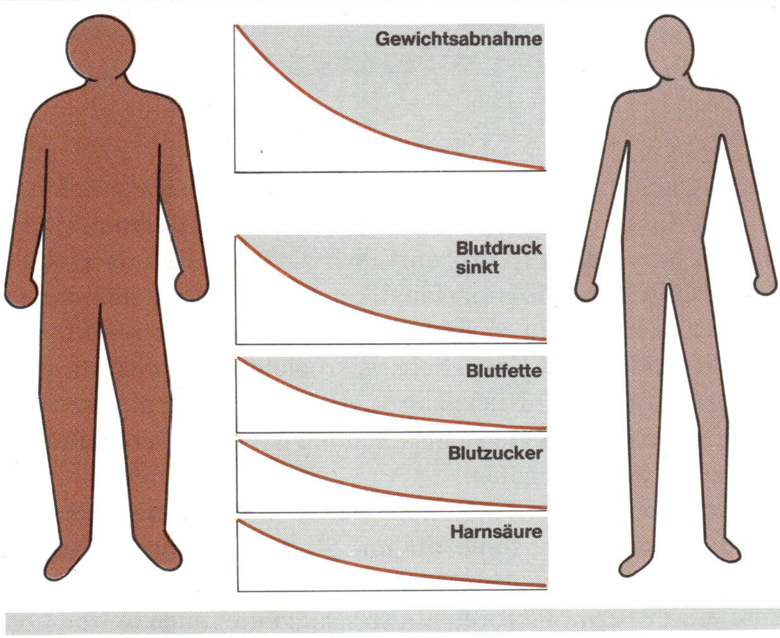

20

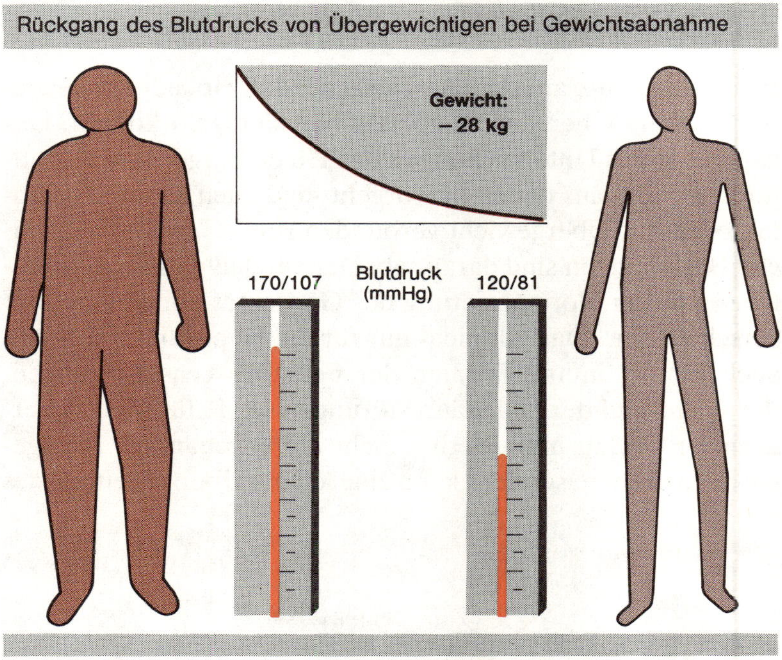

21

Sollgewichts nach der Brocaschen Formel in Kauf nehmen (Körperlänge minus 100 = Normalgewicht in Kilogramm; Idealgewicht = minus 10 Prozent). Wir sind also weit davon entfernt, Gewichtsreduktionsfanatiker zu sein. Aber nun daraus den Rückschluß zu ziehen, das Körpergewicht sei für das Wohlbefinden und Krankheitsrisiko gleichgültig, ist unsinnig und gefährlich. Der Rückgang des Blutdrucks von übergewichtigen Patienten bei Gewichtsabnahme ist in den Abbildungen 20 und 21 wiedergegeben.

Man muß bei der Beurteilung der Risikoskala berücksichtigen, daß die Hypertonie oft mit Stoffwechselrisikofaktoren verbunden ist (siehe Abbildung 22). Baut man einen oder mehrere dieser Risikofaktoren ab, so schlägt dies auch für die Folgen der Hypertonie günstig zu Buche.

Häufigkeit des gleichzeitigen Vorkommens von Hochdruck und Stoffwechselrisikofaktoren (nach der Weltliteratur)

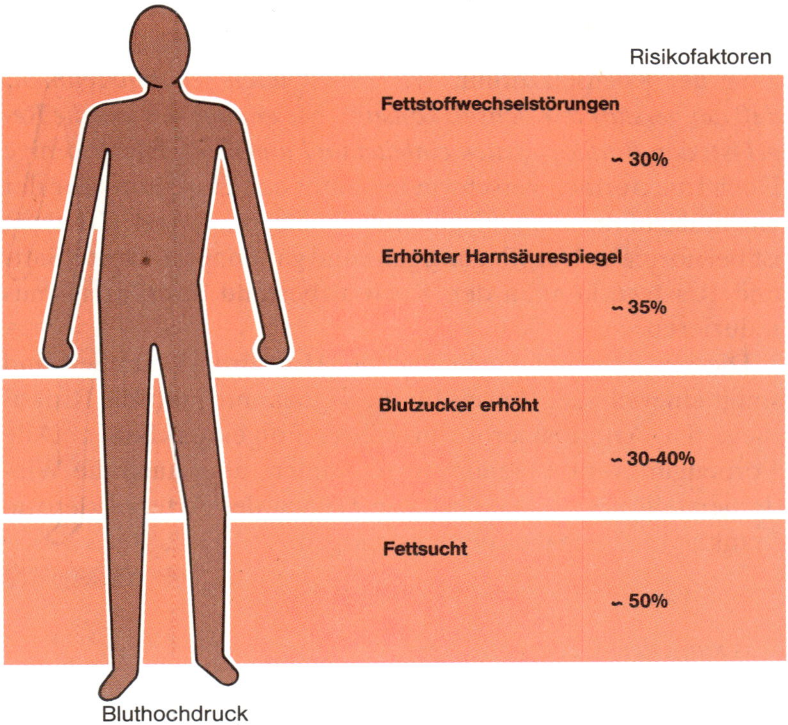

22

Es kommt darauf an, *alle* diese Maßnahmen frühzeitig anzusetzen. Ich habe daraus abgeleitet, daß man schon bei Kindern und Jugendlichen beginnen soll, und habe den inzwischen allgemein anerkannten Slogan geprägt: »Die Arteriosklerose ist kein geriatrisches, sondern ein pädiatrisches Problem.«

Das Kind ist also anzuhalten, frühzeitig auf seine Eßgewohnheiten zu achten. Dies ist nur möglich, wenn die gesamte Umgebung mitmacht. Es ist eindeutig erwiesen, daß übergewichtige Eltern mit Bluthochdruck und Stoffwechselstörungen auch häufig fette, stoffwechselgestörte Kinder mit hohem Blutdruck haben.

Am Anfang jeder Hochdrucktherapie steht die Einschränkung der Kochsalzzufuhr. *Wissen wir doch seit Jahrzehnten, daß der verstärkte Kochsalzkonsum, wie er auch bei uns die Regel ist, den Bluthochdruck einleitet und unterhält.* Nicht wenige Hochdruckformen verschwinden unter der Einschränkung der Kochsalzzufuhr, die auch gewichtsreduzierend wirkt. Zusalzen ist bei normaler Verpflegung ganz und gar unnötig. Obst-, Saft- und Reistage können den Kochsalzbestand des Organismus reduzieren.

Die Ursache und der Verlauf der Hochdruckkrankheit sind somit ein wichtiger Beweis für die sogenannte multiple Risikothese der Arteriosklerose und ihrer Folgekrankheiten. Alle Vorbeugungs- und Heilungsmaßnahmen, aber auch die Wiederherstellungsversuche bei den Folgen der Arteriosklerosekrankheit müssen dies berücksichtigen.

Was kann der Arzt bei Hochdruck tun?

Wenn er ihn bedeutungsdiagnostisch eingeordnet hat, stehen ihm viele blutdrucksenkende Medikamente zur Verfügung. Bei leichten Korrekturen wird er mit einem Medikament auskommen, wenn Diät allein nicht hilft. Meist ist eine Kombination mehrerer Medikamente nötig. Es gibt auch Kombinationspräparate mit mehreren Wirkstoffen. Nur der Arzt kann aber entscheiden, wie und womit erhöhter Blutdruck gesenkt wird. Abrupte Blutdrucksenkungen können gerade für ältere Menschen gefährlich sein und bei bereits vorhandenem Organschaden üble Folgen haben. Herzschwäche, Hirndurchblutungsstörungen, Nierenversagen, Prostataleiden, auch Herzrhythmusstörungen müssen berücksichtigt werden. Also nicht irgendein Blutdruckmittel, etwa das der Nachbarin, einnehmen!

Leitsätze zum Thema Hochdruck

Wenn hoher Blutdruck in der Familie vorkommt, wenn die bekannten Hochdruckfolgen Schlaganfall, Herzinfarkt, Nierenleistungsschwäche vorhanden sind, so sollen laufend ärztliche Kontrollen durchgeführt werden. Auch hochdruckbezogene Einschränkungen des Befindens und der Leistung müssen Sie zum Arzt führen. Er stellt ein Behandlungsprogramm auf, um das bei jeder Hochdruckform gegebene Risiko zu beseitigen.
Der führende Schrittmacher »Hochdruck« bestimmt allein oder in Gemeinschaft mit anderen Risikofaktoren das Ausmaß und den Ablauf der Arteriosklerose.
Bereits eingetretene Hochdruckschäden am Arteriensystem können korrigiert oder gemildert werden. Das gilt für alle Organsysteme, mit Vorzug für Gehirn, Herz und Nieren. Die Internationale Gesellschaft und Föderation für Kardiologie sieht in der Hochdruckbehandlung das billigste und bewährteste Mittel, um mit dem Arterioskleroseproblem besser fertig zu werden.
Das setzt voraus, daß jedermann »seinen« Blutdruck kennt. Schon Kinder sollen wissen, was Blutdruck ist und was er bedeutet. Im Vorsorgeprogramm der amerikanischen Health Foundation werden Kinder vom 6. Lebensjahr ab angehalten, ihren Blutdruck zu messen. Im Programm »Know your body« ist der Blutdruck mit dem Blutcholesterin und dem Körpergewicht der wichtigste Faktor. Jeder soll einmal im Jahr seinen Blutdruck messen lassen.

Arteriosklerose und Zuckerkrankheit

Einer der wichtigsten Risikofaktoren für die Arteriosklerose ist der Diabetes mellitus. Mit steigendem Wohlstand hat die Zuckerkrankheit in vielen Ländern erschreckend zugenommen. Der Diabetes mellitus beruht bekanntlich auf einem Mangel an Insulin. In der Vor-Insulin-Ära erlagen die Patienten innerhalb weniger Jahre ihrer schweren Stoffwechselstörung. Heute ist das Schicksal des Zuckerkranken weitgehend von den Komplikationen am Gefäßsystem und damit von den verschiedenen Spielarten der Arteriosklerose bestimmt. Mehr als zwei Drittel aller Diabetiker sterben an den Folgen von Gefäßkrankheiten. Aber auch generell schränkt der Diabetes die Lebenserwartung ein. Die Tabellen 6 und 7 geben die Todesursachen von Zuckerkranken sowie die relative Sterblichkeit von Zuckerkranken an Gefäßkrankheiten im Vergleich zur Allgemeinbevölkerung nach den Erhebungen einer berühmten Stoffwechselklinik in Boston wieder.

Die Sterblichkeit von Zuckerkranken ist gegenüber der Normalbevölkerung zwei- bis dreieinhalbmal höher. Da in der Bundesrepublik etwa 2 Prozent der Bevölkerung an Diabetes leiden und da weitere 1 bis 2 Prozent einen unerkannten Diabetes haben, kann man davon ausgehen, daß in den nächsten

Tabelle 6: Todesursachen von 5009 Diabetikern 1960–1968 in der Joslin Clinic, Boston (nach Marble)

Todesursache		Prozent (%)
Stoffwechselvergiftung		1,0
Gefäßkrankheiten, gesamt		76,6
Herzkranzgefäße	53,2	
nierenbedingt	8,9	
Hirngefäße	12,0	
Gewebebrand	1,0	
andere	1,5	
Krebs		10,8
Infektionskrankheiten, ohne Tuberkulose		5,4
Tuberkulose		0,8
andere Ursachen		5,4

Tabelle 7: Relative Sterblichkeit von Zuckerkranken an Gefäßkrankheiten im Vergleich zur Allgemeinbevölkerung = 1,0 (Joslin Clinic)

Todesursache	relative Sterblichkeit	
	Männer	Frauen
Gefäßkrankheiten, gesamt	2,4	3,4
Alter 15–44 Jahre	12,2	19,5
Alter 45–74 Jahre	2,2	3,2
Herzkrankheiten	2,0	3,2
Hirngefäße	1,8	2,0
nierenbedingte Gefäßkrankheiten	17,8	17,0

Jahrzehnten etwa 700000 bis 800000 Menschen an diabetischen Gefäßkrankheiten sterben werden.

Diabetisch bedingte Gefäßkrankheiten betreffen alle Arterienbezirke. Die Erkrankung der großkalibrigen Arterien bezeichnen wir als diabetische *Makroangiopathie*. Ihr steht die diabetische *Mikroangiopathie* gegenüber, die sich in der *Gefäßendstrombahn*, in den Haargefäßbezirken (Kapillaren), abspielt.

Eine weitere spezifisch diabetische Komplikation betrifft das Nervensystem; es ist dies die diabetische Neuropathie.

Die diabetische Makroangiopathie

Daß hier eine Sonderform der Arteriosklerose vorliegt, geht aus verschiedenen Beobachtungen hervor. Man weiß, daß die arteriosklerotischen Ausfälle beim Diabetiker viel früher und häufiger vorkommen als beim Stoffwechselgesunden. Arteriosklerotische Durchblutungsstörungen verlaufen bei Diabetes prinzipiell rascher und schwerer und sind durch Infektionen im durchblutungsgestörten Gewebebezirk besonders gefährdet.

Mit zunehmender Diabetesdauer häufen sich die Gefäßkomplikationen, und auch die Makroangiopathie ist stark zeitabhängig.

Eine Besonderheit der diabetischen Arteriosklerose besteht darin, daß Frauen genauso anfällig sind wie Männer, während dies für die »normale« Arteriosklerose nicht zutrifft. Speziell die geringere Gefährdung für Herzinfarkte, die für Frauen mit normalem Zyklus zweifellos besteht, wird durch Diabetes aufgehoben.

Prinzipiell erkranken Diabetiker zwei- bis fünfmal so oft an Herzinfarkten wie Nichtdiabetiker! Die akute Sterblichkeit am Infarkt ist zwei- bis dreimal höher als beim nichtdiabetischen Infarktpatienten. Auch röntgenologisch kann man Besonderheiten der diabetischen Makroangiopathie erkennen. Ein besonderer Verkalkungstyp ist in den mittleren Schichten der Arterien gelegen und in Form von zusammenhängenden Bändern nachweisbar. Bei der gewöhnlichen Arteriosklerose sind Verkalkungen mehr herdförmig angeordnet. Wenn man solche Kalkbänder im Bereich der großen Schlagadern und insbesondere im Bereich der Gliedmaßenarterien vorfindet, so soll man nach Zuckerkrankheit fahnden.

Prinzipiell spielen sich die diabetischen Makroangiopathien mehr in der Peripherie ab. Der Verschluß der Becken- und Oberschenkelarterien wird durch diabetische Stoffwechselveränderungen nicht beschleunigt, während Verschlüsse im Bereich der Unterschenkel und des Fußes beim Diabetiker viel häufiger vorkommen. Hier zeigt sich, daß Bluthochdruck und Veränderungen der Blutfette, insbesondere der arteriosklerosefördernden Lipoproteinklassen LDL (siehe Seite 53), den Arterioskleroseprozeß enorm beschleunigen. Krankhaft erhöhte LDL-Cholesterinkonzentrationen und Bluthochdruck erhöhen also das Risiko des Diabetikers für arteriosklerotische Komplikationen stark. Gegenüber einem stoffwechselgesunden Menschen mit normalen Blutfetten und normalem Blutdruck ist das Risiko, einen Herzinfarkt zu erleiden, zum Beispiel sieben- bis achtmal höher. Für die Gliedmaßenarterien und für die Gehirnarterien bestehen ähnlich hohe Risiken. Herz- und Hirninfarkt, Gewebebrand und schwere periphere Durchblutungsstörungen im Bereich der Unterschenkel und Füße sind der Zoll für solche Risikokombinationen. Wieder zeigt sich, daß hohe Konzentrationen des Fett-Eiweiß-Komplexes HDL einen gewissen Schutz vor den genannten Komplikationen darstellen. Bei abnorm niedrigen HDL-Cholesterinkonzentrationen unter 40 mg% muß man eine starke Gefährdung annehmen.

Die diabetische Mikroangiopathie

Sie ist eine spezifische Gefäßkomplikation. Obwohl man weiß, daß der Diabetes oft vererbt wird, gilt dies nicht für die mikroangiopathische Komplikation. Offenbar ist die beim Diabetiker massiv verschlechterte Ernährung peripherer Gewebebezirke wichtig. Dies gilt auch für die Sauerstoffversorgung. Die Endstrombahn des Gefäßgebietes, das kapillare System, spielt für den Stoffaustausch und für die Ernährung aller Körperregionen natürlich eine entscheidende Rolle. Dieses Kapillargebiet ist beim schlecht eingestellten Diabetiker insofern verändert, als die kapillare Basalmembran massiv verdickt ist. Dadurch wird der Stoffaustausch behindert. Die Mikrozirkulation ist reduziert, die Sauerstoffzufuhr gedrosselt. Die Sauerstoffabgabe des Blutes an das Gewebe ist erschwert. Eine Erhöhung der Blutfette bedeutet eine weitere Verschlechterung des Sauerstoffaustausches. Die Fließeigenschaften des Blutes von Diabetikern sind verschlechtert. Die Plasmaströmung ist eingeschränkt, die roten Blutkörperchen sind verformt und verklumpen. Auch dadurch leidet die Sauerstoffversorgung des Gewebes. Schließlich besteht eine verstärkte Neigung zu Verklumpungen der Blutplättchen, die sich stärker an die Gefäßinnenwände anheften. Durch solche Blutplättchen-Tapeten wird die Gefäßwandernährung natürlich zusätzlich gestört. Dies führt zu Strukturschäden.

Worauf beruhen diabetische Gefäßschäden?

Insulinmangel und die dadurch bestimmte Erhöhung der Blutzuckerkonzentrationen sind offensichtlich für all diese Schädigungen verantwortlich zu machen. Hinzu kommen bestimmte hormonelle Störungen, insbesondere des sogenannten Wachstumshormons. Sowohl die Mikroangiopathie als auch die Makroangiopathie sind in ihrem Verlauf von der Höhe des Blutzuckers abhängig. Mit anderen Worten: Je besser ein Zuckerkranker eingestellt ist, je weniger Zucker er mit dem Urin ausscheidet, je mehr sich seine Blutzuckerwerte der Norm nähern, um so geringer sind die Gefäßkomplikationen. Durch eine Verbesserung der Stoffwechsellage von schlecht eingestellten Diabetikern gelingt es, sichtbare Gefäßkomplikationen zu vermindern. Dies ist insbesondere am Augenhintergrund festzustellen. Die Netzhautgefäße sind mittels Augenspiegel direkt zu erkennen, und man kann sich an diabetischen Komplikationen ein Bild vom Gefäßzustand des Kranken machen. Man ist auch in der Lage, sich anbahnende Gefäßkomplikationen schon frühzeitig am Augenhintergrund zu entdecken.

Jeder Diabetiker muß laufend vom Augenarzt oder einem sachverständigen Arzt, der die Augenspiegeltechnik beherrscht, kontrolliert werden.

Die Folgen der Mikroangiopathie

Ausfälle im Bereich der Endstrombahn beeinträchtigen natürlich sämtliche Organfunktionen. Das gilt in besonderem Maße für die anfälligen Arterien des Auges und die Herzkranzgefäße, für die Nierenarterien und für die peripheren Gliedmaßenarterien. Schwere diabetische Netzhautschäden bewirken Gesichtsfeldausfälle oder sogar Erblindung. Aber auch Hirnarterien, Eingeweideschlagadern und Lungenarterien sind betroffen. Diabetische Haut- und Nervenveränderungen sind relativ leicht zu erkennen. Auch im Skelettsystem kommt es zu Ernährungsstörungen, die sich in Form lästiger Knochenschmerzen äußern können. Eine üble Sonderform der diabetischen Spätkomplikationen betrifft die Nieren. Die sogenannte Glomerulosklerose ist diabetesspezifisch. Sie äußert sich durch Bluthochdruck mit seinen Komplikationen, durch schwere Eiweißverluste im Urin und rasch einsetzende Nierenfunktionsschwäche. Nicht selten spielt die Harnvergiftung die letzte Rolle im Diabetesgeschehen.

Die diabetische Erkrankung des Nervensystems

Sie ist nur zum Teil die Folge einer Mangeldurchblutung und beruht in besonderem Maße auf einer direkten Störung des Stoffwechsels im Nervengewebe. Hier spielt die Erhöhung des örtlichen Blutzuckers eine unheilvolle Rolle. Die diabetische Neuropathie besteht in Empfindungsstörungen wie Fußbrennen, Kribbeln, Krämpfen und Schmerzen im Bereich der Skelettmuskeln. Die Temperaturwahrnehmung ist in den betroffenen Bezirken gestört. Tast- und Schmerzempfindungen sind herabgesetzt. Auch motorische Ausfälle im Bereich der Fußheber und der kleinen Handmuskeln kommen vor. Die Beschwerden sind immer beidseitig, beginnen im allgemeinen schleichend und nehmen mit der Dauer des schlecht eingestellten Diabetes zu. Sensibilitätsausfälle im Bereich der Beine und Füße sind nicht selten sockenförmig angeordnet. Die Muskeln im Bereich des Beckens und der Beine können ebenfalls infolge der diabetischen Neuropathie verkümmern. Schließlich ist die nervöse Versorgung von inneren Organen, Haut und Knochen sowie Gelenken bei schlecht eingestelltem Diabetes gestört. Man führt darauf Ausfälle der Blasen-, Mastdarm- und Sexualfunktion des schlecht eingestellten Diabetikers zurück.

Auch das nervöse Regulationssystem am Herzen ist beim Diabetes lädiert, wodurch die natürlichen Anpassungsreaktionen des Herzens beeinträchtigt sind. Darauf führt man das gehäufte Vorkommen von symptomlosen sogenannten stummen Herzinfarkten zurück. Offensichtlich sind die schmerzleitenden Nervenfasern im Herzen bei Diabetes schwer geschädigt. Schließlich gibt es im Bereich der Hirnnerven diabetesspezifische Ausfälle nach jahrelanger schlechter Diabeteseinstellung. Es ist bemerkenswert, daß bei guter Stoffwechselkontrolle selbst schwere nervöse Störungen gebessert oder gar geheilt werden können.

Leitsätze

Jeder Diabetes verstärkt das arteriosklerotische Risiko. Je schlechter die Stoffwechselkontrolle ist, desto früher und desto häufiger stellen sich Gefäßkomplikationen ein. Der Verlauf der sogenannten diabetischen Makro- und Mikroangiopathie sowie der Neuropathie ist um so stürmischer, je schlechter die Stoffwechseleinstellung ist. Daraus ergibt sich die zwingende Notwendigkeit, diese krankmachende Kausalkette dadurch zu unterbrechen, daß man den Diabetes frühzeitig erkennt und sorgfältig einstellt.
Wenn Diabetes in der Familie vorkommt, so soll der Arzt aufgesucht werden. Er wird eine bereits bestehende Zuckerstoffwechselstörung oder die Anlage dazu erkennen und behandeln. Bei Übergewichtigen soll ein Diabetes immer ausgeschlossen werden. Gewichtsreduktion ist anzustreben. Alle arterioskleroseférdernden Risikofaktoren, wie Hochdruck, Zigarettenrauchen, Fettstoffwechselstörungen, werden durch die Zuckerkrankheit beträchtlich verstärkt.

Sport, körperliche Aktivität, Übergewicht und Arteriosklerose

Christoph Wilhelm Hufeland schrieb in seinem auch heute noch lesenswerten Buch »Makrobiotik oder die Kunst, das menschliche Leben zu verlängern«: Die Erfahrung lehrt, daß diejenigen Menschen am ältesten geworden sind, die anhaltende und starke Bewegung, und zwar in freier Luft, haben. Diese ausgangs des 18. Jahrhunderts getroffene Feststellung ist heute mehr denn je gültig. Anfang unseres Jahrhunderts hatte der bekannte Tübinger Kliniker Otfried Müller festgestellt, daß die arteriosklerotischen Folgekrankheiten bei der schwer arbeitenden ländlichen Bevölkerung sehr selten vorkamen, im Gegensatz zu Menschen, die ohne körperliche Arbeit vorwiegend geistig tätig waren. Es wurden dann systematische Untersuchungen durchgeführt, um die nützliche Wirkung körperlicher Tätigkeit auf die Arteriosklerose zu prüfen.

14 Langzeitstudien über den Einfluß der beruflichen körperlichen Aktivität auf Erkrankungs- und Todesfälle durch Herzinfarkt zeigten mit einer einzigen Ausnahme eine deutliche Begünstigung der aktiven Gruppen auf (Abbildung 23). Zum Beispiel fand man bei 6500 schwer arbeitenden Hafenarbeitern 26 Herzinfarkt-Todesfälle pro 10000 Arbeitsjahre, bei leichter Arbeit hingegen 49, also fast doppelt so viele.

H. Paffenbarger untersuchte 17000 Harvard-Absolventen zwischen dem 35. und 74. Lebensjahr über einen Zeitraum von 6 bis 10 Jahren. Er fand dabei eine Rate an Herzinfarkten, die 1,9mal größer war bei wenig körperlich aktiven Menschen gegenüber aktiveren. Diese Vergleichsgruppe betrieb intensiv Sport, insbesondere Langstreckenlauf. Verglich man eine gelegentlich aktive Gruppe mit intensiv Sporttreibenden, so fand sich bei der erstgenannten Gruppe immer noch eine 1,4mal höhere Quote an Herzattacken. K. Kavanach hat in Toronto an 700 sporttreibenden Nachinfarktpatienten eine Sterblichkeitsrate von 1,2 Prozent jährlich gegenüber einer von 6 bis 12 Pro-

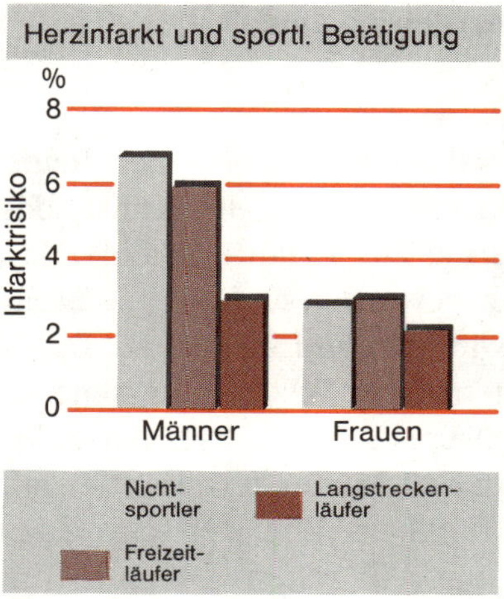

23

zent bei den Nichtsportlern herausgefunden. Bei intensiv trainierenden Patienten konnte er einen um 80 Prozent geringeren Befund der arteriosklerotischen Ablagerungen feststellen. Unter Berücksichtigung weiterer Risikofaktoren, wie Blutdruck, Plasmacholesterin usw., stellte sich heraus, daß die intensiv Sporttreibenden hinsichtlich ihrer Risikokonstellationen überlegen beziehungsweise günstiger gelagert waren. Das spricht eindeutig dafür, daß Sporttreibende prinzipiell gesundheitsbewußter sind als Nichtsporttreibende.

Der Sport als Erziehungsfaktor für den Abbau des multiplen Risikoprofils hat deswegen meines Erachtens eine besondere Bedeutung. Man könnte auch umgekehrt formulieren, daß gesundheitsbewußte Menschen, die daran interessiert sind, ihre Risikofaktoren abzubauen, auch die körperliche Bewegung in ihre Gesundheitsstrategie einbeziehen. Aus den bisher vorliegenden Ergebnissen zieht P. Wood den Schluß, daß das Risiko, innerhalb der nächsten zwölf Jahre einen Herzinfarkt zu bekommen, bei den Langstreckenläufern (Marathonläufern) am niedrigsten ist, daß aber auch sogenannte Jogger, die über kür-

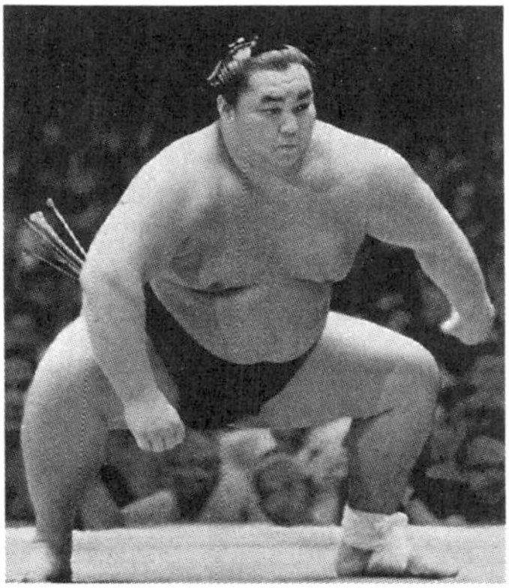

Diese Art der körperlichen Betätigung schützt keineswegs vor der Arteriosklerose

23a

zere Distanzen zu laufen pflegen, immer noch besser dran sind als nichtsporttreibende, »gemütlich« lebende Männer.

Für Frauen vergleichbarer Altersklassen, die ohnehin ein niedrigeres biologisches Risiko haben, wurden diese Zusammenhänge nur im Ansatz erkennbar.

Welche Sportarten sind als Vorsorgemaßnahmen geeignet?

Die sogenannten statischen Sportarten, wie zum Beispiel Gewichtheben und Ringen, eignen sich nicht für die Arteriosklerose- und Infarktverhütung. Es hat sich im Gegenteil gezeigt, daß sie zu verstärkter Arteriosklerose in den überbeanspruchten Körperbereichen führen. Max Bürger hat dies durch sorgfältige Analysen von Gewichthebern und -stemmern bewiesen, die eine schwere Sklerose der Arm- und Schulterarterien aufwiesen.

Ein Extrembeispiel für risikobeladene Ringer sind die japanischen Sumo-Ringer. Diese Kraftprotze (Abbildung 23 a), die versuchen, sich gegenseitig von einer Matte zu stoßen, sind extrem fettleibig. Sie haben nahezu immer Diabetes und eine massive Erhöhung der Blutfette. Sie neigen zu Hochdruck, Gicht und Gerinnungsstörungen. Die mittlere Lebenserwartung dieser Ringer ist stark eingeschränkt. Sie erleiden nicht selten bereits im vierten und fünften Jahrzehnt Herzinfarkte. Das Ausmaß der Arteriosklerose ist bei ihnen besonders auffällig, da sie bekanntlich in Japan geringer ausgeprägt ist als in den westlichen Industriebevölkerungen.

Auch kurzfristig dynamische Sportarten, wie Hoch- und Weitsprung, Kugelstoßen, Speerwerfen und Kurzstreckenlauf, haben keine *direkte* protektive Wirkung auf das Arteriensystem. Man muß hier freilich beachten, daß diese Sportler immer ein Grundtraining ausüben, das zweifellos auch für den Gefäßprozeß nützlich ist.

Die langfristig dynamischen Sportarten sind ausgesprochen sinnvoll. Hier ist der Langstreckenlauf in all seinen Variationen, im Winter der Skilanglauf, am wichtigsten. Bei Marathonläufen ist der Effekt am größten. Ihm kommen die sogenannten Jogger am nächsten, die drei- bis viermal pro Woche drei bis vier Kilometer laufen oder, im Wechsel damit, rasch gehen. Aber selbst tägliche Spaziergänge von zwei bis vier Stunden Dauer sind nützlich.

Radfahren und Rudern haben wie Tennis vergleichbare Wirkungen, vorausgesetzt, man ist in diesen Sportarten geübt. Auch Gymnastik und Ballspiele wie Prellball oder Volleyball sind zu empfehlen. Mit Trainingsgeräten (Radfahr- oder Rudermodelle) kann man gute Erfolge erzielen. Es empfiehlt sich hierfür die Beratung durch den Arzt. Im Zweifelsfall soll man den Spezialisten, den Sportarzt und den Sportlehrer, für die Aufstellung eines Trainingsprogramms aufsuchen. Regelmäßiges Langstreckenschwimmen empfehle ich mit Vorliebe als Vorsorgemaßnahme. Alle diese Sportarten kann man natürlich kombinieren. Die altersbedingten Einschränkungen müssen zwar bedacht werden, aber *für eine angemessene körperliche Tätigkeit ist es nie zu spät!*

Wie wirken Sport und körperliche Tätigkeit?

Wir verdanken kalifornischen, finnischen und deutschen Wissenschaftlern hierzu wertvolle Erkenntnisse. Sie untersuchten den Stoffwechsel unter Langzeitbelastung und fanden eine deutliche Reduktion der arterioskleroseférdernden Fettstoffe im Blut, der Triglyzeride sowie der besonders aggressiven Lipoproteine der Klassen »low density« und »very low density« (LDL und VLDL, siehe Seite 56). Mit der Reduktion dieser aggressiven Lipoproteine ging eine Zunahme der protektiven »high density«-Lipoproteine (HDL) einher. Wenn das Arterioskleroserisiko und insbesondere das koronare Risiko durch eine derartige Verbesserung der Blutfettkonstellationen herabgesetzt werden können, so ist dies ein bemerkenswertes Ergebnis.

Wood führte Untersuchungen über die Dosierung des körperlichen Trainings aus. Der mit Abstand beste Effekt wurde bei Marathonläufern erzielt. Aber auch bei Joggern oder bei Menschen, die, wie erwähnt, dreimal wöchentlich drei bis vier Kilometer laufen oder rasch gehen, lassen sich vergleichbare Stoffwechselwirkungen erzielen.

Welche zumutbaren Belastungen können zur Verbesserung des koronaren Risikos beitragen?

Hier sind vergleichende Untersuchungen einer kalifornischen Arbeitsgruppe bemerkenswert. Zwischen den Marathonläufern (40 Kilometer pro Tag) und den nur wenige Kilometer täglich zurücklegenden Trimmtrabern bestanden keine eklatanten Unterschiede hinsichtlich ihres Serumcholesterins und ihrer Triglyzeride! Es zeigt sich, daß der trainingsbedingte Abfall der Triglyzeride, der LDL und der Anstieg der HDL schon nach einem täglichen Lauf von etwa zwei Kilometern einsetzte. Vergleichsgruppen, die zwischen vier und sechs Kilometer täglich trabend zurücklegten, zeigten die gleiche Tendenz in etwas stärkerem, aber nicht in ungewöhnlich höherem Ausmaß. Zwei Kilometer täglich in Form eines intermittierenden Lauftrainings, bei dem immer wieder Schrittgehen eingelegt wird, kann man sogar älteren Menschen zumuten.

Entscheidend sind zwei Dinge: 1. sollte das Training schon frühzeitig im Leben beginnen. Was Hänschen nicht lernt, lernt Hans nimmermehr! 2. ist es wichtig, das Lauftraining möglichst konstant durchzuführen. Die Verbesserung des Stoffwechsels, zum Beispiel der Abfall der Triglyzeride, hält auch dann noch an, wenn das körperliche Training für ein bis zwei Tage ganz ausgesetzt wird. Ein niedriger Triglyzeridspiegel ist bei manchen Menschen noch vier bis fünf Tage nach Absetzen des körperlichen Trainings zu beobachten. Bei Männern, die fünf Tage lang einem intensiven Lauftraining unterzogen wurden (Geländeläufe über zehn Kilometer), kam es am vierten Trainingstag zu einer drastischen Reduktion der Serumtriglyzeride. Beim Auftreten von Muskelkater durften die Untersuchten anstelle des Laufens 45 Minuten schwimmen.

Bei Betrachtung des Verhältnisses zwischen körperlichem Training und Nahrungszufuhr zeigt sich, daß bei Menschen mit wenig Bewegung und der üblichen Kost unter den gewählten Versuchsbedingungen ein Anstieg der Triglyzeride erfolgt. Training und vermehrte Kalorienaufnahme führten zu einer Reduktion der Triglyzeride, Training und übliche Kost lagen etwa im gleichen Bereich.

Der Übergewichtige muß zunächst diätetisch eingestellt werden. Hat er genügend abgenommen, so ist er auch in der Lage, am Sport teilzunehmen, was er vorher nicht konnte. Ganz allgemein ist heute akzeptiert, daß körperliches Training nur sinnvoll ist, wenn es von Jugend an begonnen und lebenslang durchgehalten wird.

Selbst bei Hochleistungssportlern läßt die protektive Wirkung des körperlichen Trainings rasch nach, wenn der Sport eingestellt wird. Wir verfügen über eine ganze Reihe von Beispielen, in denen die abrupte Umstellung der Lebensweise verheerende Folgen hatte. So ereigneten sich bei Hochleistungssportlern, die am Ende ihrer Karriere ihre gesamte Lebensweise umstellten, innerhalb weniger Jahre tödliche Herzinfarkte. Beispiele sind unter anderem der Langstreckenläufer Nurmi, der Weltklasseradfahrer Koblet sowie ein bekannter deutscher Zehnkämpfer. Wenn also bestens durchtrainierte Menschen ihre Lebensgewohnheiten abrupt ändern, indem sie zum Beispiel stark rauchen, massiv Übergewicht entwickeln, die körperliche Betätigung einstellen, dann sind sie besonders gefährdet. Hinzu kommt noch gelegentlich die berufliche Umstellung mit erhöhtem Streß.

Es ist also absolut falsch, körperliches Training abrupt zu unterbrechen, es sei denn, man wird durch Krankheit dazu gezwungen. Andererseits steht fest, daß lebenslange körperliche Betätigung in der Tat das Risiko für die koronaren Herzkrankheiten herabsetzt. Woran liegt das? Körperlich Trainierte sind im allgemeinen nicht fettleibig, das heißt, sie vermeiden von vornherein eine Gewichtszunahme.

Welche Rolle spielt das Körpergewicht im Arterioskleroseprozeß und für die Entstehung des Herzinfarkts?

Das koronare Risiko nimmt mit dem *alleinigen* Faktor Fettsucht nicht zu, lediglich die Zahl der Fälle mit Angina pectoris steigt an. Erst wenn die Broca-Zahl um mindestens 20 Prozent überschritten ist (Broca-Index: Körperlänge minus 100 = Normalgewicht), scheint sich ein erhöhtes Risiko auch hinsichtlich der koronaren Herzkrankheiten zu ergeben. Für die Lebenserwartung sind diese Überschreitungen offenbar höchst ungünstig. Mit der Verwertung von Studien der Lebensversicherungsmedizin muß man zurückhaltend sein, denn hier sind die Motive zweifellos zweckbestimmt. Zwar fand man in derartigen Mammutstudien eine Einschränkung der Lebenserwartung bei Männern mit einer Überschreitung des Broca-Index von 10 Prozent und mehr, doch muß man dies zweifellos im Rahmen der multiplen Risikokonstellationen sehen.

Aufgrund meiner Erfahrungen möchte ich annehmen, daß Fettsucht nur dann *kein* erhöhtes koronares und zerebrales Risiko darstellt, wenn sonst keine Risikofaktoren vorhanden sind. Solche Fälle sind selten, kommen aber immerhin vor. Die Mehrzahl der Übergewichtigen entwickelt aber weitere Risikofaktoren, wie schon wiederholt betont. Nach Berchthold u. a. haben 90 Prozent aller Übergewichtigen einen oder mehrere der Risikofaktoren Hypertonie, Hyperlipoproteinämie, Diabetes mellitus und Gicht. Unter 500 stark fettsüchtigen Patienten der Düsseldorfer Ambulanz betrug der Anteil der Hochdruckkranken 70 Prozent, der Diabetiker 50 Prozent, der Patienten mit erhöhten Triglyzeriden 30 Prozent und jener mit Hypercholesterinämie und erhöhter Blutharnsäure je 22 Prozent.

Je höher das Körpergewicht, um so stärker nehmen die Risikofaktoren zu. Man sollte bei jedem Fettsüchtigen einen Zuckertoleranz-Test durchführen, das heißt, seine Verwertungsfähigkeit bei dosiertem Zuckerangebot überprüfen. Dann wird man feststellen, daß sehr viele Übergewichtige einen bereits ausgeprägten oder aber in der Anlage erkennbaren Diabetes haben. Jeder zweite übergewichtige Mann und jede dritte übergewichtige Frau jenseits des 50. Lebensjahres muß mit Diabetes rechnen. Eine Ulmer Untersuchungsgruppe fand, daß ein mehr als 25 Jahre bestehendes Übergewicht von über 30 Prozent in nahezu 100 Prozent der Fälle eine diabetische Stoffwechselstörung zur Folge hat. Offenbar ist bei jenen Kranken der Insulinspiegel normal oder erhöht, aber die Wirksamkeit des Insulins ist stark eingeschränkt. Diabetische und prädiabetische Fettleibigkeit bessern ihre Stoffwechselstörung eklatant, wenn sie abnehmen. Nun kennt jedermann Familien mit einer Häufung fettleibiger Menschen, die durchwegs eine hohe Lebenserwartung hatten und frei von Herz-Kreislauf-Gefahren waren. Zweifellos gibt es solche Menschen und Familien, aber sie sind unter jenen Umständen extrem selten und dürfen uns nicht davon abhalten, bei Übergewichtigen nach Risikokonstellationen zu fahnden.

Wie mit zunehmendem Übergewicht die Risiken für Arteriosklerose ansteigen, geht aus unserer Eberbach-Wiesloch-Studie hervor (siehe Seite 288).

Wodurch ist der massiv Übergewichtige gefährdet?

Eine Zunahme des Körperfetts bedeutet eine Steigerung des Stoffwechsels. Der Arbeitsaufwand bei der Atmung und bei Bewegung steigert den Sauerstoffverbrauch. Die Sauerstoffsättigung ist beim Fettleibigen aber dadurch eingeschränkt, daß die Zwerchfelle hoch stehen und eine normale Belüftung der basalen Lungenabschnitte behindern. Etwa ein Fünftel des Blutes, das durch den Lungenkreislauf gepumpt wird, ist von der Sauerstoffaufnahme abgeschlossen. Dies beantwortet der Körper mit einer Zunahme der Herzfrequenz. Gleichzeitig kommt es zu einem deutlichen Anstieg der zirkulierenden Blutmenge, die bei stark Übergewichtigen um nahezu zwei Liter zunimmt. Das bedeutet eine weitere Erschwerung des Kreislaufs, die sich durch eine Erhöhung des Minuten- und Schlagvolumens anzeigt. Die Herzarbeit wird damit unzweckmäßig und unökonomisch.

Die bei Fettsüchtigen oft gefundene Herzerweiterung ist die Folge derartiger funktioneller Störungen. Hinzu kommt bei stark Fettsüchtigen, daß das Herz von einem Fettpanzer umschlossen ist, der den Herzbeutel ausfüllen kann und bis in das Herzfleisch hineinwächst. Diese sogenannte Adipositas cordis führt zum Untergang aktiver Herzmuskelzellen, das Herz ist gleichsam von inaktivem Fettgewebe durchwachsen. Es ist daher kein Wunder, daß man beim »normalen« Fettsüchtigen sehr häufig EKG-Veränderungen in Ruhe findet, die beim Belastungs-EKG noch zunehmen. Jeder dritte Fettsüchtige weist ohne Alterseinschränkung krankhafte EKG-Veränderungen auf! Dies ist möglicherweise auch ein Grund dafür, daß der plötzliche, unerwartete Herztod und das Angina-pectoris-Syndrom bei fettsüchtigen Jugendlichen und Personen mittleren Alters häufiger sind als beim Normalgewichtigen. Wissen wir doch aus den epidemiologischen Langzeitstudien, daß bereits bestehende Ruhe-EKG-Veränderungen und in noch stärkerem Ausmaß Belastungs-EKG-Veränderungen von sich aus ein erhöhtes Risiko für koronare Herzkrankheiten darstellen. Das gilt auch für den Hirninfarkt.

Daß der Schongang eines Menschen die Herztätigkeit nicht fördert, sondern schwächt, wissen wir aus zahlreichen Untersuchungen. Bewegungsmangel wirkt sich also negativ auf die Herzarbeit aus. Bei Sportlern fand man nach neuntägiger Bettruhe einen Rückgang der maximalen Sauerstoffaufnahme um etwa ein Fünftel, und auch das Herzvolumen nahm deutlich ab. Es kam ferner zu einem Rückgang des Schlagvolumens bei gleichzeitigem Anstieg der Herzfrequenz und der Stoffwechselschlacken. Keine Seltenheit ist es, daß nach längerer Bettruhe die Pulsfrequenz stark ansteigt.

Andererseits wissen wir, daß unter der körperlichen Belastung und beim körperlichen Dauertraining diese hämodynamischen- und Stoffwechselgrößen sich normalisieren und verbessern. Hierbei kommt es natürlich auf die Ausgangssituation an. W. Hollmann schätzt, daß die Wahrscheinlichkeit einer koronaren Herzkrankheit bei körperlich Trägen im Mittel um 200 bis 300 Prozent ansteigt. Bei anatomischen Sektionen von Untrainierten im Vergleich zu körperlich Trainierten stellte sich heraus, daß nicht nur der Grad der koronaren Arteriosklerose bei Inaktiven verstärkt ist, auch die Zahl der Narben im Herzmuskel ist beim Untrainierten und in noch stärkerem Maße beim fettsüchtigen Untrainierten häufiger. Dies dürfte die Folge von Zirkulationsstörungen und von Stoffwechselveränderungen sein. Die Anpassungsmechanismen sind in solchen Herzen gestört.

Möglicherweise werden die Reserven der kleinen Blutgefäße im Herzen durch körperliches Training mobilisiert. Eine zahlenmäßige Zunahme solcher Kollateralen ist im Tierversuch nachgewiesen, für den Menschen aber unsicher. Wir müssen auch berücksichtigen, daß Veränderungen der Körperperipherie eine wesentliche Entlastung des Herzens bewirken können.

Die arteriovenöse Sauerstoffdifferenz im peripheren Gewebe wird beim Training vergrößert, und damit wird die Herzarbeit vermindert. Bewegungen der Skelettmuskulatur bedeuten somit einen »Schongang für das Herz«.

Man darf heute davon ausgehen, daß sportliches Training ein gesundes Herz und Gefäßsystem nicht schädigt. Das »schädliche große Sportherz« existiert nicht. Das vergrößerte Herz des Sportlers ist nicht krank, sondern besonders leistungsfähig (siehe Abbildung 24).

Das vorgeschädigte Herz muß aber sorgfältig untersucht werden, bevor man Sport treibt. Menschen mit Angina pectoris und Herzinfarkt sind durchaus in der Lage, sich sportlich zu

Sport und Herzgröße

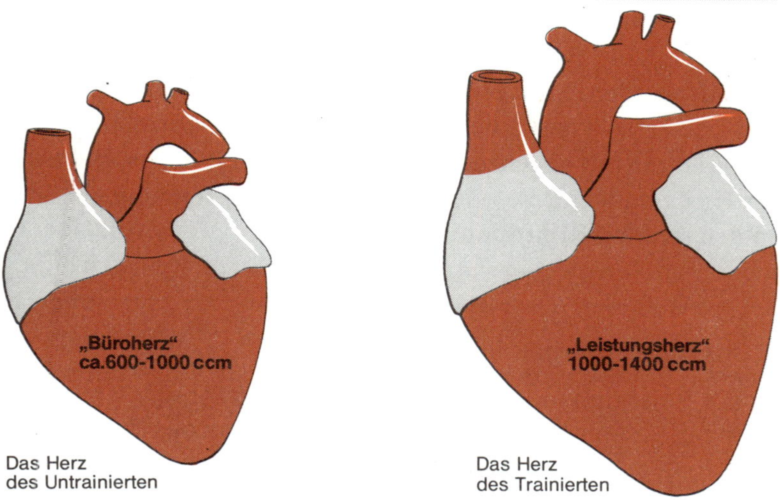

24

betätigen, aber sie müssen vorher sorgfältig getestet werden. Patienten mit Angina pectoris verlieren unter dosierter Belastung nicht selten ihre Symptome.

Koronarkranke ohne Angina pectoris müssen vor Belastung ebenfalls sorgfältig untersucht werden. Wenn in Ruhe schon eine Herzleistungsschwäche besteht, verbietet sich der Sport. Auch akute Herzmuskelerkrankungen, einschließlich eines erneuten Herzinfarktes, Bluthochdrucks über 220/120 mm Hg und schwerer Herzrhythmusstörungen, gehören wie die akute Beinvenenthrombose zu den Kontraindikationen. Selbstverständlich soll man Patienten mit schwerer Ruhe-Angina oder Crescendo-Angina den Sport untersagen. Hat man solche Störungen medikamentös oder durch koronarchirurgische Maßnahmen beseitigt, so kann man ein Sportprogramm in Erwägung ziehen.

Vor der Aufnahme von Rehabilitationsmaßnahmen muß jeder Patient sorgfältig kardiologisch untersucht werden. Es gibt zum Beispiel vorübergehende Pulsabfälle als Ausdruck schwerer Reizleitungsstörungen am Herzen, die erst mittels Langzeit-EKG entdeckt werden. Die Frage von Kranzgefäßdarstellungen mittels Röntgenkontrastmitteln muß von Fall zu Fall geprüft werden. Schwere Koronarverschlüsse oder -einengungen verbieten sportliche Belastungen. Auch koronare Herzkrankheiten mit gleichzeitiger Verschlußkrankheit, mit schwerer Hirngefäßsklerose oder Nierenarterienverengung gehören zu den strikten Kontraindikationen.

Als Faustregel gilt

Die Pulsfrequenz soll bei sportlicher Betätigung nicht 180 minus Lebensalter überschreiten. Während des Trainings soll man sich gerade noch unterhalten können, ohne außer Atem zu sein.

Kann körperliche Aktivität eine wirkungsvolle Gewichtsreduktion bewirken?

Diese Frage ist eindeutig zu verneinen. Es ist nicht möglich, einen Fettleibigen allein durch körperliches Training zur Gewichtsabnahme zu bringen. Ernährungsmaßnahmen sind für solche Fälle unerläßlich. Abbildung 25 zeigt dies anhand des Kalorienverbrauchs bei körperlicher Belastung auf.

Um eine Portion Schokoladenpudding kalorisch auszugleichen, muß man 8 Kilometer in 30 Minuten laufen. Man kann sich leicht ausrechnen, wie lange man strampeln muß, um eine ausgiebige Sahnetorte nebst der üblichen hochkalorischen Flüssigkeitszufuhr beim Nachmittagskaffee auszugleichen (Abbildung 26).

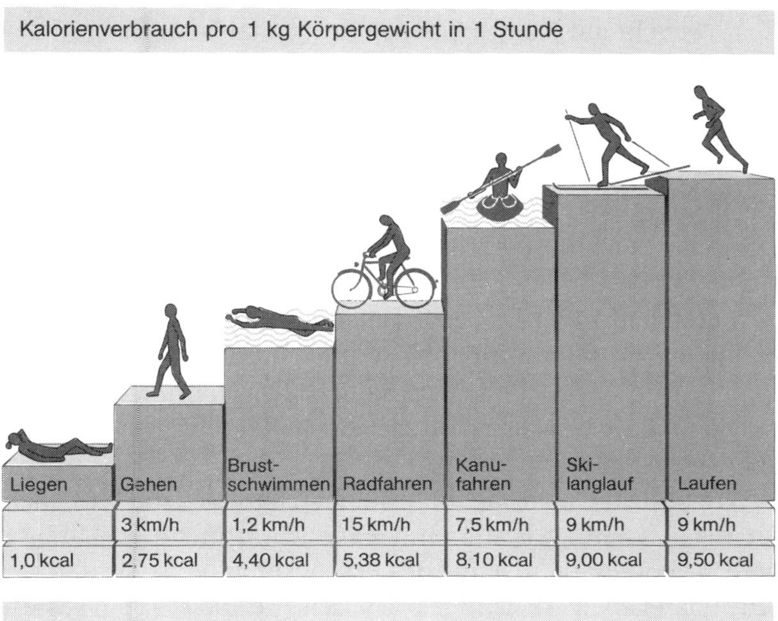

25

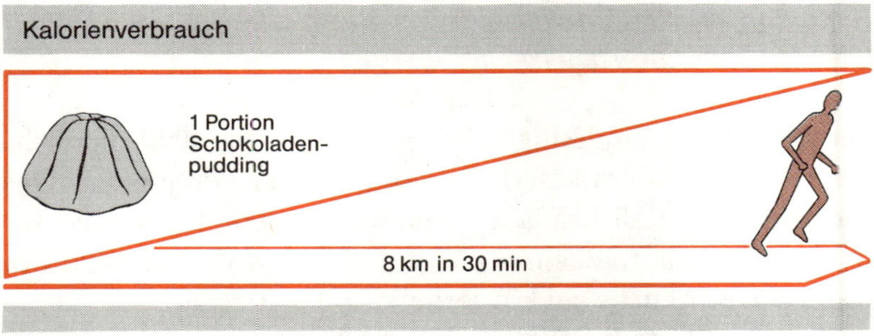

26

Was also ist zu tun?

Diese Frage ist problematisch. Hier beginnt das Dilemma der Vorsorge und der Therapie. Der Abbau des Übergewichts ist zwar nach dem Gesagten durchaus logisch und erwünscht, doch ist die Durchsetzung in der Praxis ungemein schwierig. Der Verzicht auf Nahrung bedeutet für viele den Verlust elementarer Freuden am Essen und Trinken. Das überreiche Angebot von Nahrungsmitteln, die geschickte Werbung mit appetitlichen, aber meist kalorienreichen Produkten tun ein übriges. Wir sollten daher darauf dringen, auf Fertigprodukten die Zusammensetzung und den Kaloriengehalt anzubringen. Dies ist in den USA bereits weitgehend erreicht. Bei uns gibt es auf diesem Sektor noch viel zu tun. Für die Nahrungsmittelproduzenten bedeutet dies keinen finanziellen Verlust, wenn eine gesündere (= vernünftige) Kost angeboten wird. Unser Beispiel in Eberbach-Wiesloch zeigt, daß das Nahrungsmittelgewerbe und die Nahrungsmittelindustrie durchaus gewillt sind, auf diesem Sektor mitzuarbeiten.

Wir bedürfen aber nicht nur in der Therapie, sondern auch für die Abklärung bestimmter Fettsuchtformen der Mithilfe des Psychotherapeuten und des Psychosomatikers. Wissen wir doch, daß viele Fettsüchtige psychische Gründe für ein gesteigertes Eßbedürfnis haben. Große seelische, aber auch soziale

Belastungen mit ihren Streßsituationen können zu vermehrter Eßlust führen.

Es gibt Heißhungerkrisen infolge von Angst, Ungeduld, Verzweiflung oder bei schweren wirtschaftlichen oder familiären Sorgen. Man hat ferner herausgefunden, daß Frauen bei Liebesentzug ihren Kummer durch verstärkten Genuß an Süßigkeiten »in sich hineinfressen«. Nach Luban-Plozza setzt der Fettleibige oft die Bedeutung von Nahrung und Liebe regressiv gleich, und er tröstet sich unbewußt mit gesteigerter Nahrungsaufnahme über die ihm fehlende Zuneigung hinweg.

Es bedarf eingehender Gespräche mit den betroffenen Patienten oder »Noch-nicht-Patienten«, um die Ursache für die Fettleibigkeit aufzuklären und therapeutische Ansätze zu gewinnen. Nichts ist schwieriger, als einem Menschen den bewußten oder unbewußten Lustgewinn zu entziehen. Mit dem Aufbau einer reinen Kalorienvernunft ist der Verhaltensstörung Fettsucht nicht zu Leibe zu rücken. Wenn man im Einzelfall die persönlichen Probleme nicht angeht oder löst, dann kommt es immer wieder zu Rückfällen. Mit Mark Twain könnte man formulieren, daß nichts leichter sei, als die Fettsucht zu beseitigen, habe man es doch schon so oft unternommen. Mark Twain äußerte dies für die Aufgabe des Zigarettenrauchens, das er wohl tausendmal versucht habe.

Auch aus unserer Eberbach-Wiesloch-Studie (siehe Seite 288) geht hervor, daß allgemeine Gesundheitsappelle nicht zum Ziel führen. Hier ist individuelle Betreuung notwendig. Man muß »maßgeschneiderte« Diätempfehlungen geben, wobei man auch mit verhaltenstherapeutisch orientierten Gruppen arbeiten kann. Der geschulte Psychologe kann hier viel helfen. Er sollte sich aber in jedem Falle vorher der Unterstützung eines Arztes versichern, um bereits bestehende körperliche Schäden zu erkennen. Psychische und psychosomatische Maßnahmen sind nur gerechtfertigt, wenn eine sorgfältige körperliche Untersuchung stattgefunden hat. Diese selbstverständliche Empfehlung wird heute leider oft vergessen.

Oberstes Ziel von gewichtsreduzierenden Maßnahmen muß es sein, dem Betroffenen nicht die Freude am Leben zu nehmen, sondern seiner Lebensgestaltung eine andere Richtung zu geben. Wir wollen nicht Gruppen von sauertöpfischen, miesgestimmten Hungerkünstlern anstreben, sondern ernährungsbewußte, positive Menschen, die durch ihr Verhalten mehr lebenswerte, bewußt gelebte Jahre gewinnen sollen. Dies ist ein dringendes Gebot für unseren immer stärker auf die Freizeitgesellschaft ausgerichteten Staat. Ich habe immer wieder betont, daß der Gewinn von mehr Freizeit nicht unproblematisch ist. Sie muß vernünftig genutzt werden. Es ist eine der großen Aufgaben der Ärzte, hier Anleitungen und Beispiele zu geben. Der körperlich träge, massiv übergewichtige, dem Alkohol- und Zigarettengenuß verfallene, passiv dem Fernseh-»Sport« ergebene Zeitgenosse droht ein Popanz unserer neuen Gesellschaft zu werden. Es liegt in unser aller Interesse, dem entgegenzuwirken.

Leitsätze

Lebenslange körperliche Bewegung ist ein gutes Mittel, der Arterioskleroseentwicklung entgegenzuwirken. Dies ist für die Herzkranzgefäße wie für die Gliedmaßenarterien bewiesen. Körperliche Betätigung kann die Herz-Kreislauf-Leistung verbessern. Sie ist in der Erholungs- und Aufbauphase von arteriellen Durchblutungsstörungen nützlich. Bestehendes Übergewicht und drohende Fettsucht können damit günstig beeinflußt werden. Der Entwicklung von Risikofaktoren wird entgegengewirkt. Körperliche Bewegung ist nicht nur wichtig in der Vorsorge, sondern auch in der Behandlung der Arteriosklerose. Sport und Training können in jedem Alter ausgeübt werden, doch sollte der Arzt über Art und Ausmaß entscheiden. Eine sinnvolle Ernährung sollte dabei beachtet werden: »Essen und Trimmen – beides muß stimmen!«

Alkohol und Arteriosklerose

Russischen Anatomen war bereits vor 100 Jahren aufgefallen, daß schwere Alkoholiker glatte Arterien haben. In der Folge wurde immer wieder die These vertreten, daß Alkohol vor Arteriosklerose schütze. Das ist in dieser apodiktischen Form nicht zu halten. Wir wissen heute, daß untergewichtige Alkoholiker mit schweren Leberkrankheiten und Schäden der Bauchspeicheldrüse in der Tat nur geringfügige Arteriosklerosen haben. Sie verhalten sich wie Menschen mit auszehrenden Krankheiten, wie Krebs, schwere Tuberkulose oder Hungerkrankheit. Dies ist eine Folge der Unterernährung. Man hat das gleiche Phänomen bei in Konzentrations- und Kriegsgefangenenlagern Verstorbenen festgestellt. Unter diesen Extrembedingungen kommen auch Herzinfarkte und periphere Gefäßverschlüsse nicht vor.

Schützt mäßiger Alkoholgenuß vor Arteriosklerose und ihren Folgen?

Dies ist eine Definitionsfrage der »Mäßigkeit«. Das sensible Organ für Alkohol ist bekanntlich die Leber. Heute ist man der Meinung, daß täglich 60 Gramm reiner Alkohol für Frauen und 90 Gramm für Männer auf die Dauer nicht überschritten werden sollen. Das sind etwa 0,5 bzw. 0,75 Liter Wein. Diese Grenzmengen müssen auch mit Bezug auf Herz- und Gefäßkrankheiten angenommen werden. Werden sie jahrzehntelang überschritten, so besteht die Gefahr der alkoholischen Herzmuskel- und Gehirnschädigung.

Alkohol bewirkt bekanntlich eine Erweiterung der Blutgefäße. Das kann erwünscht sein, kann aber auch gefährlich werden. Alkoholexzesse bewirken zum Beispiel eine verstärkte Durchblutung der Eingeweide auf Kosten des Gehirns und des Herzens. Tödliche Kollapse im Rausch, Herzinfarkte, plötzlicher Herztod und Hirnschlag wurden wiederholt beschrieben. Auch schwere Angina-pectoris-Anfälle nach Alkoholexzessen sind die Folge von Blutverteilungsstörungen.

Es muß bedacht werden, daß viele Menschen nicht nur regelmäßig trinken, sondern dabei auch Zigaretten rauchen. Auch Übergewicht mit all seinen Risiken kommt bei chronischen Trinkern vor, wobei der Alkohol selbst eine wichtige Kalorienquelle ist. In der Edinburgh-Stockholm-Studie, die bei Schweden weniger Herzinfarkte aufdeckte, waren die Schotten stärkere Whiskytrinker und Zigarettenraucher. Es ist keineswegs so, daß Alkoholgenuß die schädliche Wirkung der Zigarette ausgleicht, wie kürzlich geäußert wurde (H. Wieland). Man schloß dies daraus, daß bei Alkoholtrinkern die gefäßprotektive Lipideiweißklasse HDL oft hoch, bei Zigarettenrauchern niedrig ist.

Gibt es schützende (protektive) Serumfaktoren bei Alkoholtrinkern?

In epidemiologischen Erhebungen fand man, daß bei hohen HDL-Konzentrationen (siehe Seite 57), insbesondere bei Männern über Sechzig, auffällig wenig Herzinfarkte vorkamen. Niedrige HDL-Werte bedeuten dagegen ein größeres Infarktrisiko. Ohne sich über die physiologische Bedeutung derartiger Konstellationen nun klar zu sein, ist die Mehrzahl der Spezialisten heute der Meinung, daß hohe HDL-Werte mit Wahrscheinlichkeit die Infarktgefährdung vermindern und daß entsprechende Maßnahmen nützlich seien.

Was für den Herzinfarkt wahrscheinlich ist, ist für die anderen Manifestationen der Arteriosklerose noch nicht bewiesen. Wir müssen also weitere Daten sammeln, auch was die Wirkungen verschiedener Alkoholika angeht. Ob nichtalkoholische Inhaltsstoffe von Wein und Bier sich von denen harter Getränke unterscheiden, muß noch untersucht werden. Jedenfalls ist die tatsächliche Alkoholmenge von erheblicher Bedeutung. Daß man mit konzentrierten Alkoholika rascher die ominösen 90 bzw. 60 Gramm reinen Alkohols erreicht als mit Bier oder Wein, ist immer zu bedenken.

Was kann heute zum Thema Alkohol und Herz-Kreislauf-Krankheiten gesagt werden?

Meinen Patienten gebe ich in Übereinstimmung mit vielen Ärzten, die in wein- und biertrinkenden Regionen tätig sind, den Rat, jedermann, der das Bedürfnis nach einem Glas Wein oder Bier hat, solle vorerst seine Leberfunktion überprüfen lassen. Ist sie normal, so sollten jene Alkoholmengen nicht überschritten werden, die sich als leberschädigend erwiesen haben; Leber- und Pankreaskranke haben Alkohol strikt zu meiden. Diabetiker sollen ihren Arzt fragen, ob und welche Alkoholika erlaubt sind. Auch der Gesunde sollte einen Tag in der Woche abstinent bleiben. Die Ernährung muß vollwertig und ausgewogen sein. Dies gilt speziell für ihren Vitamingehalt. Manche Schäden der chronischen Alkoholiker sind durch Vitaminmangel zu erklären. Es ist auch zu beachten, daß Alkohol ein beträchtlicher Kalorienspender ist. Wenn man also ohnehin sein Kalorienoptimum überschritten hat, kann zusätzlicher Alkoholgenuß zu Gewichtsanstieg führen. Es gibt Trinker, die 50 bis 60 Prozent ihrer täglichen Kalorien in alkoholischer Form einnehmen! Regelmäßiger Alkoholgenuß fördert bei dazu Veranlagten eine Blutdruckerhöhung.

Zusammenfassend kann festgestellt werden, daß eine protektive Wirkung von chronischem Alkoholgenuß auf allgemeine Arteriosklerose und Herzinfarkt nicht gesichert ist, obwohl die bei Alkoholtrinkern oft erhöhten HDL-Dichteklassen die Anfälligkeit für arteriosklerotische Folgekrankheiten und speziell für Herzinfarkt zu mindern scheinen. Eine Langzeitstudie kommt zur weisen Schlußfolgerung, daß mögliche Schutzwirkungen des Alkohols bei Gefäßkrankheiten mit verstärkter Anfälligkeit für Leberschäden und Verdauungsstörungen zu bezahlen seien. Denn die mittlere Lebenserwartung der geprüften Kollektive sei die gleiche. Mäßigkeit ist wohl auch hier die beste Medizin. Nicht jedermann lebt wie die Siebentags-Adventisten, die Alkohol ebenso wie Zigaretten strikt ablehnen. Ihre Lebenserwartung ist übrigens deutlich höher als die der amerikanischen Durchschnittsbevölkerung, und Herzinfarkte sind so selten wie bei uns in den ersten Nachkriegsjahren. Der Wein ist die Milch der Alten, hat ein erfahrener und weiser Arzt gesagt. Man kann ihm mit Verlaub zustimmen.

Darf der Arteriosklerosegefährdete oder -kranke Bohnenkaffee trinken?

Große Verwirrung herrscht nach wie vor unter Laien, aber auch unter Ärzten über die Beurteilung von Kaffee bei Patienten mit koronarer Herzkrankheit.

Zwei Fragen stellen sich: Hat Kaffee einen – wie auch immer wirkenden – beschleunigenden Einfluß auf den Arterioskleroseprozeß? Und zum anderen: Welche momentane Wirkung hat Kaffee auf den Herzmuskel?

Es kann heute als bewiesen gelten, daß Kaffee keinen Einfluß auf die etablierten Risikofaktoren der Arteriosklerose ausübt. Abgesehen von einem kurzen, meist bereits nach drei Stunden abgeklungenen Blutdruckeffekt konnte gezeigt werden, daß Kaffee weder einen hohen Blutdruck verursacht noch einen bestehenden Hochdruck verstärkt.

Auch der Fettstoffwechsel wird vom Kaffeekonsum nicht beeinflußt. Resultate aus der Chicago Western Electric Study wiesen keine Veränderungen der Cholesterinwerte unter Kaffeegenuß auf; die Evans County Study konnte zusätzlich einen Zusammenhang zwischen Kaffee und erhöhten Triglyceridwerten verneinen. Eine kürzlich veröffentlichte Untersuchung an Rhesusaffen zeigte ebenfalls keinen Einfluß von Kaffee auf die Blutlipide. Dies konnte auch morphologisch untermauert werden: Arteriosklerotische Wandveränderungen konnten in den Aorten der »kaffeetrinkenden« Rhesusaffen nicht verstärkt gefunden werden.

Es gibt auch keine Hinweise dafür, daß Kaffee den Zuckerstoffwechsel signifikant beeinflußt. Pharmakologisch wurde mehrfach widerlegt, daß Kaffee einen harnsäureerhöhenden Effekt habe.

Diese auf die einzelnen Risikofaktoren bezogenen Ergebnisse werden durch eine Reihe von Langzeitstudien am Menschen bestätigt. Aus diesen Untersuchungen folgt, daß Kaffeegenuß keine erhöhte kardiovaskuläre Mortalität bedingt. Aber vielfach geht hoher Kaffee- mit hohem Zigarettenkonsum einher, so daß höhere kardiovaskuläre Todesraten in diesen Gruppen sich unschwer durch die bekannten Auswirkungen des Zigarettenrauchens erklären lassen.

Ältere Studien, wie besonders das Boston Collaborative Drug Surveillance Program, postulieren einen Zusammenhang zwischen Kaffee und Herztod. Dabei handelte es sich jedoch um retrospektive Studien, die in ihrem Aussagewert gegenüber prospektiven Untersuchungen stark eingeschränkt sind.

Bei der Frage nach der akuten Wirkung des Kaffees muß besonders der Einfluß auf die elektrische Stabilität des Myokards beachtet werden.

Es ist bekannt, daß Koffein Herzunregelmäßigkeiten infolge erhöhten Katecholaminausstoßes verursachen kann. Inwieweit diese Mechanismen eine Gefahr – besonders in Hinblick auf den plötzlichen Herztod – für den Koronarkranken darstellen, muß zur Zeit noch unbeantwortet bleiben. Relevante Studien am Koronarkranken zu dieser Frage liegen unseres Wissen noch nicht vor.

Unser Rat für die Praxis

Der gewohnte, nicht übermäßige Kaffeekonsum ist auch für den Koronarkranken unbedenklich. Lediglich bei bereits bestehenden Herzrhythmusstörungen rate ich zur Vorsicht, sofern der Patient auf Kaffeegenuß mit Verstärkung seiner Arrhythmien reagiert.
Bei allen anderen Formen der Arteriosklerose kann Kaffee in vernünftigem Maße getrunken werden. Gerade ältere Menschen können und sollen nicht auf ihre gewohnte Tasse verzichten. Bei Hirndurchblutungsstörungen wirkt Kaffee oft erstaunlich gut. Sogar abends kann er hilfreich sein bei Schlaflosigkeit und nächtlicher Unruhe.
Gegen koffeinarme Produkte kann man natürlich nichts einwenden. Wenn der Patient nach Kaffeegenuß nicht schlafen kann, so soll er es mit »entkoffeiniertem« Kaffee versuchen.
Tee wird im allgemeinen von Arteriosklerosepatienten gut vertragen und geschätzt. Im Zweifelsfall frage man bei Unverträglichkeit seinen Arzt.

Psychosozialer Streß und Arteriosklerose

Dieses Thema wird nach wie vor viel diskutiert. Es gibt eine Flut von Veröffentlichungen, deren wissenschaftliche Relevanz aber im einzelnen nur schwer zu übersehen ist. Außer in Tierversuchen sind keine stichhaltigen Beweise dafür vorhanden, daß der Arterioskleroseprozeß allein durch Streß eingeleitet oder verstärkt wird. Bei bereits fortgeschrittener Arteriosklerose können freilich Streßereignisse den Ausbruch einer Katastrophe verursachen. Derartige Beobachtungen gibt es für Herzinfarkte, plötzlichen Herztod und Hirnschläge. Streß kann ferner die bekannten Risikofaktoren Hochdruck, Cholesterinämie und Zigarettenrauchen beeinflussen. Dauerstreß kann Ernährungsfehler bewirken, die sich zwischen den Extremen Fettsucht und Auszehrung bewegen. Etablierte Risiken und Verhaltensstörungen können ihrerseits Streßsituationen provozieren und unterhalten. Diese Wechselwirkungen lassen sich selbstverständlich durch epidemiologische Untersuchungen nicht erfassen. Wir sind hier auf sorgfältige Einzelbeobachtungen angewiesen. Sie sind oft schwierig anzustellen und noch schwieriger zu deuten. Herzinfarkte bei Jugendlichen werden bekanntlich oft durch starkes Zigarettenrauchen verursacht. Befragt man die Familie oder die Umgebung des Verstorbenen, so wird das Rauchen als Krankheitsursache heruntergespielt oder verkannt. Der Infarkt wird als Folge übermäßiger Arbeit und rastloser Fürsorge für die Familie hingestellt. Er ist gleichsam die Quittung für übertriebenes Pflichtbewußtsein. In der Tat ist das Verhalten in Beruf und Arbeit ein zentrales Thema der Streßforschung. Sie tut sich eigentlich schwer, weil schon die Definition des Begriffes »Streß« schwierig ist.

Was ist Streß?

Der Ausdruck Streß wurde von dem bekannten Mediziner Hans Selye geprägt. Er leitet sich vom Tierexperiment ab. Ursprünglich aus der Materialprüfung stammend, war er für Selye das Stichwort für sein Konzept des »allgemeinen Anpassungssyndroms«. Unter verschiedenen Reizen kommt es zu Reaktionen der Hirnanhangsdrüse, die ihrerseits die Nebenniere anregt. Die Achse Hirnanhangsdrüse–Nebenniere wird verlängert durch Bahnen, die über Hirnrinde und Zwischenhirnregionen zahlreiche Drüsenfunktionen beeinflussen. Diese sogenannte kortikohypothalamische Nebennierenmarkachse wurde in zahlreichen Experimenten untersucht. Man fand dabei unter Reiz eine verstärkte Bildung gefäßaktiver Stoffe, der Katecholamine. Streß wurde somit diagnostiziert und gemessen an der Katecholaminausschüttung. Vorgänge, die zu übermäßiger Katecholaminlieferung führen, können also mit Streß identisch sein.

Nach P. Christian wurde damit der Begriff Streß identisch mit einem Erregungspegel und schließlich mit einem »emotionalen Erregungsniveau«. Mit der Einführung des emotionalen Erregungsniveaus wurde der klassische Streßbegriff als ein rein organisch konzipierter endgültig verlassen. Mit Einbeziehung der nervösen Achse war der Weg geebnet für Psychophysiologie und Verhalten: Der Streßbegriff erfuhr eine Ausweitung in die Psychosomatik und Soziosomatik. Da der Streß eine unspezifische Antwort des Körpers auf jede an ihn gestellte Anforderung ist, sind somit auch psychische und soziale Ereignisse in der Lage, Streß herbeizuführen.

Der psychosoziale Streß, wie ihn R. Levi prägte, ist von dem ursprünglichen Selyeschen Konzept weit entfernt. Die Psychologie, die Psychosomatik und die Soziosomatik haben ihr eigenes Streßkonzept entwickelt. Die subjektive Belastung wird damit begrifflich eingeordnet. Es kommt zu Interaktionen zwischen Person und Umwelt, die von der psychischen Struktur des einzelnen (Wertvorstellungen, Motivation, Fähigkeit u. a.) mitbestimmt sind. Streß und Streßreaktionen sind nach Christian der Ausdruck intervenierender Bewältigungsprozesse. In der Psychosomatik wird Streß als Begriff benutzt, um psychologische, psychodynamische, soziologische und körperliche Belastungen als »life-stress« zusammenzufassen.

Anders ist das Streßkonzept des amerikanischen Psychoanalytikers G. E. Engel. Streß bedeutet demnach Verlust bzw. drohenden Verlust eines »Objektes«, wodurch die verschiedensten seelischen und psychosomatischen Störungen veranlaßt werden.

In der Umgangssprache bedeutet Streß Überanstrengung, Druck, Anspannung, Belastung oder ungewöhnliche Beanspruchung. Der sogenannte Eu-Streß ist eine natürliche Reaktion in der Abwehr von Bedrohung. Kampf und Flucht sind solche Reaktionen. Der Dis-Streß ist die krankhafte Reaktion auf unterschiedliche Attacken. Er kann im gesellschaftlichen Leben die Antwort auf ungewöhnlichen Leistungsdruck, auf schwere Konflikte oder belastende Erlebnisse sein, die außergewöhnliche seelische und körperliche Reaktionen bewirken. Schon aus dieser Definition geht hervor, daß sich eine Fülle von Ereignissen hier unterordnen läßt. Aus dieser Definition geht auch klar hervor, welche Schwierigkeiten darin bestehen, vorausschauend festzustellen, wer nun etwa ein Kandidat für »streßbezogenen« Herzinfarkt oder Hirnschlag ist.

Es gibt daher bisher keine prospektiven Studien über Herzinfarktentstehung als Streßfolge.

Aber man fand heraus, daß das Risikobündel für Herzinfarkt, bestehend aus Hochdruck, Zigarettenrauchen, Diabetes, hohem Blutcholesterin, durch das Verhaltensmuster »Streß« verstärkt werden kann. Auch in den Krankengeschichten von Herzinfarkttoten kann man psychische und psychosoziale Konstellationen finden, die gemeinsam mit den klassischen Risikofaktoren vorkommen und sie möglicherweise verstärken.

Wie kann Streß die Arteriosklerose beeinflussen, und welche Erklärungsmöglichkeiten gibt es für die Zusammenhänge zwischen Streß und Herzinfarkt?

Zunächst ist festzuhalten, daß keiner der seriösen Streßforscher annimmt, Streßereignisse könnten einen völlig gesunden Organismus nachhaltig stören und den Herz- oder Hirntod herbeiführen. Streß ist nach I. Page in jedem engagierten Leben notwendig. Ohne Streß sind Leistung und Erfolg undenkbar. Immer muß ein vorgeschädigtes Herz- und Gefäßsystem existiert haben, um streßbedingte Ausfälle hervorzurufen. Hier beginnen die Schwierigkeiten.

Es wurde gezeigt, daß die Arteriosklerose bereits bei Kindern beginnt und im Laufe des Lebens allmählich zunimmt. Jeder von uns hat also in allen Phasen seines Lebens eine Arteriosklerose. Aber nicht jeder von uns ist ein *Arteriosklerosekranker*. Erst wenn Ausfälle in den versorgten Organen bestehen, wird die Arteriosklerose zur Krankheit. Störungen der Durchblutung bis zum totalen Zusammenbruch der Zirkulation bewirken dann die schwerwirkenden Ausfälle. Und hier gibt es nun Brücken zum Streßkonzept.

Der in die USA ausgewanderte österreichische Kardiologe Wilhelm Raab hat bereits in den dreißiger Jahren die Vermutung geäußert, daß zwischen dem zentralen Nervensystem und Erkrankungen von Herz und Kreislauf ursächliche Zusammenhänge bestehen. Er veröffentlichte dann 30 Jahre später ein Modell über den Herzinfarkt begünstigende Konstellationen. Neben den eigentlichen Risikofaktoren beschuldigte er starke zentralnervöse Erregungen und Entgleisungen von hormonliefernden Blutdrüsen. Damit wird der Regelkreis tangiert, den Selye beschrieben hatte. Die als Überträgerstoffe gefundenen Adrenalinabkömmlinge – Katecholamine – haben dabei eine Schlüsselfunktion. Mit ihnen gelingt es beispielsweise experimentell, den Blutdruck des Menschen zu erhöhen. Die bei bestimmten Streßsituationen gefundene Katecholaminerhöhung ist aber *nicht* in der Lage, einen *Dauerhochdruck* entstehen zu lassen. Die Pflanzsche Feststellung: »Zu den führenden Fragen der Hypertonieforschung der Gegenwart hat die Psychosomatik nichts beigetragen«, muß relativiert werden. Streßbedingte Katecholaminerhöhungen sind wohl in der Lage, Blutdruckspitzen und -schwankungen herbeizuführen. Sie können den Blutstrom, das Gefäßkaliber, den Spannungszustand beeinflussen und damit auch die Sauerstoff- und Nährstoffversorgung der Gefäßwand. Es ist durchaus vorstellbar, daß solche Schwankungen auch arteriosklerotische Prozesse beim Menschen beeinflussen, wie das im Tierexperiment gezeigt wurde.

So gibt es insbesondere im Bereich arteriosklerotischer Polster Strömungsveränderungen unter Katecholamineinwirkung, die ihrerseits Verformungen von roten Blutkörperchen,

Verklumpungen von Blutplättchen und Gerinnungsprozesse in Gang setzen. Unversehrten Arterien können vorübergehende Blutdruckspitzen nichts anhaben, aber in vorgeschädigten Kranzarterien des Herzens kann dadurch ein Herzinfarkt provoziert werden. Wie die örtliche Katecholaminwirkung zu verstehen ist, welche Konzentrationen vorliegen, wie die zeitliche Abfolge zwischen Streßereignis/Katecholaminausstoß, örtlicher Blutdrucksteigerung und Infarkt ist – all das ist ungeklärt. Auch die Wirkung des Streß auf die Hirngefäße ist bisher unbekannt. Man muß generell unterscheiden zwischen dem lebenslangen Prozeß der Arteriosklerose und dem Ereignis der Durchblutungsnot mit ihren akuten Folgen.

J. Siegrist, dem wir eine sorgfältige Studie über die Streßsituation bei Herzinfarktkranken verdanken, formuliert: »Die unter dem ungenauen und verwirrenden Begriff Streß bisher zusammengetragenen wissenschaftlichen Befunde beweisen zwar nicht schlüssig, daß Streß in jedem Fall ein Risikofaktor für koronare Herzkrankheiten ist, sie legen aber nahe, im Bereich psychosozialer Belastungen nach zusätzlichen krankmachenden Einflüssen zu suchen.«

Das akute Ereignis des Herzinfarktes kann nach meiner Erfahrung zweifellos durch ein Streßereignis oder durch langdauernde Streßsituationen ausgelöst werden. Dafür gibt es zahlreiche Beobachtungen. Solche Ereignisse sind dann schlüssig, wenn enge zeitliche Zusammenhänge gegeben sind. Das vorgeschädigte Herz kann solche Streßbelastungen nicht mehr auffangen. Es sind in erster Linie sorgfältige biographische Erhebungen, die diese Schlüsse nahelegen. Wie aber der *Infarkt nach Streß* entsteht, das ist auch heute, trotz mit viel Enthusiasmus vorgetragener angeblich neuer Infarktkonzepte, völlig unklar. Wie Streß und Katecholamine wirken, wissen wir nicht. Ob Störungen der Blutgerinnung, örtliche Zirkulationsstörungen, Schwankungen im Sauerstoff- und Nährstoffangebot, Verengung des Gefäßkalibers, Gefäßkrämpfe, Veränderungen der Herzmuskulatur oder ihres Reizleitungssystems nach

Streß eine Rolle spielen, ist noch unbekannt. Wenn es unter Streßsituationen zu schweren Herzrhythmusstörungen kommt, so kann dadurch zweifellos ein Herzinfarkt ausgelöst werden. Hier würde die Streßsituation die richtungweisende Verschlimmerung eines bestehenden Leidens bedeuten. Gerade für die Beurteilung der direkten Streßwirkung muß man die genaue Definition des Herzinfarktes zugrunde legen, wie sie der Heidelberger Pathologe Wilhelm Doerr gab: »Der Infarkt besteht im kompakten Untergang ganzer Herzmuskelbezirke. Tödliche Infarkte sind im Regelfall die Folge eines Koronararterienverschlusses. Die weit überwiegende Zahl der Infarkte ist Folge einer Durchblutungsstörung bei kritischer Verengung des Kranzarterienquerschnittes. Einzelne Untergänge von Herzmuskelfasern und -zellen sind keine Infarkte.«

Solche Zellnekrosen sind aber die typische Streßfolge. Sie können Funktionsstörungen des Herzens bewirken, ohne daß Infarkte vorliegen.

Gibt es »die Infarktpersönlichkeit«?

Die amerikanischen Forscher R. H. Rosenman und M. Friedman haben bei Infarktkranken gewisse Persönlichkeitsmerkmale und Verhaltensmuster gefunden, die für eine koronare Herzkrankheit disponieren. Menschen mit solchen Konstellationen bezeichnen sie als *Typ A* in der psychosozialen Verhaltensweise.

Sie sind überaktiv, ungeduldig, ausgesprochen karrierebesessen, haben Schwierigkeiten, sich der Umgebung anzupassen, sind abweisend und aggressiv, überaus ehrgeizig und mit hohem Pflichtgefühl ausgestattet – es sind Menschen, die stets unter Zeitdruck sind. Dieses Überangepaßte an die gesellschaftlichen Anforderungen ist somit das typische Kennzeichen des *Typ-A-Menschen*.

Der *Typ B* stellt genau das Gegenteil dar. Er ist also angepaßt, läßt die Dinge auf sich zukommen, wird mit den Forderungen des täglichen Lebens leichter fertig, kennt seine Grenzen.

Menschen mit dem *Typ-A-Verhaltensmuster* haben nach Rosenman und Friedman doppelt so häufig eine koronare Herzkrankheit wie der Typ B. Es gibt eine Reihe von prospektiven, retrospektiven und epidemiologischen Studien, die zu ähnlichen Ergebnissen kommen. Ganz eindeutig stellte sich heraus, daß vorhandene somatische Risikofaktoren die Basis für die Entstehung des Herzinfarktes beziehungsweise der koronaren Herzkrankheit sind. Unter dem Typ A gibt es erfahrungsgemäß zahlreiche Hypertoniker und Zigarettenraucher, Fettleibige und Stoffwechselgestörte. Nach schwedischen Untersuchungen scheint es so, daß massive Streßereignisse die Krankheitssymptome der koronaren Herzkrankheit zeitlich vorverlegen. Die schwersten Formen der Kranzgefäßarteriosklerose, gemessen mit Kontrastmitteldarstellung im Röntgenverfahren, fanden sich beim Risikobündel Rauchen, Hochdruck, hohes Blutcholesterin, Alter und Typ-A-Verhalten.

In der Framingham-Studie konnte auch epidemiologisch nachgewiesen werden, daß der Typ A innerhalb von acht Jahren viereinhalbmal mehr Herzinfarkte entwickelte als der Typ B. Dabei ist die Summe der etablierten somatischen Risikofaktoren einbezogen (siehe Seite 48).

Siegrist ging mit seinen Untersuchungen mehr ins Detail und fragte seine Herzinfarktpatienten nach besonderen Belastungen im täglichen Leben, insbesondere in der Berufswelt. Er fragte also nach Lärm, Hitze, Unfallgefahr, Verantwortung, nach Konflikten mit Vorgesetzten und so weiter, Schichtarbeit, Überstunden, Rationalisierungsmaßnahmen, Leistungslohn, Arbeitsplatzsicherheit und beruflicher Mobilität. Abweichungen von der Norm wurden in seinem Kollektiv häufiger mit Herzinfarkt beantwortet als in den Kontrollgruppen. Er fand unter den Infarktpatienten auch ungewöhnlich häufig chronische familiäre Belastungen und lebensverändernde Ereignisse, schwere Schicksalsschläge, Verlust des Ehepartners oder anderer geliebter Menschen.

Diese Untersuchungen sollten auch den sogenannten Pensionierungstod einbeziehen. Immer wieder kann man feststellen, daß der plötzliche Übergang vom tätigen Berufsleben in die Stille der Pensionierung zu raschem körperlichen und psychischen Verfall führt. Auch Herzinfarkte scheinen häufiger vorzukommen. Wie paßt dies ins Streßkonzept und zur Gefährdung des überaktiven Typs A? Hierzu muß man die Erhebungen der Heidelberger psychosomatischen Gruppe von P. Christian und P. Hahn kennen. Sie fanden gemeinsam mit dem Psychologen F. Hehl Verhaltensmuster des Infarktpatienten heraus, die durch die in Abbildung 27 aufgeführten Eigenschaften gekennzeichnet sind.

Bei vielen Infarktpatienten gibt es Züge von rigider Zwanghaftigkeit, von stark rationalisierenden Tendenzen, triebhaften Konkurrenzbedürfnissen und der Unfähigkeit, sich von diesen Merkmalen zu lösen. Ungeduld, impulsive Reaktionen, zwanghaftes Erfolgsstreben und Sucht nach sozialer Billigung

Verhaltensmuster der Infarktpatienten	
Zwang/Rigidität	Immobilität im Beruf Aggressivität Sorge um Gesundheit Sorge um Familie Existenzangst sexuelle Gehemmtheit
Soziabilität	Extraversion/Verhalten Einstellung zur Körperpflege sozial angepaßt
Sonstiges	Opportunismus Leistungsmotivation

27

sind überdurchschnittlich häufig. Sorge um Familie, Existenz und Gesundheit kommen hinzu. Die zwanghafte Rigidität äußert sich in sexueller Gehemmtheit. Viele Infarktpatienten bemühen sich, durch extrovertiertes Verhalten ihre Rigidität und Aggressivität zu überspielen. Bemerkenswert ist ferner eine besonders penible Einstellung zur Körperpflege.

Man sieht, daß das Verhaltensmuster A durch psychologische Merkmale erweitert wird.

Christian und Hahn legen Wert auf die Feststellung, daß diese Merkmale niemals isoliert betrachtet werden dürfen, sondern immer im Kontext mit den somatischen Risikofaktoren und Gegebenheiten einzustufen sind. Lebensalter und Geschlecht sind zu beachten. Frauen lassen sich in diese psychologischen Skalen viel schlechter einfügen.

Es ist eben eine von der Praxis bestimmte Wertung dieser Heidelberger Ergebnisse, daß sie die psychosomatischen nicht überinterpretiert. Aber man kann damit eine Erklärung für den Herzinfarkt im Pensionsalter, im Urlaub und in der Freizeit versuchen. Das plötzliche Freizeitangebot bekommt einer rigiden, aggressiven, überangepaßten Persönlichkeit schlecht. Die damit verbundene Ratlosigkeit ist mit Frustration verbunden, und daraus kann eine neue Art des Streß entstehen. Ähnliche Beobachtungen hat E. Mayer an Schwerarbeitern gemacht, die plötzlich an einen »leichten« Arbeitsplatz versetzt wurden.

Siegrist schließt aus seinen Untersuchungen, daß sich bereits jetzt aus ihnen zusätzliche Ansatzpunkte für die Prävention und Rehabilitation im Bereich der koronaren Herzkrankheiten ergeben. Er hält aber weitere Untersuchungen für notwendig. In der Tat handelt es sich hier um eine äußerst schwierige Materie.

Von den Gegnern der Streßtheorie wird ausgeführt, daß der in einigen Industrieländern gesicherte Rückgang der koronaren Herzkrankheiten und des Hirnschlags keineswegs mit der Reduktion von Streßsituationen einhergeht, sondern daß diese bedeutenden Rückgänge der arteriosklerosebedingten Todesursachen durch eine bessere Beherrschung der konventionellen Risikofaktoren vollkommen erklärt werden. Im einzelnen führt beispielsweise Siegfried Heyden aus: »Der Berufsstreß, die Konkurrenzkämpfe, Terminnöte, familiäre Probleme, Eheschwierigkeiten, die Generationenauseinandersetzung, Suchtkrankheiten, Kriminalität – alles läuft weiter, mit anderen Worten: der psychosoziale Streß ist immer gegenwärtig und hat keinesfalls in den USA nachgelassen. Spezifische, von Psychologen und Soziologen besonders favorisierte Bezugsgrößen, wie geographische und soziale Morbidität, Auflösung der traditionellen Familieneinheit, Abwendung von der Kirche als Institution, Extremsituationen auf dem Arbeitsmarkt mit Doppelverdienern und Arbeitslosen, Arbeitsunzufriedenheit, Urbanisierung von Millionen – das psychosoziale Optimum von Bedingungen, welche das Individuum und eine ganze Population stören, ist fraglos nicht zurückgegangen, sondern haben eher zugenommen. Allerdings zeigen die ischämischen Herzkrankheiten in den USA seit 1968 beträchtliche Rückgänge.« Er fragt dann provokativ: »Benötigen wir dann die psychosozialen Faktoren noch länger in der Diskussion um die Risikofaktoren?«

Ich meine, daß die Feststellungen des Royal College of Physicians und der British Cardiac Society die Situation richtig kennzeichnen: Während akuter Streß gelegentlich einen Myokardinfarkt auslösen mag, ist es schwierig zu beweisen, daß chronischer Streß zur Entwicklung der ischämischen Herzkrankheit beiträgt. Die Streßbehandlung, sei sie häuslicher oder beruflicher Natur, ist ein selbstverständlicher Teil ärztlichen Handelns. Von Initiative, Eifer, Führungseigenschaften und hartem Arbeiten sollte, besonders jungen Leuten, nicht abgeraten werden, in der falschen Vorstellung, daß diese Qualitäten Indikatoren für zukünftige Koronargefäßkrankheiten darstellten.

Der Bericht folgert dann weiter: »Trotz unserer Eindrücke

und persönlichen Überzeugung ist festzustellen, daß ein wirklich meßbarer oder modifizierbarer Persönlichkeitsfaktor als Risiko für die Herzkranzgefäßkrankheiten nicht nachgewiesen ist ...«

Was für die koronaren Herzkrankheiten festgestellt wird, gilt natürlich erst recht für die anderen Erscheinungsbilder der Arteriosklerose. Hier haben wir wirklich überhaupt keine gesicherten Daten. Die Arteriosklerose der großen und mittleren Hirnarterien, der Eingeweide, der Nieren und der Gliedmaßen wird durch Streß allein weder hervorgerufen noch verschlimmert.

Ich habe eingangs gefragt, ob Streß die Entstehung der etablierten Risikofaktoren begünstigt. In der Tat kann er bei vielen Menschen dazu führen, daß sie zu starken Zigarettenrauchern werden. Aber wir sollten nicht verkennen, daß es ausgesprochene Freizeitraucher gibt, die an freien Wochenenden und nach des Tages Arbeit und Mühen, also in Entspannungsphasen, besonders stark rauchen. Das gleiche gilt für den Alkoholmißbrauch und für die übermäßige Nahrungsaufnahme. Der Kummerspeck kann sich als Folge von Frustration und des Verlusts zwischenmenschlicher Beziehungen entwickeln. Streßsituationen können Blutdruckschwankungen und Cholesterinerhöhungen bewirken. Der Zeitfaktor ist hier ungemein wichtig. Die vorübergehende Erhöhung von Risikokonstellationen kann Infarkte und Hirnschläge provozieren. Aber das Gesamtbild der Arteriosklerose, das wir hier zu entwickeln suchen, bleibt davon unberührt.

Wir sollten mit pauschalen Urteilen, mit einer einseitigen Betonung des Streß wie mit seiner völligen Ablehnung, sehr zurückhaltend sein. Der Arzt muß sich mit jedem einzelnen Fall akuter und lebensbedrohlicher arteriosklerotischer Komplikationen auseinandersetzen. Wie auch immer das Risikoprofil eines Menschen beschaffen sein mag, welche psychischen und psychosozialen Risiken auch bestehen, er muß sich um ihre Beseitigung bemühen. Der Arzt darf also nicht bei der

Tabelle 8: Risikofaktoren des Herzinfarkts

Raucher	Nie-Raucher	**0**	Ex-Raucher oder Zigarre oder Pfeife (nicht inhalieren)	**1**	weniger als 10 Zigaretten
Blutcholesterin (mg %)	unter 180	**0**	181 – 200	**1**	201 – 220
Oberer Blutdruckwert (mmHg)	110 – 119	**0**	120 – 130	**1**	131 – 140
Blutzucker (mg %)	nüchtern unter 80	**0**	Zuckerkranke in der Familie	**1**	nüchtern 100, 1 Std. nach Mahlzeit 130
Vererbung	keine atheroskler. Herzkrankheiten in der Familie	**0**	ein Elternteil über 60 mit atheroskler. Herzkrankheit	**1**	beide Eltern über 60 mit atheroskler. Herzkrankheit
Körpergewicht	mehr als 5kg unter Normalgewicht	**0**	– 5kg Normalgewicht	**1**	6 – 10 kg Übergewicht
Körperliches Training	intensive berufliche u.sportliche Bewegung	**0**	mäßige berufliche u.sportliche Bewegung	**1**	sitzende Arbeitsweise u. intensive Sport
Geschlecht und Alter	weiblich unter 50	**0**	weiblich nach den Wechseljahren	**2**	jüngere Frauen mit entfernten Eierstöcken
	männlich und weiblich 20 – 30	**0**	männlich 31 – 40	**1**	männlich 41 – 50

Wenn Sie die für Sie zutreffenden Kästchen markiert haben, zählen Sie die Punktzahlen zusammen. Eine annähernde Gewichtung der Risiken ergibt:

1 – 18 Punkte:	kein erhöhtes Risiko
19 – 40 Punkte:	mäßig erhöhtes Risiko, Kontrolle in jährlichen Abständen
41 – 59 Punkte:	Gefahrenzone, suchen Sie Ihren Arzt auf
60 – 75 Punkte:	stark erhöhtes Risiko
76 und mehr:	maximale Gefährdung. Infarkt innerhalb der nächsten 2 – 3 Jahre wahrscheinlich.

garetten	8	30 Zigaretten	9	40 Zigaretten und mehr	10
– 249	7	250 – 280	9	281 – 300	10
– 160	6	161 – 180	9	180 und mehr	10
tern 120, . nach zeit 160	5	behandlungs- bedürftige Zuckerkrankheit	6	schlecht eingestellte Zuckerkrankheit	10
lternteil r 60 theroskler. krankheit	3	beide Eltern unter 60 mit atheroskler. Herzkrankheit	7	Eltern u.deren Geschwister unter 60 m.atheroskler. Herzkrankheit	8
19kg gewicht	3	20 – 25kg Übergewicht	7	26 kg u.mehr Übergewicht	8
nde Arbeits- e u.mäßiger t	3	sitzende Arbeits- weise u.wenig Sport	4	körperliche Inaktivität	6
hwister mit nfarkt	5	Frauen mit Zuckerkrank- heit	6	Frauen m.Antikon- zeptiva,Rauchen, hohem Blutchole- sterin u.Hochdruck	10
nlich 50	3	männlich 51 – 60	4	männlich 61 und darüber	6

ch ist dies kein absolut sicheres System. Man kann unter Umstän-
nen Infarkt auch in der Null-Risiko-Gruppe erleiden. Aber dies ist
n selten. Die Tabelle soll darauf hinweisen, daß Risikokonstellationen
aut werden müssen. Das gilt für alle arteriosklerotischen Verschluß-
heiten.

Korrektur hoher Blutdruckwerte und krankhafter Blutfettveränderungen, bei der Gewichtskontrolle oder bei Raucherentziehungsmaßnahmen stehenbleiben, sondern sein therapeutisches Spektrum muß auch anormale Verhaltensweisen im täglichen Ablauf des Lebens registrieren und zu korrigieren versuchen.

Ich habe vor zwanzig Jahren bei einem wissenschaftlichen Kongreß in Erlangen formuliert: »Wenn ein vielbeschäftigter oder vielgeschäftiger, übermüdeter, dauernd getriebener und gespannter Mensch sich falsch ernährt, mit seinen Kräften Raubbau treibt, sich immer neue Ziele steckt, die er mit Stimulantien, Nikotin, Koffein und alkoholischen Exzessen zu erreichen sucht, so hat er sicher wenig versäumt, um die Entwicklung degenerativer Herzgefäßkrankheiten zu fördern.«

Auf der anderen Seite gibt es Verhaltensweisen, die dieser aggressiv-extrovertierten Reaktion genau entgegengesetzt sind. Es gibt den durch schweren Verlust getroffenen, den sich ausgestoßen fühlenden, still verkümmernden und leidenden Menschen, der an solchen tristen Lebensbedingungen vor allem dann zugrunde geht, wenn er plötzlich mit ihnen konfrontiert wird. Ich möchte diesen stillen und leisen Verhaltenstyp dem lauten gegenüberstellen. Auf beide muß man eingehen, wenn man vorsorgen oder behandeln will.

Tabelle 8 (Seite 134/135) stellt den Versuch dar, das persönliche Risiko eines Herzinfarktes durch ein Punktsystem zu erfassen.

Die Krankheitszeichen der Arteriosklerose

Die Krankheitszeichen der Arteriosklerose sind von den jeweils betroffenen Organen bedingt, welche als Folge arteriosklerotischer Durchblutungsnot Funktionsstörungen entwikkeln. Die Arteriosklerose der *Kranzgefäße am Herzen* führt zur *koronaren Herzkrankheit*, deren stärkste Form der Herzinfarkt ist. Die Arteriosklerose der zum Gehirn führenden und im *Gehirn* liegenden Arterien bewirkt lokale Ausfälle in verschiedenen Gehirnbezirken oder aber das massive Ereignis des Schlaganfalls, der Apoplexie. Die Arteriosklerose der *Brust-* und *Bauchschlagader* kann typische Symptome machen, andererseits lange Jahre oder auch lebenslang symptomlos verlaufen. Sind die *Gliedmaßenarterien* betroffen, so sprechen wir von der *peripheren* Arteriosklerose oder der arteriellen Verschlußkrankheit. Besonders empfindlich reagieren die *Nieren* auf arteriosklerotische Durchblutungsstörungen. Schließlich gibt es die seltenere Arteriosklerose der *Lungenschlagadern*.

Nach den Organausfällen können wir also verschiedene Formenkreise der Arteriosklerose abgrenzen. Man muß jedoch bedenken, daß die Arterien ein zusammenhängendes System bilden, welches überall den gleichen Umbauerscheinungen unterliegt. Der generelle Umbau der Arterien kann mit einem allgemeinen Nachlassen der Leistungsfähigkeit verbunden sein. Die starren und verengten Arterien transportieren zuwenig Blut, der Blutstrom wird langsamer. Gerade bei älteren Menschen kann man dann einen raschen Verfall der körperlichen Leistungsfähigkeit und der Spannkraft und einen Zerfall der Persönlichkeit beobachten. Besonders die arteriosklerotischen Durchblutungsstörungen des Gehirns können einen allgemeinen Abbau bewirken. Er kann sich im körperlichen wie auch im seelischen Bereich abspielen. Der Laie neigt dazu, solche Menschen »verkalkt« zu nennen. Es kann gar nicht oft und deutlich genug betont werden, daß solche Zustände mit Verkalkung nichts zu tun haben. Selbst wenn der Röntgenologe kalkdichte Verschattungen im Bereich der Arterien feststellt, so bedeutet dies keineswegs das Vorhandensein arteriosklerotischer Durchblutungsstörungen oder fortgeschrittenen Hirnabbau.

Wann und in welchem Ausmaß die Arteriosklerose zur *Krankheit* wird, ist vom Ausfall der versorgten Organe abhängig. Der totale Verschluß einer Arterie kann mit der sofortigen Sperre der Blutversorgung verbunden sein, wenn nicht Umwegsarterien, sogenannte Kollateralen, für den Ausgleich sorgen. Solche Kollateralen gibt es in fast allen Bereichen des Organismus. Sie sind zum Beispiel reichlich im Gehirn vorhanden. Die paarig angelegten Hirngefäße haben innige Verbindung zwischen beiden Hirnhälften, welche selbst bei völligem Verschluß wichtiger Hirnarterienäste fortschreitende oder bleibende Ausfälle kompensieren.

Gefährlicher sind die Verschlüsse sogenannter Endarterien, die keine Kollateralen haben. Sie finden sich in Bezirken des Herzens. Die partielle Verlegung von Arterien kann dann kritische Durchblutungsstörungen verursachen, wenn auch die Kollateralen arteriosklerotisch verändert sind, so daß der Gesamtquerschnitt der Gefäßbahn verringert ist. Infolge einer gedrosselten Durchblutung kommt es zur *Mangeldurchblutung*, zur sogenannten *Ischämie*. Die Ischämie infolge partiellen Gefäßverschlusses kann also ebenso zum Gewebsuntergang führen wie der totale Arterienverschluß mit abrupter Blutsperre, nur spielt sich dieser Vorgang langsamer ab. Gehen die versorgten Organbezirke zugrunde, so sprechen wir vom *Infarkt*. Infarzieren bedeutet »Hineinstopfen«, wie dies zum Beispiel früher in der Wurstfabrikation gehandhabt wurde. (Die Wurstfüllmasse wurde durch einen Trichter in den Darm eingefüllt = infarziert.) Infarkte können sich in allen Organen abspielen. Sie können im Gehirn, im Herzen, in der Niere und in den Gliedmaßen dramatisch verlaufen, können aber auch nur geringfügige Folgen haben oder gar stumm verlaufen. Je besser die Ausstattung mit Kollateralen ist, um so besser werden Infarktereignisse toleriert.

Die koronare Arteriosklerose = die koronare Herzkrankheit

Von Gotthard Schettler und Hubert Mörl

Die angelsächsischen Ärzte bevorzugen für die Erkrankung der Kranzgefäße den Ausdruck Koronar-*Athero*sklerose, weil die zur Durchblutungsstörung führenden Arterienveränderungen sehr häufig durch einen atheromatösen Plaque bedingt sind. Wir halten den Ausdruck Koronar-*Arterio*sklerose für treffender, weil er auch die nicht durch einen Plaque bedingten Veränderungen kennzeichnet. Nun stammen diese morphologischen Begriffe aus der pathologischen Anatomie. Für den praktischen Gebrauch bevorzugen wir den Ausdruck *koronare Herzkrankheit*. Sie wird nahezu immer von der Arteriosklerose verursacht. Seltene nichtarteriosklerotische Ursachen der koronaren Herzkrankheit sind Einengungen der Kranzgefäße beim Abgang aus der Aorta (meist bei Syphilis) und entzündliche Läsionen (zum Beispiel Mitbeteiligung der Gefäße bei rheumatischen Entzündungen).

Alle primär die *Herzkranzgefäße* befallenden Krankheiten bewirken Funktionsausfälle am Herzmuskel. Sie äußern sich in der *Angina pectoris*, im akuten *Herzinfarkt*, im plötzlichen, unerwarteten *Herztod*, in *Herzrhythmusstörungen*, in akuter oder chronischer *Herzschwäche*.

Die andere große Gruppe der Herzkrankheiten betrifft primär den *Herzmuskel*. Wir nennen sie Kardiomyopathien. Auch die Innen- und Außenhäute des Herzens, das Endokard und das Perikard, können erkranken und Ausfälle am Herzen bewirken. Mit Arteriosklerose haben diese Krankheiten jedoch nichts zu tun.

Angina pectoris und die Warnzeichen des drohenden Herzinfarktes

Wie wiederholt ausgeführt, entwickelt sich die Arteriosklerose vom frühen Lebensalter an. Im Extremfall kann sie bereits im zweiten oder dritten Lebensjahrzehnt schwere Krankheitszeichen entstehen lassen. Andererseits gibt es Menschen mit ausgeprägter Arteriosklerose ohne bestimmbare Organausfälle. Menschen jeden Lebensalters sind durch Herzinfarkte besonders gefährdet, wenn sie ein ungünstiges Risikoprofil aufweisen und wenn sie aus Familien mit schwerer Belastung durch Herzkrankheiten kommen. Auch bereits durchgemachte Herzinfarkte stellen ein beträchtliches zusätzliches Risiko dar. Da das Infarktereignis aber recht oft aus scheinbar völliger Gesundheit heraus erfolgt, da die Betroffenen sich angeblich bis zu dem tragischen Ereignis völligen Wohlbefindens erfreut haben, ist es nur naheliegend, daß viele Menschen sich Gedanken darüber machen, ob sie nun zu den Gefährdeten gehören und welche Warnzeichen auf einen drohenden Infarkt hinweisen können. Oft sind es Menschen in Entscheidungsphasen, denen sich diese Fragen aufdrängen. Bei der Gründung der Familie, bei der Berufswahl, bei der Aufstellung sportlicher Trainingsprogramme sind sie noch nicht aktuell, weil der Jugendliche meist gar keinen Anlaß hat, über solche Dinge nachzudenken – es sei denn, es ereignen sich Infarkte in seiner unmittelbaren Umgebung, oder es sind Altersgenossen betroffen. In den mittleren Altersklassen stellen sich solche Fragen schon eher, wenn wichtige Entscheidungen im freien Beruf anstehen, Neubaupläne oder bedeutsame Investitionen zu entscheiden sind, ein Berufswechsel diskutiert wird, zusätzliche Aufgaben übernommen werden sollen und so weiter.

Nicht selten liest man, daß der Herzinfarkt einen Menschen aus bestem Wohlbefinden ereilt habe und daß der Tod mitten aus einem arbeitsreichen Leben erfolgt sei. Hinter Todesanzeigen wie »Nach kurzer schwerer Krankheit plötzlich verstorben« verbirgt sich fast immer ein Herzinfarkt. Befragt man die Hinterbliebenen, so erhält man die Auskunft, der Verstorbene sei ein Opfer seiner unmäßigen Arbeitsleistung geworden, seines Pflichtbewußtseins und seiner weit über den Durchschnitt hinausgehenden Aktivitäten. Fragt man nach anderen möglichen Ursachen für diesen plötzlichen Herztod, so werden oft nur zögernd krankheitsfördernde Störungen angegeben. Der Kettenraucher wird zum Gelegenheitsraucher heruntergespielt, die allgemeine Lebensweise wird, mit Ausnahme der Arbeitswut, als normal bezeichnet, die Freizeitgestaltung wird für vernünftig gehalten, sogar die familiäre Belastung wird verdrängt. Der Herzinfarkt ist sozusagen die unverdiente Quittung für die unermüdliche Sorge und Anstrengung um die Familie und für das berufliche Fortkommen. Selbst eindeutige Hinweise auf eine sich anbahnende Katastrophe werden von den hinterbliebenen Familienmitgliedern, der Umgebung am Arbeitsplatz oder von Freunden nicht wahrgenommen oder verdrängt.

Wir sind auf diese Zusammenhänge auf den Seiten 122–136 eingegangen. Hier muß nochmals festgehalten werden, daß Streß in jeder Form einem gesunden Herzen nicht schadet. Bleibende Streßfolgen betreffen immer ein vorgeschädigtes Herz. Fahndet man sorgfältig nach Symptomen im Herzbereich, so findet man nicht selten maskierte Warnzeichen, die nicht beachtet wurden. Es gibt aber auch Infarkte ohne jede Mißempfindung oder ohne jeden Hinweis auf Herz-Kreislauf-Störungen. Man hat für solche Ereignisse den Ausdruck »stummer Infarkt« geprägt.

Wenn wir darunter einen Infarkt verstehen, der ohne große

Schmerzen eintrat und verlief, so ist er auffällig häufig. Schließen wir jedoch alle subjektiven und objektiven Zeichen des Infarktes anläßlich einer ärztlichen Untersuchung ein, so werden die Zahlen niedriger. Im Heidelberger Herzinfarktregister, das jeden Infarkt der etwa 300000 Einwohner des Stadt- und Landkreises von Heidelberg erfaßt, gaben 46 Prozent der untersuchten Männer mit erstem Herzinfarkt an, in den letzten vier Wochen vor dem Tage des akuten Ereignisses keine Beschwerden von seiten des Herzens gespürt zu haben. In der weiteren Vorgeschichte fanden sich aber doch verdächtige Hinweise. Bei den 315 Patienten mit Re-Infarkt betrug der entsprechende Anteil 41 Prozent. Dieser von den anderen 18 Zentren der Weltgesundheitsorganisation, die an der Registerstudie teilnahmen, weitgehend bestätigte Befund veranlaßte nun weitere detaillierte Untersuchungen in den registrierten Bevölkerungsgruppen. Man kann jetzt davon ausgehen, daß 30 Prozent der Männer mit erstem Herzinfarkt in der Tat bis zum Eintritt des ersten Ereignisses beschwerdefrei waren. Untersucht man die Gesamtgruppe, so stellt sich heraus, daß etwa 70 Prozent einen oder mehrere krankmachende Risikofaktoren hatten. Unter den männlichen Herzinfarktkranken, die jünger als 40 Jahre waren, hatten nur 10 Prozent keinen Risikofaktor. Man muß also nach solchen Risiken fahnden!

Aufgrund der Heidelberger Erhebungen wurde das Untersuchungskonzept der Weltgesundheitsorganisation neu gestaltet. Es geht nicht an, aufgrund von Fragebogenaktionen die Gefährdung oder die tatsächliche Erkrankungsrate einer Bevölkerung oder einer Berufsgruppe an koronaren Herzkrankheiten zu erfassen. Die sogenannte körperliche und seelische *Befindlichkeit* geben für koronare Herzkrankheiten höchst ungenaue Hinweise. Bei den Hirninfarkten scheint die Quote der Wochen vor dem Ereignis noch beschwerdefreien Menschen wesentlich niedriger zu liegen. Hier ist es der als Risikofaktor weitaus führende Hochdruck, der allgemeine Erscheinungen, auch im Schädel-Hirn-Bereich, hervorruft. So wie wir nach den

Frühzeichen des Hochdrucks und nach den Folgen einer längerdauernden Hochdruckkrankheit fahnden, so sollten wir auch das Erscheinungsbild von Durchblutungsstörungen im Bereich der Herzkranzgefäße kennen. Eine Erscheinungsform der koronaren Herzkrankheit ist die *Angina pectoris*, die Brustenge.

Was ist Angina pectoris?

Der englische Arzt William Heberden hat dieses Syndrom bereits im 18. Jahrhundert an sich selbst beobachtet und aufgrund weiterer Wahrnehmungen an Patienten geschildert: »Ein Schmerz, der sich besonders nach dem Steigen und gleich nach dem Essen einstellt, sich bis zum Vernichtungsgefühl steigern kann und beim Stehenbleiben verschwindet, später auch nach Fahren, Reiten, Schlucken, Husten, Stuhlgang, Sprechen, Erregung, beim Liegen auf der Seite, ja sogar im Schlaf auftritt, unter dem Brustbein sitzt, häufig, mehr nach links als nach rechts, in die Arme und Hände ausstrahlen kann, nichts mit Atemnot zu tun hat, fast nur Männer betrifft und die Brust so beengt, daß man den Schmerz als Angina pectoris bezeichnen kann.« Damit ist das klassische Erscheinungsbild der Angina pectoris gekennzeichnet. Es kann jedoch auch in anderer Form erscheinen.

Wann muß man an Herzinfarkt denken?

Das häufigste Anzeichen für den drohenden Herzinfarkt ist ein ungutes, beklemmendes Gefühl in der Brustmitte. Es äußert sich nicht in Form eines scharfen, stechenden umschriebenen Schmerzes, sondern eher als Druck, Beklemmung oder dumpfes Ziehen. Der Schmerz kann episodenartig auftreten und rasch verschwinden, um dann plötzlich wiederzukommen und intensiver zu werden. Er kann sich von der Brustmitte in beide

Seiten hinziehen und kann auf die Innenseiten beider Ober- und Unterarme ausstrahlen. Er kann auch nur einen Arm betreffen, wobei der linke Arm und die linke Schulter gegenüber rechts bevorzugt sind. Der Betroffene denkt an eine Störung im Bereich des Gelenks, an eine Muskelzerrung oder an einen Muskelrheumatismus. Diese Symptome verstärken sich unter Bewegung des betroffenen Gebietes, Herzschmerzen verändern sich darunter nicht. Der bohrende, heftige Schmerz des beginnenden oder bereits ausgeprägten Infarktes strahlt nicht selten in den Nacken und in den Rücken aus, zieht sich in die Unterkieferbereiche bis in die Zähne. In der Kälte oder bei stürmischem Wind können die Schmerzen zunehmen.

Gar nicht selten sind Herzinfarkte mit Oberbauchsymptomen wie heftigem Druck und bohrendem Schmerz im oberen Bereich des Unterleibes verbunden. Patienten, die ein Magen- oder Zwölffingerdarmgeschwür durchgemacht oder eine Gallenkolik erlitten haben, können den neu auftretenden, vom Herzen verursachten Schmerz nicht immer vom früheren unterscheiden. Sie sind geneigt, ihn auf die bereits bekannte Krankheit zurückzuführen. Übelkeitsgefühl und Erbrechen, starke Blähsucht oder Durchfälle lassen eher an ein Magen-Darm-Leiden denken als an einen Herzinfarkt. Nicht selten kommen die geschilderten Schmerzsyndrome gleichzeitig oder in rascher zeitlicher Abfolge vor.

Am häufigsten ist die Verbindung von Schmerzen in Brust, Hals, Kiefer und Armen. Wenn dann noch Kurzatmigkeit und Kollapsneigung mit Schweißausbruch auftreten, so muß man immer an einen Herzinfarkt denken und entsprechende Maßnahmen einleiten.

Viele Menschen, die sich Gedanken um ihre Gesundheit machen – das sind nicht nur ältere –, haben Nitroglyzerinpräparate bei sich. Man soll bei den geschilderten Schmerzzuständen eine Nitroglyzerinkapsel zerbeißen. Bei noch nicht eingetretenem, aber drohendem Infarkt können sich die Schmerzzustände dann zurückbilden. In jedem Falle ist nach solchen Ereignissen eine sofortige ärztliche Untersuchung angezeigt. Wird sie versäumt, so sollte sie spätestens durchgeführt werden, wenn sich ähnliche Erscheinungen wieder einstellen. Sie können an Intensität sowohl beim einzelnen Anfall als auch bei wiederholten Anfällen zunehmen. Man nennt dies Crescendo-Angina, womit die sich steigernde Schmerzskala gut gekennzeichnet ist.

Was verbirgt sich hinter der Angina pectoris?

Wenige Jahre nach der Erstbeschreibung der Symptome durch Heberden (1768) vermuteten Samuel Fothergill (1776) und Edward Jenner (1799), daß die Angina pectoris durch eine Krankheit der Herzkranzgefäße und insbesondere durch eine Sklerose bedingt sei. Von ihnen stammen sowohl Schilderungen von Koronarverschlüssen als auch inkompletter Kranzgefäßverengungen. Jenner veröffentlichte seine Befunde mit Rücksicht auf seinen Lehrer John Hunter nicht, da dieser seit dem 45. Lebensjahr an Angina pectoris litt. Erst später beschrieb er dann Zustände, wo die Koronarien »im Zustand knöcherner Röhren« seien. Obwohl auch P. Parry (1799) die Bedeutung der Koronarsklerose für die Angina pectoris hervorhob, wurden diese Zusammenhänge nur sehr zögernd anerkannt. Entzündliche Herzveränderungen (Jean Nicolas Corvisart, 1810) und neuralgische Zustände (Leieneck, 1808) wurden dafür verantwortlich gemacht. Eine glänzende Schilderung von Koronarsklerose mit ihren Folgen stammt von Jean Cruveilhier (1859), der den Herztod bei Kranzgefäßsklerose als Apoplexie des Herzens beschrieb.

Auch Veränderungen der Blutflüssigkeit wurden als Ursache angesehen. So beschrieb F. Bouillaud (1841) Angina pectoris bei schwerster Blutarmut junger Mädchen (Chlorose). Schwerer Blutvolumenmangel, zum Beispiel bei akutem Blutverlust, Blutverteilungsstörungen, bei Blutdruckabfall, im Schock oder Kollaps können zu Durchblutungsnot am Herzen und zu Angina pectoris führen. Auch die Eindickung des Blutes, zum Beispiel nach massiven Wasserverlusten, oder die Zunahme der geformten Blutbestandteile bei der Vollblütigkeit (Polycythämie) kann Angina pectoris bewirken.

Bedeutet »Herzschmerz« immer koronare Herzkrankheit?

Zahlreiche Patienten kommen in die Sprechstunde mit der Angabe, Herzbeschwerden und Herzschmerzen zu haben. Sie fürchten, einen Herzinfarkt zu erleiden. Männer der mittleren Jahrgänge und Frauen im Beginn der Wechseljahre sind besonders häufig durch diese Beschwerden verunsichert. In jedem Falle ist eine sorgfältige ärztliche Kontrolle mit einer abgestuften ärztlichen Diagnostik notwendig.

Der Schmerzcharakter ist in solchen Fällen, die wir dem funktionellen Formenkreis zuordnen, anders. Funktionell bedeutet »nicht organisch bedingt«. Die Schmerzen werden zum Teil ganz genau lokalisiert. Zum Beispiel zeigt der Patient auf die linke Brustwarze, oder er gibt einen stechenden, explosionsartig auftretenden, zuckenden Schmerz in der Herzgegend an. Der Schmerz spielt sich nicht in der Tiefe und in der Brustmitte ab, er hat nicht den oben geschilderten Charakter der Ausstrahlung, er lokalisiert sich nicht selten auch unmittelbar vor der Herzspitze. Herzklopfen, Herzstolpern, allgemeine Unruhe, Schlaflosigkeit, gesteigerte Nervosität, rasche Erschöpfbarkeit, nächtliche Schweißneigung sind meist Ausdruck einer allgemeinen nervösen Überbelastung im Sinne einer sogenannten vegetativen Dystonie, bei der organische Herzschäden und insbesondere Kranzgefäßleiden nicht vorliegen. In jedem Einzelfall muß der Arzt den Beschwerden sorgfältig nachgehen. Er hat ferner die Aufgabe, andere Ursachen für angeblich echte Herzbeschwerden aufzuspüren beziehungsweise auszuschließen.

Die ärztliche Deutung des Herzschmerzes kann recht

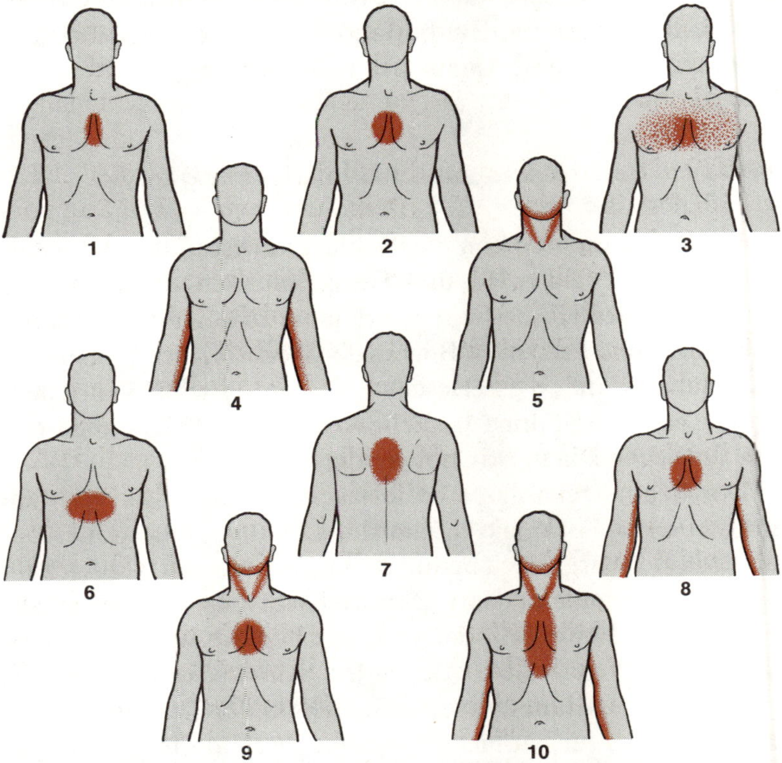

1,2,3: Das häufigste Anzeichen des Herzinfarkts ist ein unbehagliches Gefühl in der Mitte, gewöhnlich nicht ein scharfer, stechender Schmerz, sondern ein Druck- oder Völlegefühl, eine Beklemmung oder ein dumpfes Ziehen. Der Schmerz kann schwach, mäßig oder heftig sein. Er kann über die ganze Brust ausstrahlen. Möglicherweise läßt er nach wenigen Minuten oder Stunden wieder nach, um dann Stunden, Tage oder Wochen später wieder aufzutreten.
4: Der Schmerz kann sich von der Brust in einen oder beide Arme ausbreiten oder auch nur in den Armen auftreten.
5: Das Unbehagen kann auf eine oder beide Seiten, nach hinten oder vorn, in den Hals oder in den Kiefer ausstrahlen. Es kann mit Zahnschmerz, Arthritis oder „steifem Hals" verwechselt werden. Drehen Sie zur Probe den Kopf, oder beugen Sie den Nacken; Halsschmerzen verschlimmern sich dadurch nicht, im Gegensatz zu den meisten vom Hals ausgehenden Schmerzen.
6: Schmerz - gewöhnlich Druck, Völlegefühl, Beklemmung oder dumpfes Ziehen - kann im oberen Unterleib auftreten und wird dann oft mit Verdauungsbeschwerden verwechselt. Gewöhnlich bleibt er nicht auf den Unterleib beschränkt, sondern greift dort, wo die Rippen sich gabeln, auf den unteren Teil des Brustkorbs über. Übelkeitsgefühl oder Erbrechen kann diesen Schmerz begleiten.
7: Es kann auch vorkommen, daß Rückenschmerzen das einzige Warnzeichen eines Herzanfalls sind. In der Regel sitzt dieser Schmerz zwischen den Schulterblättern.
8,9,10: Herzschmerzen treten oft in kombinierter Form auf. Die häufigste Verbindung sind Schmerzen in Brust und Armen, in Brust, Hals und Kiefern oder in allen genannten Körperteilen gleichzeitig. Nicht selten ist der Schmerz in Hals und Kiefern, Unterleib, Armen und Rücken stärker als der in der Brust. Zusammen mit jeder dieser Kombinationen können Kurzatmigkeit, Übelkeitsgefühl oder Erbrechen und kalter Schweiß auftreten. Bei unerklärlichem Schwitzen sollte man, vor allem wenn es mit Schmerzen in einem der genannten Körperteile verbunden ist, stets an die Möglichkeit eines sich ankündigenden Herzanfalls denken.

schwierig werden. Schmerzen im Bereich der linken Brustpartie können von schweren Wirbelsäulenveränderungen bis hin zur beginnenden Gürtelrose oder Nervenentzündung, von starker Überblähung des Dickdarms bis zum Lungeninfarkt oder zur Rippenfellentzündung gehen. Schwere Allgemeinkrankheiten, wie ein bisher nicht erkannter Krebs, können über Knochenmetastasen im Rippenbereich Herzschmerzen vortäuschen, und andererseits können Verletzungen der Rippen und im Brustmuskelbereich, zum Beispiel beim Sport, Herzbeschwerden vortäuschen. Abbildung 28 zeigt noch einmal die charakteristischen Warnzeichen des Herzinfarktes.

Die früher eindeutig verneinte Annahme, daß Krampfzustände an Herzkranzgefäßen Angina pectoris hervorrufen, ist durch Beobachtungen bei Kontrastdarstellungen im Röntgenverfahren wieder aktuell geworden. Es gibt zweifellos Kranzgefäßspasmen mit anginösen Symptomen. Sie entstehen aber nahezu immer an vorgeschädigten Kranzarterien oder im Zuge mechanischer Läsionen (z. B. durch Sonden oder Katheter). Der Kardiologe kann diese Zustände klären.

Der akute Herzinfarkt

Wir verstehen unter einem Herzinfarkt die Zerstörung von Herzmuskelbezirken aufgrund von örtlichen Ernährungsstörungen, die zu schweren, nicht selten tödlichen Leistungsstörungen des Herzens führen. Meist ist die Blutzufuhr infolge Einengung der für die Ernährung des Herzens verantwortlichen Kranzgefäße behindert oder örtlich unterbrochen. Etwa 95 Prozent der Herzinfarkte sind durch die Arteriosklerose bedingt. Der Verschluß einer großen Kranzarterie bewirkt den Untergang der versorgten Muskelbezirke. Die Lieblingsstellen solcher meist durch Thrombosen hervorgerufenen Gefäßverschlüsse sind in Abbildung 29 wiedergegeben.

Lieblingsstellen der Gefäßeinengungen oder -verschlüsse an den Herzkranzgefäßen

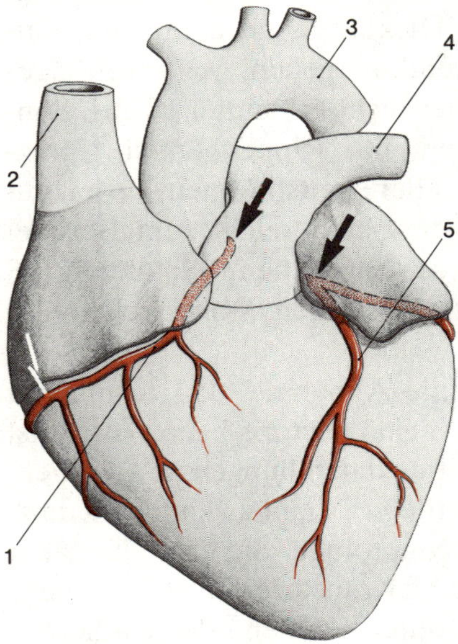

1 rechte Koronararterie
2 Hohlvene
3 Aorta (Hauptschlagader)
4 Lungenarterie
5 linke Koronararterie

29

Klinisch ist der Herzinfarkt durch drei Veränderungen bestimmt:

1. anhaltender Schmerz vor dem Herzen,
2. typische EKG-Kriterien,
3. Anstieg von Enzymen im Serum.

Entwicklungsgeschichtliche Besonderheiten, die anatomische Anordnung der Kranzgefäße sowie die besondere Struktur des Herzens begründen die Tatsache, daß der weitaus überwiegende Anteil der Herzinfarkte im Bereich der linken Herzkammer erfolgt. Der kritische Querschnitt, bei dem es zu Herzmuskeluntergang kommt, ist dann gegeben, wenn etwa

70 Prozent des Gesamtgefäßquerschnitts im versorgten Gebiet eingeengt sind.

Die Frage, ob Kranzgefäßthrombosen primär für den tödlichen Gefäßverschluß verantwortlich sind, wie das von zahlreichen pathologischen Anatomen gezeigt wurde, ist in letzter Zeit wiederaufgenommen worden. Ganz allgemein kann man feststellen, daß arterielle Thrombosen im Bereich der Kranzgefäße dann um so häufiger sind, je länger bei einem Kranken ein Kreislaufzusammenbruch bestand. Auch örtliche Schockverhältnisse im Kranzgefäßsystem begünstigen thrombotische Vorgänge. Es gibt zweifellos Zustände, wo der Herzinfarkt sekundäre Koronarthrombosen auslöst. Für die Masse der Fälle gilt jedoch, daß der zum definitiven Tod führende Koronargefäßverschluß letztendlich durch arterielle Thrombosen verursacht wurde (Tafeln 4a, 4b, 4d). Man konnte mit verschiedenen Techniken nachweisen, daß sich solche verschließenden Thromben schichtweise ausbilden, dadurch den Gefäßquerschnitt immer mehr einengen oder schließlich ganz blockieren. Sie sind nicht selten das erste Ereignis im Gefäßinneren, das zum Infarkt führt.

Es gibt aber auch Fälle mit klinisch sicherem Herzinfarkt, bei dem größere Gefaßveränderungen fehlen. Gerade Jugendliche können Infarkte entwickeln und an ihnen sterben, ohne daß grob sichtbare Gefäßläsionen bestehen. Mit sorgfältigen Gewebsuntersuchungen findet man dann minimale Veränderungen, die zu Instabilität der Herztätigkeit, zu plötzlichem Herzversagen oder zum ausgeprägten Herzinfarkt führten.

Unabhängig von der Frage, ob lokale Muskeluntergänge erst sekundär Gefäßthromben hervorrufen, kann man feststellen, daß das zum Tode führende koronare Ereignis meist als letztes morphologisches Substrat die Koronarthrombose hat. Im Gegensatz zur Angina pectoris ist das Ergebnis irreversibel; das heißt, es hat den Untergang von Herzmuskulatur zur Folge. Die gleichen kreislaufdynamischen Bedingungen, die einen Angina-pectoris-Anfall auslösen, können auch zum Herzmuskeluntergang führen. Der Unterschied besteht darin, daß bei der Ausbildung eines Infarktes in den betroffenen Herzbezirken die Diskrepanz zwischen Energiebedarf der Herzmuskulatur und der Sauerstoffversorgung so groß ist, daß es nicht wie bei der Angina pectoris zu einer Gleichgewichtseinstellung des Energiestoffwechsels kommen kann. Vielmehr zerfallen die einzelnen Herzmuskelfasern bis unter die Grenze der Wiederbelebbarkeit der Herzmuskulatur. Der Untergang an Herzmuskulatur kann an der Schmerzintensität beziehungsweise am Grad der Angina-pectoris-Syndrome vermutet oder gar abgelesen werden. Dauert die Herzattacke unvermindert an und ist sie durch Medikamente wie Nitroglyzerin, durch heiße Armbäder, durch Lagewechsel des Patienten nicht zu beeinflussen, so ist die Wahrscheinlichkeit eines Herzmuskelinfarktes außerordentlich groß. Sie nimmt zu, wenn sich Herzrhythmusstörungen bis hin zur absolut unregelmäßigen Herztätigkeit einstellen. Dauert der Herzschmerz länger als fünf Minuten, so ist dringend die Klinikeinweisung geboten.

Hauptkomplikationen des akuten Herzinfarktes sind *Schock, akute Herzleistungsschwäche* und *Herzrhythmusstörungen.* Hat der Kranke die Intensivstation des Krankenhauses erreicht, so können Herzrhythmusstörungen und akute Herzschwäche oft beseitigt werden. Trotzdem ereignen sich immer wieder Todesfälle auch in diesen Phasen. Sie beruhen auf dem (herzbedingten) Schock. Das Herz ist nicht mehr in der Lage, den Blutkreislauf aufrechtzuerhalten. Der Kreislauf bricht zusammen, der Blutdruck fällt ab, es entsteht schwerste Mangeldurchblutung im Herzen, aber auch im Gehirn und in den Nieren. Dieser Zustand ist mit dem Leben nicht mehr vereinbar. Die rechtzeitige Schockbekämpfung ist daher eine der wichtigsten Aufgaben in der Infarktbehandlung. Unabhängig vom Schock kann sich eine Herzmuskelschwäche einstellen, wenn große Herzmuskelbereiche ausfallen oder wenn der Infarkt sich in einem bereits vorgeschädigten Herzen abspielt. Frühzeitige ärztliche Hilfe ist notwendig und oft erfolgreich. Auch die Herzrhythmusstörungen, im Gefolge eines Infarktes immer eine ernste Komplikation, verlangen sorgfältige diagnostische und therapeutische Maßnahmen durch den Arzt. Ein außer Kontrolle geratener Herzrhythmus kann das Schicksal des Kranken bestimmen. Thromben im Herzen werden dadurch begünstigt. Sie bewirken nicht selten Embolien im Gehirn, in den Eingeweiden, den Gliedmaßen und in den Nieren (siehe Tafel 4d). Die schlimmste Komplikation ist das Herzkammerflimmern, das ohne sofortiges Eingreifen den Herztod bedeutet.

Plötzlicher, unerwarteter Herztod und Arteriosklerose

Eines der größten medizinischen Probleme ist der plötzliche Herztod. Aus scheinbarer Gesundheit heraus werden auch heute noch zahlreiche Menschen in ihren besten Jahren vom Tode ereilt. Das »Jedermann«-Schicksal hat es gewiß zu allen Zeiten gegeben. Aber in den letzten Jahrzehnten hat es Ausmaße angenommen, die eine Herausforderung für den Ärztestand und für alle bedeuten, die sich mit der Gesundheit des Menschen befassen.

Gemäß der Definition der WHO und der Internationalen Kardiologischen Gesellschaft verstehen wir unter plötzlichem, unerwartetem Herztod ein Ereignis, das innerhalb von 24 Stunden nach Auftreten der ersten Symptome eintritt. Dies ist eine willkürliche Einteilung, zumal nicht wenige der Betroffenen einen sogenannten Sekundenherztod erleiden, der blitzartig zuschlägt. Solche Ereignisse beruhen fast ausschließlich auf dem sogenannten Herzkammerflimmern, das zum Erlöschen der unerläßlichen Pumpfunktion des Herzens führt. Etwas häufiger ereignen sich tödliche Herzstillstände innerhalb von Minuten. In anderen Fällen quält sich der Befallene stundenlang, bis es zum Herzversagen kommt. Ärztliche Hilfen sind vergeblich, und selbst der volle Einsatz auf klinischen Intensivstationen kann den Tod nicht verhindern.

Zunächst muß in jedem Einzelfall des unerwarteten Todes geklärt werden, ob er wirklich die Folge von Herzversagen ist.

Lungenembolien und Hirnschlag führen selten zu akutem Tod.

Der Kranke ist bei so dramatischen Verläufen nicht in der Lage, Angaben über mögliche Ursachen zu machen. Auch die Umgebung ist meist überfordert. »Plötzlicher, unerwarteter Tod« besagt, daß keiner damit rechnete, daß die persönliche Vorgeschichte keinen Hinweis darauf gab. Man sollte in jedem Falle die Klärung durch eine Leichenöffnung anstreben. Sie ist in manchen Ländern gesetzlich vorgeschrieben, bei uns nur bei Verdacht auf Verbrechen oder unnatürliche Todesursache wie Unfall oder Vergiftung.

Die pathologisch-anatomischen Daten zeigen weltweit folgende Ursachen für den plötzlichen Herztod: Einmal sind es Läsionen am Reizleitungssystem des Herzens, zum anderen Veränderungen der Kranzgefäße und der Herzmuskulatur. Bei weitaus den meisten Fällen ist die Arteriosklerose im Spiel. Sie kann das Reizleitungssystem durch einen örtlichen Herd tödlich blockieren oder ein Kranzgefäß akut verschließen und damit einen Herzinfarkt provozieren. Sie kann tödliche Blutungen im Reizleitungssystem oder im Herzmuskel verursachen. Oft ist der Ort der Läsion entscheidend. So kann ein ungünstig gelegener Herd die Katastrophe bewirken, ohne daß eine schwere allgemeine Arteriosklerose besteht. Dies ist hauptsächlich bei jungen Menschen der Fall.

Akute Todesfälle können sich also bei relativ unversehrtem Herzen ereignen oder bei bereits schwer verändertem. Eine allgemeine Arteriosklerose der Kranzgefäße führt zu ausgeprägter Verschwielung des Herzmuskels. Es ist klar, daß hiermit eine besondere Gefährdung verbunden ist.

Gibt es krankmachende Faktoren, die den plötzlichen, unerwarteten Herzinfarkt provozieren?

Die Risikofaktoren für den plötzlichen, unerwarteten Herztod sind identisch mit jenen für die koronaren Herzkrankheiten.

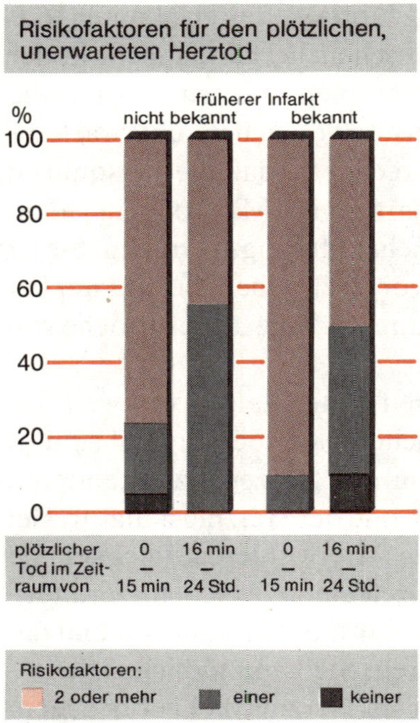

30

Dies geht aus Abbildung 30 hervor. Sie gibt die Ergebnisse einer epidemiologischen Studie in Chicago wieder. Die Risikofaktoren waren solche 1. Ordnung, nämlich *Erhöhung des Blutcholesterins über 250 mg%, Blutdruckwerte über 150/90 mmHg* und *Rauchen von täglich 10 Zigaretten und mehr*. Hierbei wurden getrennt Fälle ohne bewußte Krankheitszeichen und solche mit bereits vorhandenen Symptomen. Vor allem bei Menschen, die innerhalb von 15 Minuten verstarben, fällt auf, daß sie zwei oder mehrere Risikofaktoren hatten. Berücksichtigt man die weiteren Risiken wie Diabetes und massives Übergewicht, so wird diese Statistik noch eindrucksvoller.

Körperlicher und psychosomatischer Streß mögen im Einzelfall den plötzlichen, unerwarteten Herztod herbeiführen, aber dies ist ungewöhnlich selten. In solchen Fällen bestanden bereits ausgeprägte Risikokonstellationen. Menschen mit schweren Herzrhythmusstörungen, mit bereits durchgemachtem Infarkt oder mehreren Re-Infarkten sowie Menschen mit Herzleistungsschwäche sind sehr oft vom plötzlichen Herztod betroffen. Es bedarf in solchen Fällen keiner Risikofaktoren, um die Todesursache zu erklären. Man muß sich aber bewußt sein, daß es eben sehr oft Risikofaktoren waren, die jene präfinalen Zustände herbeiführten!

Vergleicht man die Einwirkung der Hauptrisikofaktoren – erhöhtes Serumcholesterin, Blutdruck und Zigarettenrauchen – in ihren Einwirkungen auf den ersten Herzinfarkt, auf die gesamten Todesfälle durch koronare Herzkrankheiten, auf den plötzlichen, unerwarteten Herztod mit allen registrierten Todesfällen, so ergeben sich wiederum die unheilvolle Rolle der Risiken und, wie die rechte Gruppe dieser Abbildung zeigt, die unverhältnismäßig große Steigerung des Risikos durch mehrfache Faktoren (Abbildung 31). Hier werden die Ergebnisse des sogenannten Pooling-Projekts wiedergegeben, das die Daten der Framingham-, zweier Chicago-, der Albany-, der Los-Angeles-, der Mittelwest-Eisenbahnarbeiter-, der Minneapolis-St.-Paul-Geschäftsleute- und der Tecumseh-Studie erfaßt. In die Studie gingen Männer mittleren Alters ein, die zu Beginn frei von koronaren Herzkrankheiten waren. Die hier dargestellten Daten umfassen einen Zeitraum von zehn Jahren. Inzwischen wurden die Ergebnisse durch weitere acht Jahre prinzipiell bestätigt.

Zahlenmäßig weit an der Spitze liegen die Zigarettenraucher. Es folgen Patienten mit Blutcholesterinerhöhungen. Hier können sich Herztodesfälle schon bei Kindern und Jugendlichen ereignen. Massiver Bluthochdruck kann den plötzlichen, unerwarteten Herztod bewirken, doch besteht hier meist eine längere Krankengeschichte. Der Tod ist für den Eingeweihten nicht mehr unerwartet eingetreten.

Mit Arteriosklerose nichts zu tun haben entzündliche Herzveränderungen. Sie müssen immer bedacht werden. Kommt es

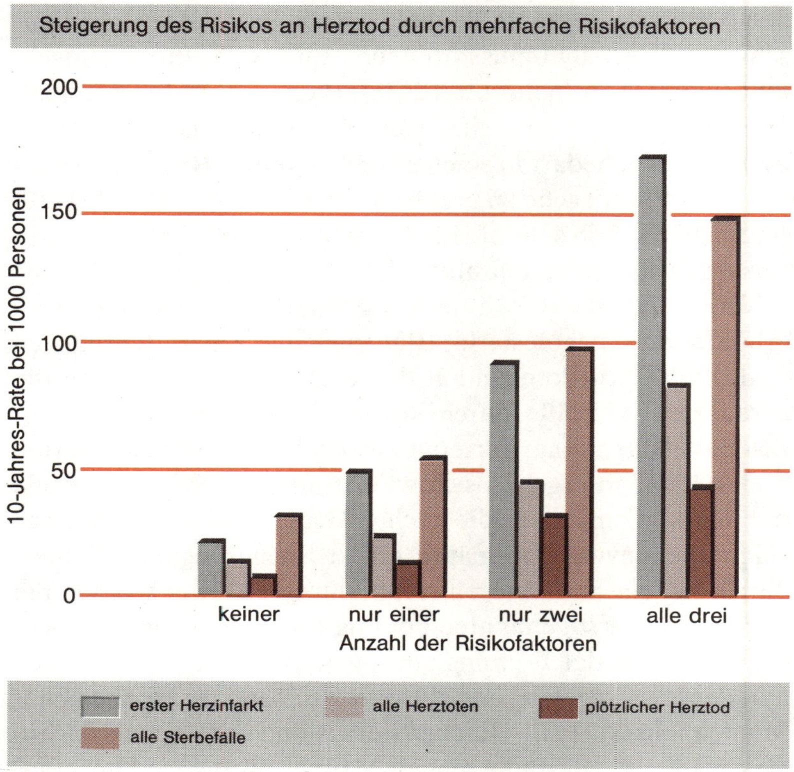

31

beispielsweise bei Sportlern während des Trainings oder Wettkampfes zum plötzlichen Tod, so fanden sich in der jüngsten Vergangenheit durchgemachte Infektionen, scheinbar harmlose Grippeinfekte, akute Mandelentzündungen, Erkrankungen der Nasennebenhöhlen oder ähnliche Ergebnisse. Es gibt auch angeborene Herzmuskelstörungen und Herzrhythmusstörungen, die jahrelang symptomlos bleiben oder nicht beachtet werden. Herzrhythmusstörungen müssen in jedem Falle durch eine sorgfältige ärztliche Untersuchung abgeklärt werden. Sie können gänzlich harmlos oder aber bedrohlich sein. In jedem Falle sollen sie den Betroffenen zum Arzt führen.

Es gibt auch Erkrankungen des Lungenkreislaufs, wie der sogenannte Lungenhochdruck oder die Lungenarterienembolie, die zum plötzlichen Herzversagen führen. Seltener sind Gehirnveränderungen Ursache plötzlichen Herzversagens. Plötzliche Hirnschläge, insbesondere bei jungen Menschen, beruhen oft auf symptomarmen Herzinfarkten, die infolge Zusammenbruchs der Pumpfunktion oder infolge von aus dem Infarktgebiet stammenden Embolien am Gehirn die Katastrophe herbeiführen.

Ich sagte, der Tod tritt nicht selten aus scheinbarer Gesundheit auf. Erhebt man sorgfältig die jüngste Vorgeschichte, so sind freilich Warnsymptome viel häufiger, als zu vermuten war. Aber wer nimmt schon einen vorübergehenden Druck in der Herzgegend immer so ernst, daß er gleich zum Arzt geht! Wir dürfen auch nicht verkennen, daß selbst eine umfassende ärztliche Untersuchung ergebnislos verlaufen kann. Ich habe zwei dramatische Ereignisse in Erinnerung, als Patienten nach Abschluß einer befriedigend verlaufenen Generaluntersuchung unter Beachtung aller notwendigen und bewährten Regeln plötzlich einen tödlichen Herzinfarkt erlitten. Die Autopsie ergab frische Läsionen im Reizleitungssystem des Herzens. Es ist, wie gesagt, eine der am meisten gefährdeten Lokalisationen für tödliches Herzversagen.

Bedenkt man, welch ungeheure Bedeutung der Herzinfarkt im Leben des einzelnen, welch katastrophale Auswirkung der plötzliche, unerwartete Herztod für die Familien und ihre gesamte Umwelt hat, so wird es verständlich, daß es ein Hauptanliegen der medizinischen Forschung in nahezu allen ihren Bereichen ist, die Ursachen frühzeitig zu erkennen, die Entstehung zu verhindern und den Krankheitsverlauf bei eingetretenem Herzinfarkt abzumildern. Denn die Lebenserwartung des Infarktkranken ist nach wie vor deutlich eingeschränkt. Nach einer bedrohlichen Frühphase, die nach Minuten, Stunden oder Tagen zählt, bessert sich nach dem ersten Monat die Lebenserwartung. Aber der Infarktüberlebende hat gegenüber Gesunden oft eine verkürzte Lebenserwartung, vor allem, wenn seine Risiken weiter bestehen. Entscheidend ist der Zustand des Herzmuskels und der Herzkranzgefäße. Er muß dabei fortlaufend überprüft werden. Mit vorsorgenden und therapeutischen Maßnahmen kann man viel erreichen.

Die Arteriosklerose des Zentralnervensystems (zerebrovaskuläre Arteriosklerose)

Von Hubert Mörl

Im Rahmen der allgemeinen Arteriosklerose haben die Hirngefäße ihre Besonderheiten. Das hängt mit der speziellen Arterienversorgung des Gehirns zusammen. Für den Laien ist diese Versorgung verwirrend. Der Arzt und insbesondere der Nervenarzt und der Augenarzt können aus dem Sitz der Gefäßveränderungen und ihren Folgen für das Gehirn diagnostische Schlüsse ziehen. Dies ist ungemein wichtig, weil man heute durch chirurgische Eingriffe manche drohende Katastrophe vermeiden oder beseitigen kann.

Selbst langstreckige Arterienverschlüsse innerhalb oder außerhalb des Gehirns (an den sogenannten Zubringerarterien des Halsbereichs) können symptomlos bleiben, wenn sie sich langsam entwickeln und damit Umwegskreisläufe ermöglichen (Abbildung 32). Sie sind im Gehirn reichlich vorhanden. Wenn aber der Zufluß zum Gehirn generell vermindert ist, etwa im Gefolge eines Kreislaufzusammenbruchs beim Kollaps oder bei schwerer Herzmuskelschwäche, so wird dadurch die kritische Durchblutungsmenge unterschritten. Das Gehirn ist für eine solche Durchblutungsnot besonders empfindlich. Ein bereits geschädigtes Hirnarteriensystem hat wenig Kompensationsmöglichkeiten. Deshalb sind alte Menschen durch solche Ereignisse besonders gefährdet.

Die Loslösung von Blutpfropfen aus dem Herzen mit Embolie im Hirnkreislauf stellt eine besondere Gefahr dar. Sie ent-

Häufigkeit des Befalls der Zubringerarterien des Gehirns

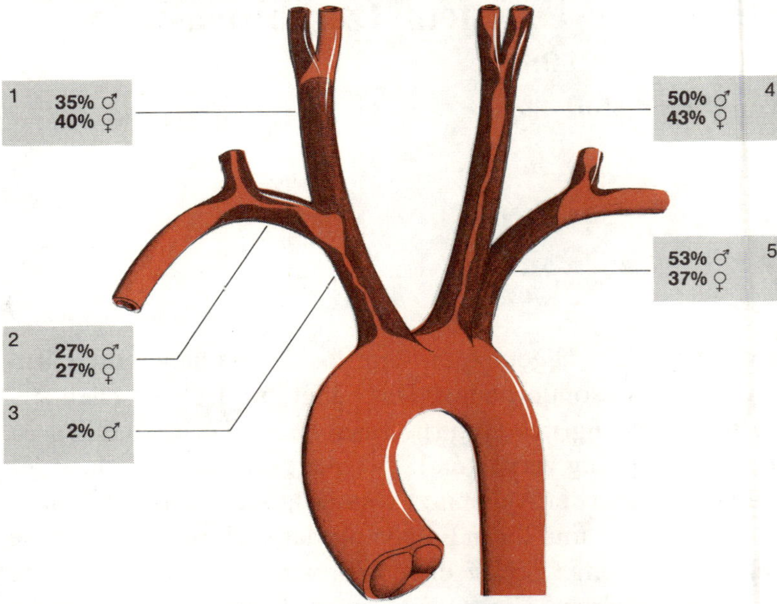

1 rechte Halsschlagader
2 rechte Armschlagader
3 Hauptstammader
4 linke Halsschlagader
5 linke Armschlagader

32

wickelt sich nicht selten bei Herzinfarkten (Abbildung 33). Auch schwere arteriosklerotische Gefäßumwandlungen können eine Emboliequelle darstellen (Abbildung 34). Man hat dann oft Schwierigkeiten zu erkennen, was sich primär ereignet hat, ein Herzinfarkt mit Hirnembolie oder ein Hirnschlag mit nachfolgendem Herzinfarkt. Auch das ist möglich. Herzrhythmusstörungen begünstigen solche Embolien.

Auswirkungen zerebraler Durchblutungsstörungen

Das schlimmste Ereignis ist der *Schlaganfall*. Er steht heute an dritter Stelle der Todesursachenstatistik. Nach Angaben des

Das Herz als Emboliequelle

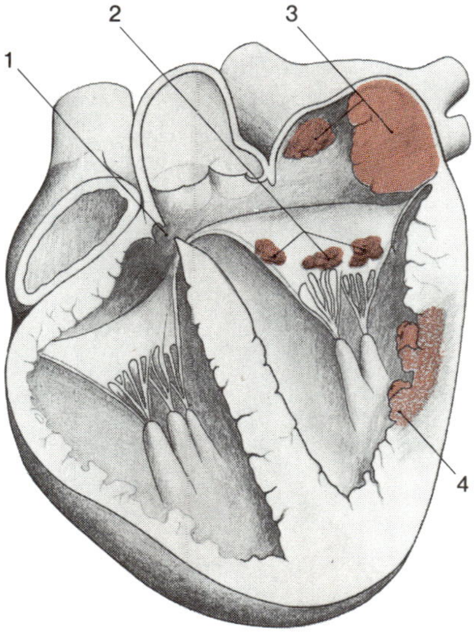

1 offenes Foramen ovale
2 Entzündung der Innenhaut an Herzklappen mit nachfolgendem Herzklappenfehler
3 Vorhof-Thrombus
4 Infarkt

33

Statistischen Bundesamtes in Wiesbaden sterben in der Bundesrepublik Deutschland jährlich über 100000 Menschen daran. Die jährliche Erkrankungszahl ist etwa 350000. Die häufigste Ursache ist mit 62 Prozent der Hirninfarkt. Rund 25 bis 30 Prozent aller Mangelzustände des Gehirns beruhen auf Einengungen oder Verschlüssen der großen Zubringerarterien des Gehirns. Die daraus resultierenden Mangeldurchblutungen äußern sich in Kopfschmerzen, Schwarzwerden oder Flimmern vor den Augen, Ohrensausen, Wetterfühligkeit, Ein- oder Durchschlafstörungen, Veränderungen der Psyche, Reizbarkeit, rascher Erschöpfung, allgemeiner Klagsamkeit, Orientierungsstörungen, Verwirrtheitszuständen, Konzentrationsstörungen. Man muß diese vielseitigen Symptome im Einzelfall

Wandständige Blutpfropfe an großen Blutgefäßen als Ausgangspunkt für Embolien

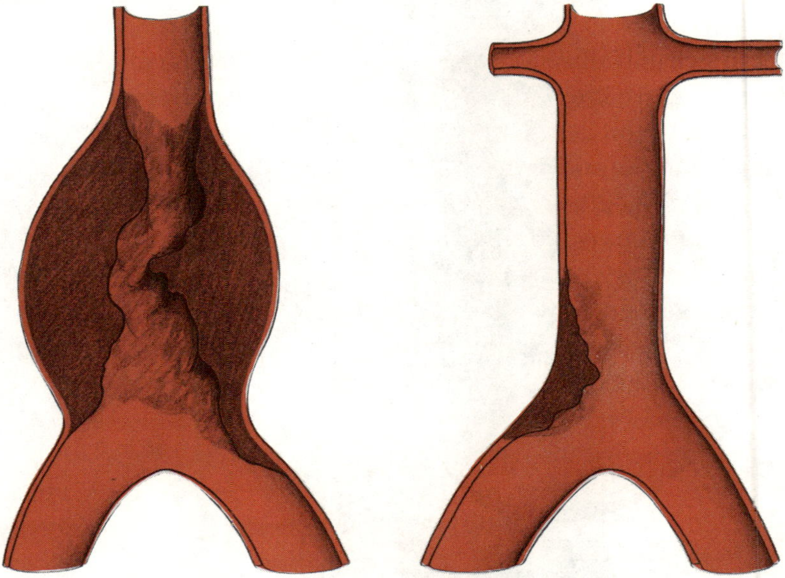

34

aufklären. Betrachtet man die Mangeldurchblutungen des Gehirns unter dem Aspekt streng lokalisierter Ausfallerscheinungen, so hat man zu unterscheiden:

1. die symptomlose Arterienverengung,
2. den symptomlosen Verschluß,
3. vorübergehende zerebrale Ausfälle aufgrund einer kurzfristigen Durchblutungsnot (transitorische Attacken),
4. die kurzfristige Erblindung auf einem Auge,
5. den fortschreitenden unvollständigen Hirninfarkt und
6. den kompletten Hirninfarkt.

Vor der Schilderung dieser Störungen müssen wir uns mit der *Gefäßversorgung* des *Gehirns* befassen. Der Hirnkreislauf verläuft in zwei Strombahngebieten, nämlich im sogenannten Karotisgebiet, das sind die zwei vorderen großen Halsschlagadern, und im Vertebralis-Basilaris-Strombahnbereich, das sind die zwei großen Hinterhauptsarterien (Abbildung 35).

Durchblutungsstörungen im Karotisstrombahnbereich äußern sich in Halbseitenstörungen im Bereich der nicht betroffenen Körperhälfte, Schwindelanfällen, Kopfschmerzen, Aphasien, das heißt dem Unvermögen zum Sprechen, Gesichtsfeldausfällen, Sehstörungen bis zur vorübergehenden Erblindung sowie im Nachlassen der geistigen Kräfte.

Durchblutungsstörungen im Vertebralis-Basilaris-Strombereich bedingen Hirnnervenstörungen auf der betroffenen Seite, gekreuzte Halbseitenlähmungen, Unsicherheit beim Gehen, Sensibilitätsstörungen, Schwindelanfälle, Innenohrschwerhörigkeit, Schluckstörungen.

Die großen Zubringerarterien des Gehirns am Hals

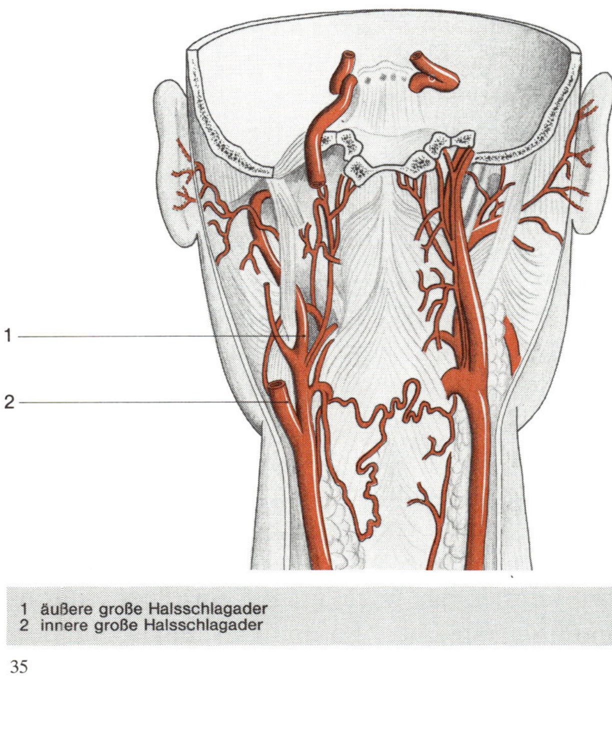

1 äußere große Halsschlagader
2 innere große Halsschlagader

35

Spezielle Krankheitsbilder der zerebralen Durchblutungsstörungen

Die *symptomlose Einengung* der Halsschlagader oder Hinterhauptsarterie wird nur entdeckt, wenn der Arzt ein Gefäßgeräusch hört und daraufhin weitere Untersuchungen veranlaßt. Bestehen keine Symptome und sind die übrigen Hirnarterien frei von einengenden Prozessen, so ist in diesem Falle nur eine Verlaufskontrolle angezeigt. Bei den geringsten Anzeichen von Durchblutungsstörung sollte umgehend der Arzt aufgesucht werden.

Wesentlich anders liegen die Verhältnisse bei den *vorübergehenden Attacken* einer Durchblutungsstörung. Sie sind sehr ernst zu nehmen und müssen unbedingt restlos geklärt werden. Die Ursachen können hierbei nicht nur in *Verschlußprozessen* der *zuführenden Hirnarterien* (transitorische ischämische Attacken) liegen, sondern auch im *Verschluß* einer *großen*, von der großen Körperschlagader abgehenden *Armarterie*, die durch Umkehr des Blutflusses in einer Hinterhauptsarterie zu einer akuten Entzugssymptomatik im Gehirn führen kann. Deshalb muß man bei derartigen Symptomen den Blutdruck an beiden Armen messen, um dieses Krankheitsbild erfassen zu können. Es handelt sich hierbei um ein sogenanntes Aortenbogensyndrom, das man auch Krankheit der Pulslosigkeit (pulsless disease) nennt. Dabei stehen die Erscheinungen bei Belastung des betreffenden Armes weniger im Vordergrund als die kurzdauernden Entzugserscheinungen im Gehirn mit vorübergehender Bewußtlosigkeit.

Einseitige krampfartige Schmerzen in der Kaumuskulatur beim Essen und Mißempfindungen einer Gesichtshälfte sprechen für den Ausfall der äußeren großen Halsschlagader. Infolge zahlreicher kleinerer Querverbindungen zwischen den Gefäßen können selbst totale Verlegungen einzelner Zubringerarterien ohne Folgen bleiben. So sind Fälle eines kompletten Aortenbogensyndroms bekannt, bei denen die Gehirndurchblutung über eine einzige Hinterhauptsarterie aufrechterhalten wurde.

Bei der Amaurosis fugax, einer kurzfristigen, etwa eine Minute anhaltenden, vorübergehenden totalen Erblindung eines Auges sind sofortige diagnostische Maßnahmen notwendig. Bei allen derartigen *transitorischen ischämischen Attacken*, also bei den kurzfristigen, vorübergehenden Ausfällen, muß man nach Abklärung der Ursache heute unbedingt einen operativen Eingriff in Erwägung ziehen, um einem drohenden Schlaganfall mit irreversiblen Schädigungen zuvorzukommen. Bei rechtzeitiger Gefäßoperation könnten bei uns jährlich 20000 Menschen vor einem Schlaganfall geschützt werden!

Der *progrediente Hirninfarkt* entwickelt sich langsam über Stunden oder innerhalb von ein bis zwei Tagen, wobei Zunahme und Ausbreitung der Ausfälle das Wachsen des Infarktes im Gehirn widerspiegeln. Hier ist rasches Handeln geboten, um ausnahmsweise noch einen operativen Eingriff durchzuführen oder eine medikamentöse Behandlung einzuleiten.

Beim *kompletten Hirninfarkt*, also dem schweren Schlaganfall, scheiden alle operativen Maßnahmen von vornherein aus. Die Apoplexie kann auf einer Blockade eines großen Hirngefäßes mit totaler Durchblutungsnot beruhen, die durch Umwegsgefäße nicht auszugleichen ist. Das andere oft zum Tode führende Ereignis ist der Einriß von Hirnarterien mit nachfolgender Hirnblutung. Das Schicksal einer solchen Hirnblutung ist von der Lokalisation und vom Ausmaß abhängig. Es gibt klinisch stumme Hirnregionen, die eine Einblutung folgenlos überstehen können. Das ist selten. Bedrohlich sind die Blutungen im Zentrum des Gehirns, im Bereich der sogenannten inneren Kapsel, und in den benachbarten Bezirken. Die massive Zerstörung dort liegender Bezirke ist ebensowenig mit dem Leben vereinbar wie die Blutung im verlängerten Mark des Gehirns, wo die wichtigen Kreislauf- und Atemzentren liegen. Solche Schlaganfälle und komplette Halbseitenlähmungen können sich bei ausgedehnter Arteriosklerose ereignen, sie können aber auch bei relativ geringfügigem arteriosklerotischen Umbau infolge von schwerem arteriellen Hochdruck entstehen.

Die chronische arterielle Hypertonie, aber auch der plötzliche Blutdruckanstieg sind somit weitere wesentliche Ursachen für lebensbedrohliche Hirndurchblutungsstörungen. Bei jedem Hochdruckkranken ist nach Symptomen von Hirndurchblutungsstörungen zu fahnden. Umgekehrt muß man es vermeiden, den Blutdruck abrupt und massiv zu senken, weil dadurch ebenfalls Mangeldurchblutungen verursacht werden.

Verfahren zur Erfassung zerebraler Durchblutungsstörungen

In jedem Verdachtsfall ist der Augenarzt zuzuziehen. Er soll am Augenhintergrund die Gefäße mittels Augenspiegels beurteilen. Schwere arteriosklerotische Veränderungen der Netzhautarterien gehen im allgemeinen mit entsprechenden Läsionen der Hirnarterien einher.

Bei klinischem Verdacht werden außerdem psychologische Untersuchungsmethoden und psychometrische Verfahren angewandt, von denen sich als brauchbar beispielsweise der Zahlenreihen-Nachsprechtest, die Befindlichkeitsskala und andere bewährt haben. Nach gründlicher Erhebung der Anamnese führen neurologische Untersuchungen (Reflexverhalten usw.) sowie blutchemische Bestimmungen weiter.

Zu nennen sind ferner apparative Methoden: die Ultraschalldopplersonde, die Schädelcomputertomographie, die Hirnszintigraphie, das Elektroenzephalogramm, also die Schreibung der Hirnstromkurve, sowie auch die Messung des Druckes einer Augenarterie. Hohe Aussagefähigkeit besitzt die röntgenologische Kontrastmitteldarstellung der Hirngefäße. Auch die Lufteinblasung in die Liquorräume des Gehirns beziehungsweise des Ventrikelsystems, die sogenannte Pneuencephalographie, erlaubt eine Beurteilung bestimmter Kriterien. Diese Methoden sind ebenso wie die Messung der Hirndurchblutung oder des Hirnstoffwechsels klinischen Spezialeinrichtungen vorbehalten. Sie erleichtern die Beurteilung und die Therapie von Durchblutungsstörungen des Gehirns ganz beträchtlich.

Die Therapie der Hirndurchblutungsstörungen

Rekonstruktive Maßnahmen durch gefäßchirurgische Eingriffe bringen heute die besten Erfolge (siehe Kapitel »Gefäßchirurgische Maßnahmen bei arteriosklerotischer Verschlußkrankheit«, Seite 250). Sind sie nicht möglich, so kommt die konservative Therapie zu ihrem Recht. Hier ist die Behandlung der Herzschwäche und der Herzrhythmusstörungen wichtig. Dadurch wird ein ausreichendes Herz-Minuten-Volumen erreicht. Auch Störungen des Blutdrucks sind zu beheben. Die bei schweren Zirkulationsstörungen vorhandenen Hirnschwellungen sind mit wassertreibenden Medikamenten oder Infusionen (wie vierzigprozentige Sorbit- oder zwanzigprozentige Mannitlösungen), die Flüssigkeit von der Hirnsubstanz abziehen, zu behandeln.

Eines der wichtigsten Behandlungsverfahren ist die Steigerung der Hirnzirkulation durch niedermolekulare Lösungen, zum Beispiel von Stärke oder Dextran, Medikamente, welche die Fließeigenschaften des Blutes verbessern. Solche Behandlungen müssen in der Klinik durchgeführt werden. *Jeder drohende* oder schon *eingetretene Schlaganfall* gehört in die Klinik! Nicht nur aus diagnostischen und therapeutischen Gründen, sondern wegen der besonderen Pflegesituation. Der Schlaganfall muß pflegerisch optimal behandelt werden. Dies ist oft eine schwere Aufgabe, denen sich unsere Krankenschwestern und -pfleger ebenso wie die Krankengymnastinnen mit hervorragenden Ergebnissen unterziehen. Ihr Einsatz bewahrt den Kranken vor schweren Dauerstörungen, verhindert schmerzhafte Folgen wie Wundliegen oder drohende Infektionen. Mancher scheinbar hoffnungslose Schlaganfall hat sich durch konsequente Pflegemaßnahmen wieder erholt, und der Patient hat noch lebenswerte Jahre gewonnen. Daß alle körperlichen Pflegemaßnahmen durch sorgfältige, umfassende psychische Betreuung zu ergänzen sind, wird nur allzuleicht vernachlässigt. Hier sollten sich die Angehörigen angesprochen fühlen, die schon im Krankenhaus auf ihre Aufgaben nach der Entlassung des Kranken vorbereitet werden müssen.

Die Arteriosklerose der großen Körperschlagader (Aorta)

Von Hubert Mörl und Gotthard Schettler

Im höheren Alter ist eine diffuse Arteriosklerose der großen Körperschlagader (Aorta) die Regel. Die Bezirke unterhalb des Zwerchfells sind bevorzugt befallen. Dort ist die Arteriosklerose mit ihren schweren Komplikationen, wie Aufbrüchen mit Geschwürsbildung, Thrombosierung und Gefäßerweiterungen, am stärksten ausgeprägt. Die Aorta ist mit zunehmendem Lebensalter insgesamt erweitert. Sie ist im Röntgenbild vermehrt schattendicht und häufig fleckförmig verkalkt.

Die wichtigste Auswirkung dieser mehr diffusen Aortensklerose liegt in der Behinderung der Windkesselfunktion der Aorta (siehe Seite 23). Mit steigender Wandstarre verliert das elastische Druckreservoir der Aorta die Fähigkeit, das aus dem Herzen ausgeworfene Blut (Schlagvolumen des Herzens) elastisch aufzunehmen und kontinuierlich weiterzuleiten. Die Folge davon ist, daß praktisch das ganze Schlagvolumen während der Herzmuskelkontraktion (Systole) durch das starre Aortenrohr fließt. Dies führt in der Systole zu Blutdruckerhöhung, verbunden mit Druckabfall in der Erschlaffungsphase (Diastole). Außerdem bedeutet ein stark erweitertes Aortenrohr erhöhte Arbeit für das Herz, das ein größeres Blutvolumen bewegen muß.

In der aufsteigenden Aorta, die aus dem Herzen entspringt, ist die Arteriosklerose am wenigsten ausgeprägt. Es kommt nur ausnahmsweise zu einer stärkeren Aussackung (Aneurysma) oder durch Dehnung des Klappenringes zu einer Schlußunfähigkeit der Aortenklappe. In arteriosklerotischen Aorten kann die innerste Gefäßschicht einreißen. Das Blut dringt dann in die mittleren Schichten ein und splittert sie auf. Wir nennen dies ein Aneurysma dissecans. Es kann nach innen in die Gefäßlichtung oder nach außen durchbrechen und eine oft tödliche Verblutung bewirken. Die Beschwerden gleichen denen des akuten Herzinfarktes. Im absteigenden Brustabschnitt zeigt die große Körperschlagader relativ geringe arteriosklerotische Veränderungen. Diese können aber thrombotische Auflagerungen und Embolien in den Bauch-, Nieren- oder Gliedmaßenarterien verursachen.

Der Bauchabschnitt der großen Körperschlagader ist der häufigste Sitz arteriosklerotisch bedingter Gefäßerweiterungen (Aneurysmen). Wenn die dünn gewordene Gefäßwand zerreißt, kommt es zur tödlichen Blutung in das Körperinnere. Klinisch äußern sich diese Aneurysmen mitunter als stark pulsierende »Geschwulst« im Bauch.

Solche Aneurysmen gibt es in allen arteriellen Bezirken. Gefahren bestehen in Zerreißung der Wand (Ruptur) mit Blutung und in embolischer Verschleppung von Thromben, die sich in Aneurysmen immer entwickeln. Größere Aussackungen können mit thrombotischen Massen angefüllt sein.

Wir unterscheiden verschiedene Arten von Gefäßerweiterungen:

Das echte Aneurysma: Bei ihm sind alle drei Wandschichten sack-, spindel- oder rankenförmig ausgebuchtet.

Das falsche Aneurysma: Hier ist die Gefäßwand nicht direkt beteiligt. Durch einen Riß in der Gefäßwand tritt Blut in das umgebende Gewebe aus, und dieser Bluterguß wird dann bindegewebig organisiert.

Als dritte Form ist uns das bereits geschilderte *Aneurysma dissecans* bekannt. Wir kennen darüber hinaus auch an den kleinsten Kapillaren Gefäßausbuchtungen, die man am Augenhintergrund sieht. Sie sind mitunter ein erster Hinweis auf eine

Zuckerkrankheit, wo sie verstärkt vorkommen. Der totale, zumeist thrombotische Verschluß der unteren Bauchaorta (sogenanntes Leriche-Syndrom) ist auf Seite 181 abgehandelt.

Die Behandlung der Aortensklerose

Der bei gestörter Windkesselfunktion erhöhte Blutdruck muß normalisiert werden. Aneurysmen muß man beobachten. Nehmen sie rasch an Größe zu, so ist auf chirurgische Intervention zu drängen. Die operativen Möglichkeiten sind im Kapitel »Gefäßchirurgische Maßnahmen bei arteriosklerotischer Verschlußkrankheit« (Seite 250) beschrieben. Große Aneurysmen haben eine gleich schlechte Prognose wie ausgeprägte Krebsgeschwülste, da sie platzen und tödliche Blutungen verursachen. Thromboembolische Komplikationen müssen mit gerinnungshemmenden Mitteln angegangen und verhütet werden. Frühzeitiger Einsatz chirurgischer Maßnahmen kann lebensrettend sein!

Die Arteriosklerose der großen Eingeweideschlagadern

Von Hubert Mörl und Gotthard Schettler

Selbst massive Einengungen, ja sogar Verschlüsse solcher Arterien können lange unbemerkt bleiben, da die arterielle Versorgung der Organe des Bauchraumes sehr vielfältig ist. Umwegskreisläufe können die Organfunktion lange Zeit aufrechterhalten. Wenn die obere Eingeweideschlagader stark verengt ist, kann man dies mit dem Hörrohr in Form sogenannter Stenosegeräusche feststellen. Solche Patienten klagen über Bauchschmerzen, insbesondere nach Nahrungsaufnahme. Die nach dem Essen normalerweise verstärkte Durchblutung der Eingeweide wird behindert. Die Mangelsituation äußert sich in Schmerzattacken bis zu schweren Koliken. Meist stellt sich ein Druck- und Völlegefühl im Oberbauch 15 bis 30 Minuten nach größeren Mahlzeiten ein. Die Kranken fürchten sich dann vor der Nahrungsaufnahme, essen seltener und weniger, so daß es zu Gewichtsverlust kommt. Diese *Bauchangina*, wie sie N. Ortner genannt hat, muß in jedem Falle diagnostisch aufgeklärt werden, denn das Symptom der Körpergewichtsabnahme ist natürlich vielseitig. Auch Blutabgänge mit dem Stuhl als Folge schwerer Gefäßprozesse im Bauchgebiet sind zu klären. Infolge embolischen Verschlusses von Eingeweideschlagadern kann sich das Bild des »akuten Abdomens« mit stärksten Schmerzen im Bauch und bretthartem Abwehrspannung der Bauchdecken entwickeln. Auch bei allmählichem Verschluß einer großen Eingeweidearterie durch einen wachsenden

Thrombus kann sich dieser bedrohliche Zustand entwickeln, wenn der kritische Gefäßwandquerschnitt im versorgten Gebiet erreicht ist. Generell ist die langdauernde Mangeldurchblutung der Baucharterien mit reduzierter Nahrungsaufnahme verbunden.

Bei Verdacht auf solche Durchblutungsstörungen soll man angiographische Röntgenkontrastverfahren anwenden, um eventuell chirurgisch vorzugehen. Konservativ kann man anginöse Bauchschmerzen gelegentlich mit Nitroverbindungen, wie bei der Angina pectoris gebräuchlich, bessern. Eine sorgfältig abgestimmte leicht verdauliche Kost ist nützlich. Mehrere über den Tag verteilte kleine Mahlzeiten sind anzuraten.

Die Arteriosklerose der Nierenarterien

Von Hubert Mörl und Gotthard Schettler

Auch sie kann lange Zeit unbemerkt bleiben. Bei stärkerer Einengung oder bei Verschlüssen stellen sich jedoch schwere Blutdruckstörungen ein. Die durchblutungsgedrosselte Niere bildet hochdruckaktive Substanzen, welche massive Erhöhungen des Blutdrucks vom Typ der bösartigen Hypertonie entstehen lassen. Meist beginnen solche Krankheiten auf einer Seite, können jedoch über die langdauernde Blutdrucksteigerung auch zur Mitbeteiligung der anderen Niere führen und die Krankheit beschleunigen. Einseitige Nierenarterienstenosen oder komplette Verschlüsse muß man, wenn sie im Röntgenkontrastverfahren dargestellt sind, operativ angehen. Bei doppelseitigem Befall ist dieses Verfahren allerdings von zweifelhaftem Erfolg. Hier muß der Spezialist zugezogen werden. Er soll auch entscheiden, ob man den Versuch einer Wiedereröffnung der Arterie mittels Katheter oder bei akutem beidseitigen Befall durch direkte blutpfropfauflösende Maßnahmen machen kann (siehe Seite 234 und Seite 246).

Durch frühzeitiges operatives Vorgehen kann man den Bluthochdruck auf Dauer normalisieren. Gelingt dies nicht, so gelten die Regeln der konservativen Blutdruckbehandlung.

Die Arteriosklerose der Gliedmaßen-arterien

Von Hubert Mörl

Periphere Durchblutungsstörungen der Gliedmaßen sind ebenso häufig wie die koronaren Herzkrankheiten. Nach Untersuchungen von L. Widmer an 6400 berufstätigen Männern der Basler chemischen Industrie hatten rund 1 Prozent der 40- bis 50jährigen und 7 Prozent der 65- bis 74jährigen Männer eine deutliche Einengung oder einen Verschluß von Gliedmaßenarterien. Man nimmt an, daß etwa 6 Prozent der Bevölkerung über 50 Jahre eine arterielle Verschlußkrankheit haben. Damit kommt den Verschlußkrankheiten etwa die gleiche Bedeutung zu wie dem Diabetes mellitus.

Wer ist betroffen?

Die arterielle Verschlußkrankheit befällt typischerweise Männer mittleren und hohen Alters. Ebenso wie bei den anderen Verschlußlokalisationen erkranken in zunehmendem Maße jüngere Jahrgänge. Beobachtet man Männer über längere Zeiträume, so stellt sich innerhalb von fünf Jahren eine arterielle Verschlußkrankheit bei 80 von 1000 Untersuchten ein. Das entspricht ziemlich genau der Fünfjahresinzidenz der koronaren Herzkrankheit. Etwa 20 von 1000 hatten bereits Symptome, 60 von 1000 sind symptomfrei. 30 Prozent aller Neuerkrankungen bei Männern ereignen sich vor dem 54. Lebensjahr. Männer, die zu Beginn der Basler Studie drei oder mehr Risikofaktoren hatten, erkrankten sechsmal häufiger als risikofreie.

Die wichtigsten Risikofaktoren sind Zigarettenrauchen, Fettstoffwechselstörungen, Diabetes mellitus und Hochdruck. Damit ist die Rangfolge gegenüber den Hirngefäßerkrankungen verändert, wo der Hochdruck das wichtigste Risiko darstellt. Für die Gliedmaßenarteriosklerose bedeutet das Zigarettenrauchen das absolut größte Risiko!

Die Risikopalette stimmt für periphere und koronare Verschlußkrankheiten etwa überein.

Wie ist das Schicksal der Betroffenen?

Jeder fünfte Verschlußkranke stirbt innerhalb von fünf Jahren an einer Gefäßkomplikation, meist an einem Herzanfall. Die Lebenserwartung ist durchschnittlich um zehn Jahre verkürzt. Unter den Verschlußkranken zwischen 34 bis 64 Jahren starben nach der Basler Studie dreimal mehr als in einem gesunden Vergleichskollektiv. Wiederholte Gefäßdarstellungen zeigten, daß bei 76 Prozent der Untersuchten nach einem durchschnittlichen Intervall von 2,5 Jahren die Verschlußkrankheit deutlich zunahm. Männer erkrankten fünfmal häufiger als Frauen.

Wo spielt sich die periphere Verschlußkrankheit ab, und wie verläuft sie?

In nahezu 90 Prozent aller Fälle sind ausschließlich die unteren Gliedmaßen betroffen. Nach dem Straßburger Chirurgen L. Fontaine unterscheidet man vier Schweregrade:

Stadium I	symptomfrei, wird anläßlich einer allgemeinen Untersuchung festgestellt.
Stadium II	Claudicatio intermittens (zwischenzeitliches Hinken). Typischer Belastungsschmerz nach einer bestimmten Gehstrecke.
Stadium III	nächtlicher Ruheschmerz. Hier reicht in Horizontallage die Ruhedurchblutung nicht mehr aus. Es entwickeln sich unerträgliche Beschwerden mit schwerer Schlaflosigkeit. Besserung läßt sich mitunter dadurch erreichen, daß der Erkrankte das Bein aus dem Bett heraushängt oder aufsteht und umhergeht.
Stadium IV	ist kompliziert durch zusätzliche Nekrobiosen: feuchter oder trockener Wundbrand, das heißt absterbende Bezirke meist im Bereich der Zehen oder Fersen.

Allen Stadien gemeinsam sind die Symptome des Kältegefühls und Empfindungsstörungen. Bei fortgeschrittenen Fällen sind zusätzlich Veränderungen der Hautfarbe charakteristisch. Typisch sind dabei die blasse, mitunter leicht bläuliche oder marmorierte Hautfarbe und die erniedrigte Hauttemperatur. Außerdem kann es zu Schwund der Muskulatur mit Verlust des Muskeltonus kommen. Bei länger bestehender Krankheit findet man regelmäßig eine Verminderung des Kalkgehaltes des Knochengerüstes.

Bei der *chronischen* Verschlußkrankheit entwickeln sich die genannten Symptome langsam. Beim *akuten* arteriellen Verschluß beginnen sie schlagartig. Sie werden ausgelöst durch einen Embolus oder eine verschließende ortsständige Thrombose. Vorzugsorte der Embolien sind die spitzwinkligen Teilungsstellen im Bereich der Gliedmaßenarterien. Die unteren Gliedmaßen sind etwa viermal häufiger als die oberen betroffen. Je zentraler der Verschluß, desto schwerer die Auswirkungen.

Leitsymptom ist in den Gliedmaßen ein peitschenschlagartiger Schmerz. Es kommt zur Ausbildung der sogenannten 6 P's:

Pain	=	Schmerz
Pallor	=	Blässe, Kälte
Paraesthesia	=	Gefühllosigkeit
Paralysis	=	Bewegungsverlust
Prostration	=	Schock
Pulslessness	=	Pulslosigkeit

Das eine oder andere Symptom kann fehlen. Bei ortsständiger Arterienthrombose bahnen sich die gleichartigen Ausfallserscheinungen langsamer an.

Die Arteriosklerose der oberen Gliedmaßen

Bei einem Gesamtanteil von 10 Prozent verteilt sie sich auf:

Schultergürtel	etwa 25 Prozent
Oberarme	etwa 5 Prozent
Peripherie	etwa 70 Prozent

Die Einengungen der großen Armarterien direkt am Abgang von der Aorta sind schon beschrieben worden. Verschlußprozesse der Armhauptschlagader sind links zwei- bis dreimal häufiger als rechts. Beschwerden stellen sich erst bei schwerer Muskelarbeit oder bei erhobenem Arm ein. Kältegefühl und Muskelschwund können weitere Hinweiszeichen sein. Unter dem peripheren Verschlußtyp des Arms werden alle Veränderungen unterhalb des Ellbogens zusammengefaßt. Aufgrund guter Gefäßverzweigungen findet man häufig asymptomatische Formen. Ermüden des Arms bei der Arbeit spricht für Befall des Schultergürtelbereiches. Kältegefühl, krankhafte

Hautblässe oder bläuliche Verfärbungen, Taubheit, Schmerzen in den Fingern, Nagelbettentzündungen und Geschwürsbildungen weisen auf periphere Verschlüsse hin.

Die Arteriosklerose der unteren Gliedmaßen

Man unterscheidet drei Hauptgruppen:
1. Der Beckentyp, etwa ein Drittel aller Durchblutungsstörungen ausmachend, einschließlich des sogenannten distalen Aortenverschlusses unterhalb der Nierenarterien (Leriche-Syndrom).
2. Der Oberschenkeltyp mit Befall der oberflächlich gelegenen Oberschenkelarterie, der tiefen Oberschenkelarterie mit der Kniegelenksarterie. Dies ist der häufigste Typ; er kommt etwa zu 50 Prozent vor.
3. Der periphere Typ umfaßt Verschlüsse im Gebiet des Unterschenkels, des Fußes und der Zehen. Er kommt in etwa 15 Prozent der Fälle vor.

Diese Zahlen beziehen sich auf die isolierten peripheren Verschlüsse. Gefäßdarstellungen haben in der letzten Zeit offenbart, daß – viel häufiger, als bisher angenommen – kombinierte Verschlüsse zum Beispiel an ein und demselben Bein bestehen.

Die Zeichen des Beckentyps

Ein totaler Verschluß der unteren Bauchaorta unterhalb der Nierenarterien, das Leriche-Syndrom, ist durch klammerartigen Schmerz der Beckenmuskulatur gekennzeichnet, der häufig in die Oberschenkel ausstrahlt. Dieser Verschlußtyp bewirkt, ebenso wie der doppelseitige Verschluß der großen Beckenarterien, Impotenz infolge Erektionsschwäche. Die Zeugungsfähigkeit ist meist erhalten.

Außer den typischen Beschwerden des intermittierenden Hinkens, die beim Beckentyp von der Beckenmuskulatur ausgehen und dann erst den Oberschenkel, aber auch die Waden erfassen, können bei Verschluß einer Beckenachse beim Gehen Bauchschmerzen im Vordergrund stehen.

Die Zeichen des Oberschenkeltyps

Sie bestehen im typischen intermittierenden Hinken, das heißt, nach einer bestimmten Gehstrecke stellen sich Schmerzen in den Waden ein, die sich krampfartig steigern und zum Anhalten zwingen. Wir unterscheiden ein Stadium IIa mit einer Gehstrecke über 200 Meter von einem Stadium IIb mit einer Gehstrecke unter 200 Meter, weil dies therapeutische Konsequenzen hat. Es gilt als Regel, daß der Verschluß etwa zwei Handbreit über der Stelle sitzt, wo sich die Beschwerden einstellen. Im Volksmund wird dieses intermittierende Hinken als Raucherbein bezeichnet, weil fast jeder Betroffene ein starker Raucher ist oder war. Es wird auch »Schaufensterkrankheit« genannt, weil die Kranken, um ihre Beschwerden zu vertuschen, vor jedem Schaufenster stehenbleiben. Wenn also ältere Herren vor einem Babyausstattungsgeschäft verharren, so kann dies die Folge einer arteriosklerotischen Verschlußkrankheit sein.

Die Symptome des peripheren Typs

Hier unterscheiden wir den Unterschenkeltyp mit Befall einer oder mehrerer Unterschenkelarterien und den peripheren Typ mit Verschluß der Fußrückenarterie. Die Patienten leiden unter Kältegefühl an Fuß und Zehen, gelegentlich an Schmerzen in der Fußsohle. Geschwüre im Bereich der Zehen entstehen häufig bei der Fußpflege oder nach kleinen Verletzungen.

Aus den geschilderten Symptomen geht hervor, wie außerordentlich wichtig es ist, eine sorgfältige Anamnese zu erheben. Zusammen mit dem Lokalbefund erhält man daraus wertvolle diagnostische Hinweise auf einen Arterienverschluß und seine Lokalisation. Von besonderer Bedeutung sind die Schmerzäußerungen des Patienten. Sie entstehen nach Belastungen und verschlimmern sich dadurch – im Gegensatz zu Venenerkrankungen sowie Veränderungen im Bereich der Wirbelsäule und der Gelenke, die sich infolge von Bewegung eher verbessern. Weitere wichtige Hinweise gewinnen wir durch Betastung der oberflächlichen Arterienpulse. Die wichtigsten Palpationspunkte sind Abbildung 36 zu entnehmen. Fehlende Arterienpulse sprechen für einen Verschluß. Wichtig sind Seitenvergleiche. Unsicher werden die Tastbefunde im Fußbereich infolge anlagemäßiger Verlaufsvarianten der normalen Arterien. Ein Hilfsmittel zur Diagnostik von Arterieneinengungen ist das Abhorchen von Gefäßgeräuschen mittels des Stethoskops. Wenn man pulssynchrone Geräusche wahrnimmt, spricht dies für eine Einengung der Strombahn jenseits der Auskultationsstelle. Auch bei massiver Erweiterung der Bauchaorta und bei Aneurysmen kann man solche Geräuschphänomene wahrnehmen.

Ein einfaches Verfahren, die *Lagerungsprobe*, zeigt an, wie es um die Durchblutung der Beine bestellt ist. Man läßt den liegenden Patienten die Beine anheben und veranlaßt ihn, mit den Füßen zu rollen. Ist die Durchblutung gestört – sei es durch einen Verschluß der großen Zubringerarterien, sei es durch Einengung des gesamten Arterienquerschnitts in dem versorgten Glied –, so kommt es zu Schmerzen im Bereich der Unterschenkel und der Füße. Die Hautfarbe der Fußsohle, die normalerweise nicht oder nur wenig abblaßt, wird sorgfältig beobachtet. Bei Durchblutungsstörungen ist das Abblassen sehr deutlich, und nicht selten kann man Seitenunterschiede wahr-

Tast- und Horchstellen (Palpation, Auskultation)

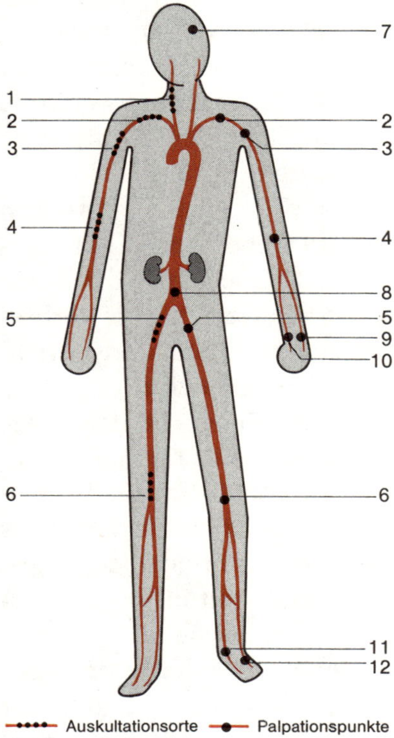

1 Halsschlagader	6 Ader in der Kniebeuge
2 Schlüsselbeinschlag-ader	7 Ader an der Schläfe
3 Armschlagader	8 Hauptschlagader
4 Ader in der Armbeuge	9 innere Handschlagader
5 Oberschenkelschlag-ader	10 äußere Handschlagader
	11 Knöchelschlagader
	12 Fußrückenschlagader

36

nehmen. Man registriert sorgfältig die Zeit bis zum Auftreten des Schmerzes. Dann läßt man den Patienten sich aufsetzen und die Beine herunterhängen. Beim Gesunden strömt nun das Blut innerhalb von 5 bis 10 Sekunden ein und färbt die Haut intensiv. In der durchblutungsgestörten Extremität erfolgt diese reaktive Hyperämie viel später, auch hier kann man Seitenunterschiede wahrnehmen. Man beobachtet weiter die Auffüllung der Hautvenen, die beim Gesunden innerhalb von etwa 20 Sekunden erreicht ist. Wenn der Nachstrom von Blut gedrosselt ist, so ist diese Venenauffüllungszeit verlängert. Bei schweren venösen Durchblutungsstörungen wird dieser Test natürlich unzuverlässig (Abbildung 37).

Auf dem gleichen Prinzip beruht die sogenannte *Faustschlußprobe*. Nach 20 bei erhobenen Armen durchgeführten Faustschlüssen gibt man den am Handgelenk durch Kompression gedrosselten arteriellen Zustrom frei. Beim Gesunden werden die Handflächen gleichmäßig angefärbt, im durchblutungsgestörten Arm zeigt sich eine verzögerte fleckige Rötung. Diese Tests können schon vom Laien angestellt werden. Für ihre Beurteilung sollte der Arzt herangezogen werden. Das gilt auch für den *Gehtest*. Auf ebenem Gelände bestimmt man beim Durchblutungsgestörten die Gehstrecke bis zum Auftre-

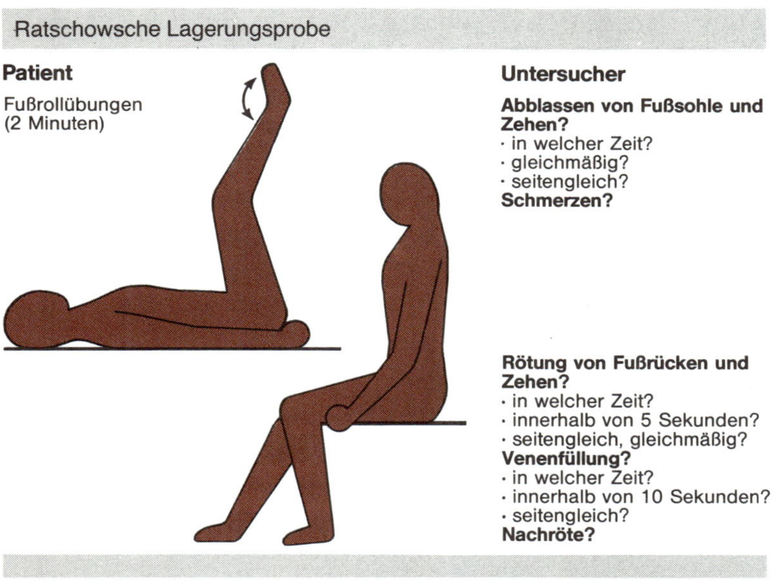

37

ten von Schmerzen. Hierbei werden 90 Schritte pro Minute zurückgelegt. Gerade für die Beurteilung von Therapiemaßnahmen sind solche Gehtests sehr wichtig. Ihr diagnostischer Wert wird natürlich von der Schmerzempfindlichkeit des Patienten mitbestimmt.

Spezialuntersuchungen, die auf unblutigem Wege die Diagnose der arteriellen Verschlußkrankheit ermöglichen, sind die *Ergometrie*, die *Oszillographie* in Ruhe und nach Belastung, schließlich die *Rheographie* und die *Plethysmographie*. Man kann mit diesen Verfahren genauere Kenntnisse über die Einengung der Strombahn gewinnen. Ein großer Fortschritt in der Diagnostik der peripheren Durchblutungsstörungen sind die sogenannten *Doppler-Ultraschall-Detektoren*. Sie werden ergänzt durch computergesteuerte Ultraschallverfahren. Damit kann man auch Durchblutungsstörungen in Regionen feststellen, die durch eine Pulspalpation nicht zu erfassen sind. Besonders bewährt haben sich solche Untersuchungen im Bereich der Zubringerarterien zum Gehirn, zum Beispiel im Wirbelsäulenbereich und im Bereich der Halsschlagader.

Mittels Röntgenkontrastmittel kann man sich heute ein genaues Bild über den Zustand der Arterien verschaffen. Diese Untersuchung, die *Angiographie*, sollte Fachärzten vorbehalten bleiben, die auch das jeweilige Risiko abzuschätzen haben. Überempfindlichkeitsreaktionen auf Kontrastmittel sind sehr sorgfältig zu beachten. Man kann mit solchen Kontrastdarstellungen nicht nur die jeweiligen Verschlüsse oder Einengungen der Arterien feststellen, sondern hat hier ein vorzügliches Mittel in der Hand, um sich vom Zustand der Umwegsarterien, der sogenannten Kollateralen, ein Bild zu machen. Dies ist wichtig für das jeweils anzuwendende therapeutische Verfahren.

Die Therapie der arteriellen Verschlußkrankheiten

Sie umfaßt einmal allgemeine Maßnahmen. Selbstverständlich sollen die krankmachenden und krankheitsbegünstigenden Faktoren abgebaut oder beseitigt werden. *Das gilt vornehmlich für das Zigarettenrauchen.* Alle Maßnahmen müssen letztlich erfolglos bleiben, wenn der Kranke das Zigarettenrauchen nicht aufgibt. Man muß dies dem Patienten deutlich vor Augen führen und ihm ganz klar sagen, daß er die Wahl habe zwischen einer unausweichlichen Amputation, wenn er das Rauchen nicht aufgibt, und einer allmählichen Besserung seines Zustandes, wenn er das Rauchen stoppt. Kompromisse muß der Arzt aufgrund der vieltausendfach gemachten Beobachtungen ablehnen. Vergleichbar schwere Durchblutungsstörungen führen bei Patienten, die weiter rauchen, achtmal häufiger zu Amputationen als bei Patienten, die das Zigarettenrauchen sofort stoppen! Es ist meist nie zu spät, das Zigarettenrauchen aufzugeben. Selbst nach Amputationen schwer durchblutungsgestörter Gliedmaßen ist das Zigarettenrauchen einzustellen, wenn man nicht in anderen Gefäßprovinzen weitere Katastrophen heraufbeschwören will. Ich lehne konservative Maßnahmen bei Patienten mit arteriellen Durchblutungsstörungen ab, wenn sie das Zigarettenrauchen nicht lassen.

Wichtig ist ferner die richtige Einstellung eines Hochdrucks und der Zuckerkrankheit. Denn gerade beim Diabetes treten unangenehme feuchte Wundbrände in durchblutungsgestörten Gliedmaßen auf. Mit der Verbesserung der Durchblutung kann man hier oft bemerkenswerte Erfolge erzielen.

Man muß ferner Wert darauf legen, daß die Patienten *massives Übergewicht abbauen* und sich möglichst *intensiv bewegen.* Ein dosiertes Gehtraining kann außerordentlich günstig wirken. Hier liegt die Domäne einer sachverständigen Behandlung durch die Krankengymnastinnen. Schwere Fettstoffwechselstörungen sind zu korrigieren. Die durchblutungsgestörte Extremität ist außerordentlich infektionsgefährdet. Die nicht selten vorhandenen Pilzinfektionen zwischen den Zehen, Bagatellverletzungen bei der Fußpflege, unsachgemäße Wärmeapplikationen mit Heizkissen oder Wärmflaschen haben nicht selten über schwere Wundbrandbildung zur Amputation eines Fußes oder eines Beines geführt.

Der Arzt muß feststellen, wie es um die *Gesamtdurchblutung der Extremität* bestellt ist und ob bereits Skelettveränderungen vorhanden sind. Entzündliche Zerstörungen im Bereich des Fußskeletts oder schwere Abbauerscheinungen im Bereich der Fußknochen sind alarmierend. Man muß prinzipiell die Möglichkeit der operativen Wiederherstellung der arteriellen Strombahn prüfen, vor allem in den Stadien III und IV. Man kann hier die sogenannte Ausschälplastik, bei der Thromben aus der Arterie ausgelöst werden, durchführen und kann schließlich Umwegsoperationen machen (Bypass). Die besonderen Möglichkeiten sind im Beitrag von Michael DeBakey (siehe Seite 250–270) abgehandelt.

Sehr sorgfältig ist zu prüfen, ob man thrombotisch verschlossene Arterien mit bestimmten Fermenten wieder durchgängig macht. *Streptokinase* und *Urokinase* haben sich hier ebenfalls sehr bewährt, wenn man eine saubere Indikation stellt (siehe Seite 234).

Eine Verbesserung der Fließeigenschaften des Blutes und damit der Durchblutung kann man durch Einspritzungen eines Giftstoffes erreichen, der von der malaiischen Grubenotter gewonnen wird. Diese Arvinbehandlung greift massiv in die Gerinnbarkeit des Blutes ein und ist nur Spezialkliniken vorbehalten.

Andere gerinnungshemmende Stoffe, die aus Bitterklee gewonnen werden (Dicumarolpräparate), haben in der Langzeitbehandlung durchblutungsgestörter Extremitäten einen festen Platz. Insbesondere sind es Fälle mit Herzrhythmusstörungen und mit thromboembolischen Komplikationen. Auch bei massiver Einengung von Gefäßen in wichtigen Abschnitten, zum Beispiel im Bereich der Halsschlagader, kann man durch eine Antikoagulantienbehandlung günstige Erfolge erzielen. Schließlich ist sie angezeigt im Anschluß an thrombolytische Verfahren und nach gefäßchirurgischen Eingriffen. Der Chirurg und der nachbehandelnde Arzt müssen entscheiden, ob und wie lange Antikoagulantien genommen werden sollen. Hier muß man besonders sorgfältig auf die Kontraindikationen achten. Das Alter ist an sich keine, aber bei chronischer Blutdruckerhöhung, bei schwerer allgemeiner Arteriosklerose, bei Neigung zu Blutungen, bei Geschwürsleiden im Magen-Darm-Trakt ist eine gerinnungshemmende Behandlung absolut kontraindiziert. Die früher auch bei Herzinfarkt bevorzugte Langzeitbehandlung mit Antikoagulantien hat man heute im allgemeinen aufgegeben. Man begnügt sich damit, etwa zwei Monate nach dem Infarktereignis zu antikoagulieren, und bricht dann die Behandlung ab. Kurzfristig werden Heparinpräparate nach frischem Herzinfarkt eingesetzt. Die Wirkung sogenannter Plättchenaggregationshemmer wird in einem besonderen Kapitel abgehandelt (siehe Seite 237).

Kann man darüber hinaus die arterielle Durchblutung mit Medikamenten verbessern?

Die meisten der vielfach verordneten gefäßerweiternden Medikamente verbessern ganz überwiegend die Hautdurchblutung. Dies ist problematisch, weil dadurch die Durchblutung der Muskulatur und der inneren Organe abnimmt. Man kann eine solche oberflächliche Wirkung mit jener eines heißen Bades vergleichen. Mit den sogenannten gefäßerweiternden Mitteln (= Vasodilatantien) erreicht man Blutverteilungsstörungen, die sich insbesondere in durchblutungsgestörten Bezirken ungünstig auswirken. Man verbessert also die Durchblutung einer normalen oder nur geringfügig gestörten Gefäßprovinz auf Kosten gefährdeter Bezirke, indem man ihr das dringend benötigte Blut entzieht. Daher soll man sich sorgfältig überlegen, welche Medikamente man bei Durchblutungsstörungen einnehmen läßt, entweder intravenös oder intraarteriell injiziert. Eine erreichbare Durchblutungssteigerung ist immer eine Funktion der aktuellen noch vorhandenen Durchblutungsreserve. Die Vasodilatantien haben sich weder für die Durchblutungsstörungen der Hirnarterien noch der Herzkranzgefäße oder der peripheren Arterien bewährt.

Erfolgversprechender sind Präparate, die eine Verbesserung der *Fließeigenschaften* des Blutes sowie eine Verbesserung der Stoffwechsellage der versorgten Zellen bewirken. Durch intraarterielle Applikation stoffwechselaktiver Substanzen (Adenylkörpergemische und Adenosintriphosphorsäure) kann man in Frühstadien der arteriellen Verschlußkrankheit gute, anhaltende Erfolge erzielen. Man kann den Behandlungserfolg verbessern, indem man den Patienten während der intraarteriellen Infusion ein Muskeltraining mit einem Ergometriegerät durchführen läßt. Bei bereits vorhandenem Ruheschmerz oder bei offenen Beinen und Füßen sind solche Verfahren weniger erfolgreich. Alle derartigen Behandlungsverfahren müssen vom Arzt durchgeführt werden, denn die arteriellen Injektionen erfordern eine besondere Technik.

Die mit großer Verve durch Heilpraktiker, aber auch durch Ärzte immer wieder angepriesenen Einspritzungen von Sauerstoff sind empirisch ohne Wirkung und entbehren jeder wissenschaftlichen Begründung. Insbesondere sind Sauerstoffinsufflationen unter die Haut oder in die Venen sinnlos. Auch die Einspritzung von Sauerstoff oder von Gasgemischen in die Arterien ist nutzlos und nicht ungefährlich. Man muß darauf hinweisen, daß Manipulationen an den Zubringerarterien von sich aus schon Veränderungen der Durchblutung bewirken können, indem man die um die Arterien herum liegenden nervösen Geflechte beeinflußt.

Es liegt nahe, daß man gerade bei jeder arteriellen Durchblutungsstörung eine optimale Herzleistung anstreben muß. Bei verringerter Schubkraft und Pumpleistung des Herzens muß das durchblutungsgestörte Organ besonders leiden. Deswegen sind alle Formen der Herzleistungsschwäche frühzeitig zu behandeln. Die Besserung des Allgemeinbefindens, der Leistungsfähigkeit, die Beseitigung von Hirnfunktionsstörungen wie Schlaflosigkeit, Konzentrationsschwäche, Depressionen und so weiter beruhen nicht selten auf einer Verbesserung der Herzleistung.

Was kann man durch aktives Gehen erreichen?

Die Masse der Durchblutungsstörungen im Stadium I und II kann man durch konservative Maßnahmen günstig beeinflussen, indem man ein intensives *Gehtraining* durchführt. Es ist sorgfältig abzustufen. Man läßt den Patienten im allgemeinen bei freier Wahl seiner Schrittlänge 60 bis 90 Schritte pro Minute zurücklegen. Der Patient muß selbst ermitteln, wie lang seine beschwerdefreie Gehstrecke ist. Dann läßt man ihn weitergehen bis zum Eintritt von Beschwerden. Man schaltet immer wieder Erholungsphasen ein, läßt den Patienten aber circa 20 Minuten lang solche Trainingsmaßnahmen durchführen. Dieses Intervalltraining kann mehrfach täglich erfolgen und langsam gesteigert werden.

Man kann die Durchblutung auch mit dem sogenannten ergometrischen Muskeltraining verbessern: Die kontrollierte Anspannung der Muskulatur durch systematische Übungen, zum Beispiel Anheben der Beine im Liegen, kann nützlich sein. Mit dem Fahrradergometer kann man ein aufbauendes Intervalltraining einleiten. Arzt und Krankengymnastin arbeiten dabei sorgfältig zusammen. Hier liegt auch ein wichtiger Aufgabenbereich der Rehabilitationskliniken, wo die Leistungsfähigkeit des Patienten sorgfältig getestet wird. Danach werden dann Trainingsprogramme aufgestellt, die der Patient daheim fortführen und allmählich erweitern kann. Regelmäßige ausgedehnte Spaziergänge sind bei den durchblutungsgestörten Patienten im Stadium I und II ungemein wichtig. Auch sportliche Betätigung kann, abgestuft und sorgfältig dosiert, Dauererfolge bringen.

Haben sich aber bereits Geschwüre, sogenannte offene Beine, entwickelt, so ist selbstverständlich die sorgfältige ärztliche Versorgung angezeigt. Wir müssen dringend vor einer Selbstbehandlung solcher Geschwüre warnen. Mit sachverständiger Behandlung kann man viele übel aussehende Geschwüre heute konservativ ausheilen und weitere Komplikationen, die zu einer lebensbedrohenden Blutvergiftung führen können, vermeiden. Manche drohende Amputation konnte durch sorgfältige und zielstrebige konservative Maßnahmen vermieden werden. Diese gehen vom Einsatz von Antibiotika und Antimykotika (Mittel gegen Pilzinfektionen) bis hin zur sorgfältigen örtlichen Nekrosebehandlung und Durchblutungsverbesserung im Bereich der Läsionen.

Die Arteriosklerose der Lungenarterien

Von Hubert Mörl und Gotthard Schettler

Im kleinen Kreislauf haben die Schlagadern gegenüber dem Großkreislauf gestaltliche Besonderheiten. Der niedrigere arterielle Blutdruck bedeutet, daß die Arterien zarter angelegt sind als im großen Kreislauf. Kommt es aber zur Drucksteigerung im Lungenkreislauf, so entwickelt sich eine Arteriosklerose nach den gleichen Prinzipien wie im großen Kreislauf bei Hochdruck. Es kann auch zu den gleichen Komplikationen kommen, zum Beispiel zu ortsständigen Thrombosen, Blutungen oder Gefäßwandeinrissen. Primäre, spontan sich entwickelnde pulmonale Hypertonien sind selten. Sie verlaufen aber deswegen ungünstig, weil die Normalisierung des erhöhten Druckes außerordentlich schwierig ist. Nicht selten führen dagegen unerkannte Lungenarterienembolien zum Hochdruck im kleinen Kreislauf. Auch wenn Anomalien oder krankhafte Veränderungen am Herzen zu einem Rückstau im kleinen Kreislauf führen, wird dies mit erhöhtem Blutdruck in den gestauten Bezirken beantwortet. Wir sprechen dann von einer sekundären pulmonalen Hypertonie.

Der Krankheitsablauf ist in solchen Fällen meist durch die Grundkrankheit des Herzens bestimmt. Wenn diese Störung am Herzen selbst beseitigt wird, etwa durch korrigierende Operationen, so kann mit nachfolgender Normalisierung des Druckes im kleinen Kreislauf ein Rückgang bereits eingetretener arteriosklerotischer Veränderungen bewirkt werden. Auch dies ist ein Hinweis auf die prinzipiell mögliche Rückbildung arteriosklerotischer Prozesse mit dem Ausgleich beziehungsweise der Beseitigung sklerosefördernder Bedingungen.

Patienten mit Lungenhochdruck und Lungenarteriosklerose leiden unter schwerer Atemnot und an Symptomen, die durch die Überlastung des rechten Herzmuskelanteils bedingt sind. Es kommt zum Rückstau im Bereich der Leber, des Leibes und der Peripherie. Lange gelingt es, dieses sogenannte Rechtsherzversagen zu behandeln. Bei einmal eingetretener Entgleisung verläuft die Krankheit dann stürmisch. Sie endet unter dem Bild der schweren Gasaustauschstörung mit Blausucht und starker allgemeiner Wassersucht.

Die Arteriosklerose der kleinsten Gefäße (Arteriolen und Kapillaren)

Von Hubert Mörl und Gotthard Schettler

Auch im Bereich der Arteriolen und Kapillaren sind bei allgemeiner Arteriosklerose Veränderungen nachzuweisen. Die feinen Haargefäße werden dicker, schwerer und härter. Die sie stützende Lamelle, die Basalmembran, wird kompakt. Dadurch wird die Durchlässigkeit verschlechtert. Der Zustand der kapillaren Endstrombahn ist für die Ernährung aller Gewebe entscheidend wichtig. Eine Störung des Stoffaustausches muß mit Mangelerscheinungen im versorgten Gewebe verbunden sein. Das klassische Bild derartiger Läsionen entwickelt sich bei Diabetes (siehe Seite 97). Da, wo Arteriolen und Kapillaren direkt sichtbar sind, kann man die gestaltlichen Veränderungen und ihre Auswirkungen für das versorgte Gewebe direkt verfolgen: An den feinen Netzhautgefäßen am Augenhintergrund kann man mittels Augenspiegel Befunde erheben, die für den Verlauf einer Arteriosklerose oft sehr bedeutsam sind (Tafel 3c). Für den Gefäßstatus und insbesondere für die Beurteilung von Risikofaktoren sind solche Befunde sehr wichtig. Das gilt in erster Linie für den Bluthochdruck, ferner für den Diabetes, für bestimmte Fettstoffwechselstörungen und für manche Fälle von Gicht. Eine besonders gefährliche Spielart der Arteriolo- und Kapillaropathien sind die mit Wandzerfall einhergehenden malignen Angiopathien. Solche Gefäßwandnekrosen führen zu verheerenden Störungen an der Netzhaut und im Bereich der Nieren. Sie fördern dort die

Bildung hochdrucksteigernder Substanzen. Dann entwickeln sich bösartige Hochdruckformen, die ihrerseits weitere Gefäßnekrosen entstehen lassen. Damit hat sich ein gefährlicher Zirkelschluß eingestellt.

Wie bei jeder Form der Hochdruckkrankheit die Untersuchung des Augenhintergrundes unerläßlich ist, so muß man auch bei Verdacht auf vordergründige oder rasch verlaufende Arteriosklerose sorgfältige Überprüfungen des Augenhintergrundes anstreben. Das Auge ist ein Spiegel der Blutgefäße. Er erlaubt die Beurteilung des gesamten Gefäßstatus.

Ernährung und Arteriosklerose

Auf diesem Gebiet werden die unterschiedlichsten Meinungen vertreten, und es fällt schwer, die Spreu vom Weizen zu scheiden. Man kann die Meinung hören, die Ernährung habe mit der Arteriosklerose überhaupt nichts zu tun. Andere Autoren sind der Ansicht, daß es nur auf eine Einschränkung der gesamten Kalorienzufuhr ankomme, um die Entwicklung der Arteriosklerose zu bremsen. Auf der anderen Seite gibt es strikte Empfehlungen zur qualitativen Zusammensetzung einer gesunden Ernährung, die insbesondere am Fettgehalt ansetzen.

Nun kann kein Zweifel daran bestehen, daß Übergewicht ein wichtiger Schrittmacher im Arterioskleroseprozeß ist. Bei normalgewichtigen und untergewichtigen Menschen findet man schwere Arterioskleroseformen viel seltener als bei Übergewichtigen. Im Extrem findet man in Gesellschaften, deren Bevölkerungen Hunger leiden oder in einem Existenzminimum leben, kaum schwere Arterioskleroseformen, und insbesondere ist die koronare Herzkrankheit als Todesursache ungewöhnlich selten. In den Hungerjahren nach dem Zweiten Weltkrieg war in Deutschland und in anderen europäischen Ländern die Rate der Todesfälle an koronaren Herzkrankheiten sehr niedrig (Abbildung 37 a). Die Mortalität wuchs parallel mit der besseren Ernährung und der allgemeinen Zunahme des Körpergewichts. Schweizer Anatomen konnten nachweisen, daß die schwere Arteriosklerose mit einem Überange-

Todesfälle durch koronare Herzkrankheit in der Bundesrepublik von 1932 bis 1978

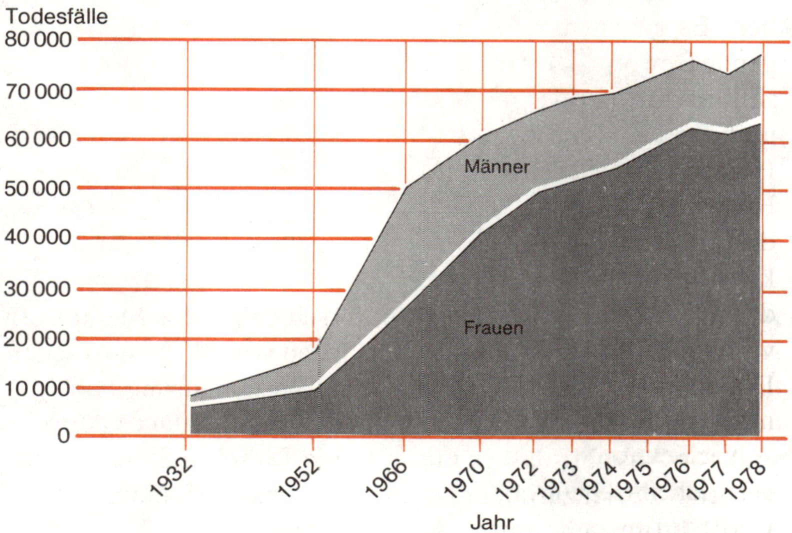

37a

bot an Nahrungsmitteln drastisch ansteigt. Weltweit konnte gezeigt werden, daß eine Korrelation zwischen Ernährung, insbesondere Luxuskonsumption, und schweren Formen von Arteriosklerose und tödlichem Herzinfarkt besteht.

Ernährung und Blutcholesterin

Eine Schlüsselrolle zur Klärung dieser Unterschiede kommt hierbei der Höhe des Blutcholesterins und fetthaltiger Komplexe im Blut zu. So wurde in einer wissenschaftlichen Stellungnahme der Internationalen Gesellschaft und Föderation für Kardiologie 1980 festgestellt, »daß bei einem Plasmacholesteringehalt von 160 bis 180mg% das Risiko einer koronaren Herzkrankheit minimal ist«. Eine solche Plasmacholesterinkonzentration wird daher als optimal für Erwachsene angesehen. Es gibt gemäß dieser Verlautbarung nunmehr überzeugende Beweise dafür, daß eine erhöhte Plasmacholesterinkonzentration einer der wichtigsten Faktoren der Arteriosklerose und ihrer Komplikationen und insbesondere der koronaren Herzkrankheit ist. Die Entwicklung von arteriosklerotischen Herden wird durch hohe Cholesterinkonzentrationen gefördert. Auch bei bereits bestehender koronarer Herzkrankheit kann das überhöhte Plasmacholesterin die Arteriosklerose fördern. Gleichsinnig sind die Werte für die fetthaltigen Komplexverbindungen, die Lipoproteine, zu verändern (siehe Seite 59). Die arteriosklerosefördernden Lipoproteine reagieren auf Ernährungsänderungen ähnlich wie das Blutcholesterin.

Nach einem soeben erschienenen Expertenbericht der Weltgesundheitsorganisation gibt es keine Bevölkerung, die bei Cholesterinwerten unter 200 mg% nennenswerte koronare Herzkrankheiten entwickelt! Deshalb empfehlen die Experten, die Ernährungsgewohnheiten der Industrienationen zu verändern. Die Empfehlungen sind mit unseren Vorstellungen identisch.

Gibt es noch andere Wirkungen der Ernährung auf die Arteriosklerose?

Änderungen der Ernährung, insbesondere der Fettzufuhr, sind in der Lage, auch den Thromboseprozeß speziell in den Kranzgefäßen zu beeinflussen. Dies wurde nicht nur durch Beobachtungen bei Menschen unter besonderen Ernährungsbedingungen beobachtet, sondern auch in Tierversuchen. Hausschweine und Menschenaffen entwickeln bei einer Ernährung, die bei uns noch häufig praktiziert wird, spontan eine Arteriosklerose mit all ihren Begleiterscheinungen, die jener beim

Tabelle 9:

---

1. Kalorienverringerung bei Adipositas.
2. Reduktion der Zufuhr gesättigter Fette auf etwa 10 Prozent des energetischen Nahrungswertes und der Cholesterinaufnahme auf weniger als 300 mg pro Tag, bei einem Verhältnis mehrfach ungesättigter zu gesättigten Fettsäuren von etwa 0,75.
3. Erhöhte Zufuhr von Nahrungsmitteln, die reich an gelierenden Ballaststoffen, wie zum Beispiel Pektinen, sind.
4. Ein erhöhter Proteinanteil soll pflanzlicher Herkunft sein.

Eine derartige Ernährungsweise ist in Ländern, in denen die koronare Herzkrankheit ungewöhnlich ist, weit verbreitet; es gibt dabei keine Hinweise auf schädliche Auswirkungen.

Mit dem Ziel einer Verringerung des Risikos der koronaren Herzkrankheit werden diese Diätänderungen als Teil eines umfassenden Programms zur Reduktion von Risikofaktoren empfohlen. Um eine möglichst optimale Wirkung zu erreichen, sollten sie während des ganzen Erwachsenenlebens eingehalten werden. Nach dem vorliegenden Erkenntnisstand können sie als geeignet angesehen werden, sowohl das primäre Risiko einer koronaren Herzkrankheit zu vermindern als auch im Sinne der Sekundärprophylaxe beim Myokardinfarkt, bei Angina pectoris und bei symptomlosen ischämischen EKG-Veränderungen wirksam zu werden. Mit größtem Nachdruck sollten diese Empfehlungen bei jungen Erwachsenen und beim Fehlen einer manifesten koronaren Herzerkrankung Anwendung finden; der mögliche Nutzen einer vernünftigen Diätänderung einschließlich einer Übergewichtsreduktion sollte aber auch Infarktpatienten und älteren Menschen zugute kommen.

Menschen durchaus vergleichbar ist. Auch bei sogenannten Minischweinen kann man mittels Ernährung alle Kriterien der Arteriosklerose erzeugen.

Durch gegenläufige Veränderungen der Ernährung und insbesondere durch eine Manipulation des Fettgehaltes gelingt es umgekehrt, nicht nur die Arteriosklerose selbst, sondern auch

Tabelle 10: Diätziele für die Vereinigten Staaten, Dezember 1977

---

1. Zur Vermeidung von Übergewicht soll nur so viel Energie (kcal) mit der Nahrung zugeführt werden, wie verbraucht wird. Bei Übergewicht sollen die Energiezufuhr vermindert und die Energieabgabe gesteigert werden.
2. Der Konsum komplexer Kohlenhydrate und »natürlich vorkommender« Zucker soll von etwa 28 Energie-% auf etwa 48 Energie-% erhöht werden.
3. Der Konsum raffinierter und verarbeiteter Zucker soll um etwa 45 % auf etwa 10 % der Gesamtenergiezufuhr vermindert werden.
4. Der Fettverzehr soll von etwa 40 % auf etwa 30 % der Energiezufuhr vermindert werden.
5. Der Verzehr gesättigter Fette soll auf etwa 10 % der Energiezufuhr reduziert werden. Dafür soll der Konsum mehrfach ungesättigter und einfach ungesättigter Fette angehoben werden auf jeweils etwa 10 Energie-%.
6. Die Cholesterinzufuhr soll auf etwa 300 mg pro Tag beschränkt werden.
7. Die Aufnahme von Natrium soll durch eine Reduktion des Salzverzehrs auf etwa 5 Gramm NaCl beschränkt werden.

Tabelle 11:

Diese Ziele sind durch folgende Änderungen der Nahrungsauswahl und -zubereitung erreichbar:

1. Der Konsum von Früchten, Gemüsen und Vollkornbrot soll gesteigert werden.
2. Der Konsum raffinierter und anderer bearbeiteter Zucker sowie von zuckerhaltigen Nahrungsmitteln soll eingeschränkt werden.
3. Nahrungsmittel mit hohem Fettgehalt sollten vermindert verzehrt werden. Gesättigte Fette, ob tierischen oder pflanzlichen Ursprungs, sollen zum Teil durch mehrfach ungesättigte Fette ersetzt werden.
4. Der Konsum tierischer Fette sollte vermindert werden. Bei der

Auswahl von Fleisch, Geflügel und Fisch ist dieser Gesichtspunkt zu beachten.
5. Außer für Kleinkinder sollen fettarme oder fettfreie Milch und fettarme Molkereiprodukte anstelle von Vollmilch und Vollmilchprodukten verwendet werden.
6. Der Konsum von Butter, Eiern und anderen cholesterinreichen Lebensmitteln sollte verringert werden. Diese Maßnahmen sind weniger streng durchzuführen bei Frauen vor der Menopause, kleinen Kindern und bei älteren Menschen, um die Vorteile von Eiern in der Nahrung nicht aufgeben zu müssen.
7. Der Verbrauch von Salz und der Verzehr von salzreichen Lebensmitteln ist zu verringern.
8. Personen mit physischen oder psychischen Erkrankungen, die Grund zur Annahme haben, daß sie diesen Regeln für die allgemeine Bevölkerung Folge leisten sollten, sollen mit ihrem Arzt Rücksprache nehmen.

Die Weltgesundheitsorganisation hat 1982 ähnliche Empfehlungen gegeben, die alle gefährdeten Völker, also die Industrienationen, beachten sollten.

ihre Komplikationen, insbesondere die Thrombosen und dadurch bedingte Gefäßverschlüsse, zu verhindern.

Es gibt viele experimentelle Ergebnisse, die zeigen, daß aus der Nahrung stammende Fette und fettähnliche Substanzen, insbesondere Cholesterin, direkt in den Arterienwänden abgelagert werden, wo sie den Umbauprozeß der Gefäße in Gang setzen und unterhalten (siehe Tafeln 1, 2 und 4).

Welche Rückschlüsse ergeben sich für den Menschen?

Es kann nach diesen Ereignissen nicht verwundern, wenn führende Ernährungswissenschaftler es als dringend notwendig erachten, unsere Luxusernährung zu korrigieren. Wie soll das geschehen? In einem eben erschienenen Bericht über Ernährung, Lipide und koronare Herzkrankheiten führen die Herausgeber, Robert I. Levy, Barbara Dennis, Basil M. Rifkin und Nancy Ernst, aus, daß die Ernährung eine vordergründige Bedeutung für die Entstehung, aber auch für die Verhinderung der Arteriosklerose habe. Der deutliche Rückgang der Arteriosklerose und ihrer Folgekrankheiten in den USA, der auch in diesem Buch wiederholt dargelegt wurde, sei zweifellos auch auf eine nachhaltige Veränderung der Eßgewohnheiten in den USA zurückzuführen. Dies wird sowohl durch epidemiologische Erhebungen als auch durch Einzelbeobachtungen belegt. Ernährungsveränderungen sind nach Ansicht der Experten des Nationalen Gesundheitsinstituts der USA und des zuständigen Senatsausschusses dieses Landes der »Eckstein der therapeutischen und vorsorglichen Maßnahmen«. Es ist ein ausgesprochenes Ziel der US-Senatskommission für Ernährung (siehe Tabelle 10), die für die USA als zu hoch angesehenen Plasmacholesterinwerte zu senken und dies durch Ernährungsempfehlungen zu erreichen. Aufgrund entsprechender Empfehlungen, denen sich die Ernährungsgesellschaften in vielen Ländern, darunter Kanada, Australien, Schweden, die DDR und die UdSSR, angeschlossen haben, hat die Internationale Gesellschaft und Föderation für Kardiologie im Mai 1980 Diätvorschriften zur Senkung des überhöhten Plasmacholesterins empfohlen.

Mit derartigen Maßnahmen könne es gelingen, beim einzelnen den Plasmacholesteringehalt um circa 50 mg % zu senken und damit Werte zu erreichen, die der Arterioskleroseentwicklung entgegenstehen. Es werden also derartige Ernährungsempfehlungen nicht nur für gefährdete Patienten und ihre Familien gegeben, sondern als gesunde und im Sinne der Vorsorge zu empfehlende Ernährung der gesamten Bevölkerung von Industriestaaten herausgestellt. Auch die bereits zitierte US-Senatskommission (siehe Tabelle 11) und die Fachleute des Nationalen Gesundheitsinstituts sind der Meinung, daß die jetzt vorliegenden Erkenntnisse ausreichen, um eine solche Ernährung generell zu empfehlen. Schließlich sind die letzten *offiziellen* Empfehlungen der Nationalen Akademie der Wissenschaften der USA (1980) entgegen der vielzitierten Meinung einiger Mitglieder dieser Gesellschaft mit dem Inhalt dieser Empfehlungen identisch. Die Weltgesundheitsorganisation hat 1982 durch eine Expertengruppe ähnliche Empfehlungen zur Verhütung der Arteriosklerose verabschiedet.

Die Analyse der vorliegenden Daten zum Rückgang der arteriosklerosebedingten Todesursachen in den USA zeigt, daß es vorwiegend Bevölkerungskreise mit höherer Schulbildung sind, die Ernährungsmaßnahmen für wichtig halten und in zunehmendem Maße praktizieren. Familien mit frühzeitiger und schwerer Arteriosklerose halten Ernährungsmaßnahmen für wichtig und beachten sie. Besonders diätbewußt sind Ärzte und Angehörige der Heilberufe. Von 192 befragten Ernährungsexperten und Kardiologen bejahten 189 die Wichtigkeit von Ernährungsmaßnahmen in der Vorsorge der Arteriosklerose. Nahezu alle sind für eine Reduktion des durchschnittlichen täglichen Fettverzehrs sowie der gesättigten Fette, und zwei Drittel sind der Meinung, daß der Anteil der ungesättigten Fettsäuren auf Kosten der gesättigten Fettsäuren anzuheben sei. Wiederum gelten diese Konzepte nicht nur für gefährdete Personen oder Familien, sondern für die gesamte Bevölkerung. Eine Expertengruppe der Deutschen Forschungsgemeinschaft kam 1981 zu vergleichbaren Schlußfolgerungen und hob insbesondere die Bedeutung der essentiellen (ungesättigten) Fettsäuren im Arterioskleroseprozeß hervor. Diese Ansichten sind freilich nicht unwidersprochen geblieben. Die meisten wissenschaftlichen Fachgesellschaften und die Weltgesundheitsorganisation sind jedoch der Meinung, daß die empfohlenen mäßigen und durchaus akzeptablen Ernährungsveränderungen heute schon praktiziert werden sollten.

Tabelle 12: Tierische und pflanzliche Quellen der Nahrungsfette (Prokopfverbrauch g/Tag) für ausgewählte Jahre in den USA

	tierische Quellen								Pflanzenquellen				
Jahr	Fleisch, Geflügel, Fisch	Eier	Milchprodukte außer Butter	Butter	Schmalz direkt	Schmalz indirekt [a]	eßbares Rinderfett	gesamt [b]	andere Fette und Öle [c]	getrocknete Bohnen, Nüsse, Sojaprodukte	Mehl, Getreideprodukte	andere Lebensmittel	gesamt [b]
1909/13	46,4	4,8	18,6	17,7	14,7	0,2	1,2	103,5	12,3	2,4	4,8	1,8	21,3
1935/39	39,4	4,6	21,0	17,2	13,7	[d]	1,2	97,2	24,2	4,4	3,3	3,4	35,2
1946/49	46,8	6,0	24,5	10,6	15,4	1,0	0,5	104,8	25,1	4,7	2,6	3,3	35,7
1957/59	46,9	5,7	23,7	8,2	11,5	3,0	1,8	100,8	31,9	4,6	2,2	3,3	42,0
1965	48,4	5,1	21,2	6,4	8,0	3,5	2,6	95,1	38,2	5,5	2,1	3,2	49,0
1970	54,4	5,0	19,7	5,3	5,8	3,1	3,0	96,4	48,8	5,6	2,1	3,3	59,8
1975	50,3	4,5	19,4	4,8	3,7	1,2	2,8	86,8	53,7	6,1	2,1	3,1	65,0
1976	52,4	4,5	19,7	4,3	3,7	1,2	2,8	88,7	56,7	6,1	2,1	3,3	68,2

a) enthält kleine Mengen, die Margarine und Pflanzenfett beigefügt werden
b) wegen Aufrundung ergibt sich eine abweichende Gesamtsumme
c) einschließlich Pflanzenöle und Pflanzenanteil von Margarine und Pflanzenfett
d) 0,05 g oder weniger

Tabelle 13: Durchschnittlicher Verbrauch von Nahrungsfetten je Kopf (kg/Jahr). Vergleich zwischen der Bundesrepublik Deutschland und den USA

	BRD 63/64	USA 63	BRD 65/66	USA 65	BRD 67/68	USA 67	BRD 69/70	USA 69	BRD 71/72	USA 71	BRD 73/74	USA 73	BRD 75/76	USA 75	BRD 63–76 %	USA 63–75 %
Milch und Sahne	101,8	139,3	97,7	136,9	96,3	129,3	98,4	123,4	93,6	117,5	90,8	116,6	88,5	112,5	−13,04	−19,24
Butter (Produktgew.)	9,0	3,1	8,5	2,9	8,6	2,5	8,7	2,5	7,3	2,3	7,1	2,2	6,6	2,1	−26,67	−32,26
Eier (Stück)	235	321	243	318	257	325	275	312	286	318	281	296	285	281	+21,28	−12,57
tierische Fette (Reinfett)	5,9	2,9	5,7	2,9	5,9	2,4	6,1	2,3	6,3	1,9	6,1	1,5	6,4	1,3	+ 8,47	−55,17
pflanzliche Fette und Öle (Reinfette)	12,4	13,6	12,5	14,7	12,7	15,9	12,8	17,8	13,4	17,6	13,3	19,4	13,2	19,5	+ 6,45	+45,59
Nahrungsfette insgesamt (Reinfette)	25,7	19,3	25,3	20,2	25,8	21,3	26,2	22,6	25,9	22,8	25,4	23,8	25,1	22,0	− 2,23	+13,99

Quelle: Statistisches Jahrbuch über Ernährung, Landwirtschaft und Forsten 1972–1976; United States Department of Agriculture, Agricultural Statistics, Washington 1976

Gibt es Hinweise auf allgemeine Ernährungsumstellungen?

Diese Frage ist für die USA zu bejahen. Aus den Berichten des Landwirtschaftsministeriums der USA, die sich mit den Verbraucherstatistiken zwischen 1909 und 1976 befassen, ist bemerkenswert, daß seit 1950 in den USA der Verbrauch an Vollmilch stark abgenommen, der von Magermilch stark zugenommen hat. Joghurt und besonders Magermilchjoghurt wurden viel stärker verbraucht. Auch der Käseverbrauch nahm in den letzten Jahrzehnten stark zu. Ganz beträchtlich sind die Veränderungen der Verbraucherzahlen für Fette und Öle. Der Verzehr von Salat- und Kochöl nahm ungewöhnlich zu. Er stieg von 7 Pfund pro Kopf in den Jahren 1947 bis 1949 auf 22 Pfund im Jahre 1976. Auch die Art der Fette und Öle ist betroffen. 1950 machte Sojabohnenöl etwa 25 Prozent des Ölverzehrs aus, 1975 wurden bereits 75 Prozent dieses an mehrfach ungesättigten Fettsäuren reichen Öles am Anteil des Ölverzehrs registriert. Die mehr gesättigten Baumwollsaatöle gingen von 40 Prozent im Jahre 1950 auf 10 Prozent im Jahre 1976 zurück. Seit den fünfziger Jahren nahm der Verbrauch an weichen Margarinen stark zu, während der Butterverzehr drastisch abnahm. Dies ist aus Tabelle 12 ersichtlich.

In der Bundesrepublik ergaben sich andere Verbrauchergewohnheiten, wie aus der vergleichenden Tabelle 13 über den durchschnittlichen Verbrauch von Nahrungsfetten je Kopf zu ersehen ist. Wie in den USA hat auch bei uns der Fleischkonsum deutlich zugenommen. Das ist natürlich bei der Beurteilung des Fettsäurengehalts der Nahrung zu berücksichtigen. Der weitaus überwiegende Anteil der Fettsäuren in Fleisch und Fleischprodukten ist gesättigt! Es hat sich eine starke Umschichtung in den USA gezeigt. Der Genuß von Schweinefleisch ist stark zurückgegangen zugunsten von Rindfleisch. Unverhältnismäßig groß ist die Zunahme an Geflügel und entsprechenden Produkten.

In der Bundesrepublik wurden weniger Milch und Sahne,

dafür mehr Butter verbraucht. Zwischen 1963/64 und 1975/76 ist der Butter-, Sahne- und Milchverbrauch zurückgegangen, in den letzten beiden Jahren wieder angestiegen. Zugenommen haben im Gegensatz zu den USA der Eierkonsum und der der Fette tierischer Herkunft ganz allgemein. Fette pflanzlicher Herkunft wurden mehr verbraucht, aber bei weitem nicht im gleichen Maße wie in den USA. Ein leichter Trend zur Einschränkung des Fettverbrauchs ist auch bei uns festzustellen.

Die amerikanische Bevölkerung hat nicht etwa weniger Fett verzehrt, sondern zwischen 1963/64 und 1975 etwa 14 Prozent mehr. Aber die Art der Fette hat sich nachhaltig geändert.

Ganz generell ist in der Ernährung von Industrievölkern ein Anstieg der sogenannten Edelkost, das heißt des Fleisches, der Fleischprodukte und der Fette, zu verzeichnen. Der Anstieg des Fettverzehrs in den USA betrifft hauptsächlich pflanzliche Fette. Derartige Fette betragen jetzt mehr als 40 Prozent des gesamten Nahrungsfettes gegenüber etwa 17 Prozent in den Jahren zwischen 1909 und 1913. Im ganzen gesehen hat sich der Verzehr an Pflanzenfett und -ölen jenem an tierischen Fetten genähert, ohne ihn jedoch zu erreichen. Der Gesamtfettverzehr macht in den USA die enorme Summe von 157 Gramm pro Tag aus. In der Qualität der Fette ist ein starker Anstieg der linolsäurereichen Öle und Margarinen zu verzeichnen. Der Verbrauch an Salat- und Kochölen sowie Mischfetten hat stark zugenommen. Bemerkenswert ist auch die Zunahme des Speiseöls und damit der Ölsäureverbrauch. Er ist fast ausschließlich durch Olivenöl bedingt.

Natürlich haben solche Verbraucherstatistiken beträchtliche Fehlerquellen. Der errechnete Prokopfverbrauch ist nicht identisch mit dem tatsächlichen Verzehr. Abgesehen von der unterschiedlichen Resorption müssen Abfälle bei der Bereitung ebenso berücksichtigt werden wie Rückstände bei den Mahlzeiten. Man kann freilich argumentieren, daß von derartigen Veränderungen alle Nahrungsanteile betroffen sind.

Der Wert der Nahrung darf natürlich nicht allein nach dem Fettgehalt und dessen quantitativer und qualitativer Zusammensetzung beurteilt werden. Kohlenhydrat- und Eiweißanteil, wiederum qualitativ und quantitativ gesehen, sind ebenso wie der Schlackengehalt, die Mineralien, der Feuchtigkeitsgehalt und der Vitamingehalt zu berücksichtigen.

Das Nationale Gesundheitsinstitut in den USA hat die Einwirkung all dieser Nahrungsbestandteile auf die Blutzusammensetzung untersucht. Es steht danach fest, daß die Nahrungsfette mit Abstand am stärksten arterioskleroseförderndsind.

Wie soll eine gesunde Ernährung beschaffen sein, die das Gefäßsystem nicht schädigt?

Von der *multifaktoriellen* Entstehung der Arteriosklerose ausgehend, spielen Defekte im Lipid- und Lipoproteinstoffwechsel eine Schlüsselrolle bei der Versorgung und Strukturerhaltung der Arterien. Die engen Beziehungen zwischen Blutfettstoffen und der Blutzirkulation und Thrombose erlauben es uns, Schlußfolgerungen zu ziehen für eine gesunde Ernährung. Der Fettbestand des Organismus und insbesondere die Fettzusammensetzung des Blutplasmas werden durch Nahrungsfette nachhaltig beeinflußt. Ein Teil des Körperfettes wird auch aus fettfreien Nährstoffen synthetisiert. Die Syntheseprozesse unterliegen den unterschiedlichsten Einflüssen, nicht zuletzt hormoneller Art. Es gibt auch familiär bedingte Unterschiede in der Fettaufnahme und in der Fettverwertung. Unabhängig von diesen individuellen Daten ist festzuhalten, *daß der Fett- und Cholesteringehalt der Nahrung in den industrialisierten Ländern zu hoch ist*. Der Durchschnittsbürger nimmt hier zwischen 40 und 50 Prozent seiner täglichen Kalorien in Form von Fett zu sich. In den Ländern der Dritten und Vierten Welt, die die Mehrheit der gegenwärtigen Weltbevölkerung darstellen, ist

Tabelle 14: Einfluß von Diät auf den Cholesterinspiegel (B. Lewis, 1979)

Reduzierter und modifizierter Fettverzehr (30 %, P/S 1,0)	−20 mg/%
Reduzierter Cholesterinverzehr (200 mg)	− 8 mg/%
Erhöhter Verzehr von Ballaststoffen (6 → 46 g)	−15 mg/%
Modifizierter Proteinverzehr (↑ Gemüse)	− 8 mg/%
Summe Cholesterin-Differenz	−51 mg/%

die Situation völlig anders. Hier besteht zweifellos ein Nahrungsdefizit unter exzessivem Anteil der Nahrungsfette. *Für diese Bevölkerungen hat die Arteriosklerose als Krankheit oder Todesursache keine Bedeutung.*

Bei einer 2600-Kalorien-Diät sollte der Anteil der aus dem Fett stammenden Kalorien von derzeit 40 auf 30 Prozent reduziert werden. Durch diese Maßnahme würde die tägliche Fettaufnahme von circa 150 Gramm auf 90 Gramm reduziert. Die meisten Experten stimmen darin überein, daß die tägliche Cholesterinzufuhr bei weniger als 300 Milligramm liegen sollte. Gesättigte Fettsäuren erhöhen das Plasmacholesterin zweimal so stark, wie mehrfach ungesättigte Fettsäuren das Cholesterin senken.

Wenn beispielsweise eine Person 30 Prozent ihrer täglichen Kalorien in Form von Fett zu sich nimmt und der Anteil an mehrfach ungesättigtem, einfach ungesättigtem und gesättigtem Fett etwa gleich ist, kann das Plasmacholesterin um 18 bis 20 mg % reduziert werden. Eine weitere Anhebung der ungesättigten Fettsäuren in der Nahrung ist nicht notwendig und wird auch nicht empfohlen. Pflanzenfasern können einen deutlichen Effekt auf die Plasmalipoproteine haben. Der partielle Ersatz von tierischem Eiweiß durch Pflanzeneiweiß kann zu einer beträchtlichen Reduktion des Plasmacholesterins führen. Eine Zunahme des Anteils an pflanzlichem Eiweiß von derzeit 30 Prozent auf 50 Prozent würde zu einer Reduktion des Plasmacholesterins um durchschnittlich 8 mg% führen. Gleichzeitige Änderung von Nahrungsfettcholesterin, Faserstoffen und Protein könnten zu einer Reduktion des Plasmacholesterins um circa 50 mg% führen (siehe Tabelle 14). Wir könnten also dadurch den durchschnittlichen Plasmacholesterinspiegel von 230 mg% auf etwa 180 mg% senken und nahe an das antiatherosklerotische Cholesterinniveau von 150–160 mg% herankommen. Entsprechend werden die arterioskleroseférdernden Lipoproteine reduziert.

Eine solche an Schlacken und pflanzlichem Eiweiß reiche, fettarme Kost ist in China üblich. Hier werden vor allem Sojaprodukte und faserreiche Gemüse verzehrt. Bei ausreichender Kalorienzufuhr hat die Bevölkerung einen guten Ernährungszustand und mittlere Plasmacholesterinwerte von 150 bis 170 mg%, die offenbar die Entwicklung schwerer Arterioskleroseformen verhindern. Sind doch Herzinfarkte, schwerer Diabetes und periphere Arterienverschlüsse in China ungewöhnlich selten – und das, obwohl Hochdruck und dadurch bedingte Schlaganfälle nicht selten sind. Unsere Bevölkerung braucht sich natürlich nicht »chinesisch« zu ernähren. Aber sie sollte diese Erfahrungen zur Kenntnis nehmen. Wir müssen mit unseren Bemühungen um eine gesunde Ernährung schon frühzeitig beginnen. Wir propagieren eine gesunde Ernährung und kein starres und unflexibles Schema. Wir müssen individuelle Variationen zulassen, weil wir es nicht für wünschenswert halten, etwa eine Gesellschaft von diätsüchtigen oder fettmanipulierten Vegetariern zu schaffen. Andererseits glauben wir, daß simple Appelle für eine vernünftige Ernährung nicht ausreichen. Wir sollten die Nahrungsmittelindustrie veranlassen, sich den dargelegten Vorschriften anzuschließen. Die Bevölkerung dazu zu erziehen und zu motivieren, daß sie Diätrichtlinien folgt, wäre für uns durchaus erreichbar. Wie man eine solche vernünftige Ernährung auf breiter Basis an den Mann bringt, zeigen wir in unserer Eberbach-Wiesloch-Studie (siehe Seite 288).

Leitsätze für eine vernünftige Ernährung

1. Die Ernährung muß der körperlichen Tätigkeit angepaßt sein. Ein Schwerstarbeiter kommt mit den für den Durchschnittserwachsenen ausreichenden 2500 Kalorien nicht aus.
2. Die richtig zusammengesetzte Ernährung enthält Eiweiß, Fett und Kohlenhydrate als Baustein- und Energielieferanten nebst Vitaminen, Mineral- und Ballaststoffen sowie Wasser.
3. Normalgewichtige, stoffwechselgesunde Menschen, die familiär nicht durch Herz-Kreislauf-Krankheiten belastet sind, sollten eine vollwertige Nahrung nach den vorgenannten Prinzipien zu sich nehmen. Individueller Spielraum ist ihnen einzuräumen. Bevorzugt er zum Beispiel Milchprodukte, so soll er den Verzehr fetter Fleisch- und Wurstsorten einschränken und umgekehrt.
4. Untergewichtige, dabei stoffwechsel- und herz-kreislauf-gesunde Menschen können eine Ernährung ihrer Wahl praktizieren.
5. Übergewichtige Menschen sollten mittels Ernährungsänderungen ein Körpergewicht ihrer normalen Spielbreite anstreben.
6. Stoffwechselkranke, zum Beispiel Patienten mit Fettstoffwechselstörungen, Diabetes, Gicht oder mit bestimmten Fettsuchtformen, sollten diese Störungen diätetisch korrigieren. Das gilt insbesondere für Patienten, die eine familiäre Belastung mit Herz- und arteriellen Gefäßkrankheiten aufweisen.
7. Jeder Erwachsene sollte mittels Ernährung Blutcholesterinwerte unter 200 mg % anstreben.
8. Der Kochsalzverbrauch sollte bei Hochdruckbelastung oder -gefährdung drastisch reduziert werden (täglich unter 5 Gramm NaCl).

Für den praktischen Gebrauch wird in Tabelle 15 (Seite 214) der Energiegehalt gebräuchlicher Lebensmittel mit alternativen Vorschlägen energiearmer Produkte aufgeführt. Für Patienten mit Fettstoffwechselstörungen haben G. Schlierf und Mitarbeiter vom Heidelberger Herzinfarktinstitut Vorschläge ausgearbeitet (Tabelle 16, Seite 215/216).

Reduktionskostformen mit Kalorien zwischen 1200 und 1800 sind in den Tagesplänen Tabelle 17 (Seite 217–224) zusammengestellt. Sie können leicht modifiziert werden, wenn man mehr essen will und darf.

Alle diese Vorschläge lassen individuelle Abweichungen zu. Wer es also liebt, gelegentlich zu »sündigen«, der kann seinen »Sündenfall« korrigieren. Man soll nicht seine Ernährung tagtäglich mittels Kalorientabelle und Briefwaage kontrollieren. Essen muß Spaß machen! Wir verzehren ja nicht Kalorien, sondern erfreuen uns an appetitlichen und schmackhaften Speisen. Mancher Patient hat mir gesagt, ehe er sich strengen Ernährungsbeschränkungen unterwirft, verzichtet er lieber auf einige beschwerdefreie Lebensjahre. Das ist eine durchaus verständliche Lebensmaxime. Die Lebensqualität wird aber eben weitgehend durch Mäßigkeit in der Lebensführung bestimmt und nicht vom »Neronismus«, wie die Italiener jede Form der Völlerei nennen. Extreme sind einer gesunden Ernährung abträglich, im Qualitativen wie im Quantitativen.

Es soll aber abschließend nochmals betont werden: Die Ernährung ist *ein* Mittel, die Arteriosklerose zu beeinflussen. Die Arteriosklerose hat viele Ursachen. Sie alle müssen in der Vorsorge und in der Behandlung berücksichtigt werden, und zwar von Jugend auf, lebenslang und nicht erst im Alter. Die Bedeutung der Ernährung zu bagatellisieren (»es ist alles halb so schlimm«) halte ich für falsch und für leichtfertig.

Tabelle 15: Energiegehalt gebräuchlicher Lebensmittel: die »Anstatt«-Tabelle (nach G. Schlierf und Mitarbeiter)

Lebensmittel	g	Menge	energiereich	kcal	energiearm	kcal
Suppe	150	1 Tasse	Tomatencremesuppe	70	Brühe mit Gemüseeinlage	20
Fleisch	150	1 Port.	Schweineschnitzel, natur	250	Kalbsschnitzel, natur	160
	150	1 Stück	Bratwurst	550	Hähnchenschlegel	180
Wurst	30	1 Port.	Salami	165	Lachsschinken	40
	30	1 Port.	Mettwurst	160	deutsches Corned beef	45
Fisch	150	1 Port.	Räucheraal	500	Kabeljaufilet	120
Milch und Milchprodukte	250	¼ Liter	Vollmilch	165	Butter-/Magermilch	90
	150	1 Port.	Sahneeis	350	Joghurt aus entrahmter Milch	60
Käse	50	1 Ecke	Camembert, 50 % Fett i. Tr.	165	Camembert, 30 % Fett i. Tr.	110
	50	2 EL	Sahnequark, 40 % Fett i. Tr.	85	Speisequark, Magerstufe	45
Gemüse	200	1 Port.	Erbsen, grün	185	Blumenkohl	55
Obst	300	1 Port.	Weintrauben	210	Pampelmuse	70
Kartoffeln u.	200	1 Port.	Pommes frites	440	Pellkartoffeln	170
Teigwaren	125	1 Port.	Nudeln	490		
Kuchen	120	1 Stück	Sahnetorte	420	Obstkuchen (Hefeteig)	210
Streichfett	20	1 Port.	Butter/Margarine	150	Milchhalbfett/Halbfettmargarine	75
Getränke	250	¼ Liter	Traubensaft	185	Tee mit Zitrone	–
	250	¼ Liter	Wein	175	Mineralwasser	–
Knabbereien	50		Erdnüsse	315	Gewürzgurke	10

Tabelle 16: Nahrungsmittel für die Dauerdiät bei Fettstoffwechselerkrankungen

	geeignete Nahrungsmittel im Rahmen der Nährstoffmenge	weniger oder nicht geeignet sind
Fleisch- und Wurstwaren	mageres Fleisch aller Art ohne sichtbares Fett, Schinken und Kaßler, kalter Braten, Fleischsülze, Spezialwurstsorten unter 10 % Fett	Innereien (hoher Cholesteringehalt), fettes Fleisch, Speck, handelsübliche fettreiche Wurstsorten, z. B. Cervelat-, Leber-, Blut-, Mett- und Bratwurst, Fleischkonserven in Saucen
Wild	alle Arten	
Geflügel	ohne Haut	Mastgans, Mastente
Fisch und Fischwaren	magere Sorten Frischfisch, fettreiche Arten nur mäßig, Fischwaren geräuchert, gesäuert oder in Gelee, Konserven ohne Öl oder Sauce	Krustentiere: Austern, Muscheln, Garnelen, Hummer (hoher Cholesteringehalt), Konserven ohne Deklaration des Nährwertes und der Fettsäuren
Eier	Eiklar (evtl. 1 Eigelb pro Woche im Rahmen der erlaubten Cholesterinmenge)	Eigelb (enthält viel Fett und Cholesterin)
Milch und Milchprodukte	Buttermilch, Magermilch und -pulver, Magermilchjoghurt, Magerquark, fettarme Käsesorten bis zu 30 % Fett i. Tr.	Vollmilch, Kaffeesahne, Kondensmilch, Schlagrahm, Vollmilchjoghurt, Sahnequark, fettreiche Käsesorten
Fette und Öle (bei Übergewicht einschränken)	linolsäurereiche Öle, z. B. Sonnenblumen-, Distel-, Soja- oder Maiskeimöl, ölreiche Diätmargarine (cremigweiche Sorten)	Butter und Butterschmalz, Schmalz, Talg und Speck, Kokosfett (weißes Speisefett), Konsummargarine (hartfeste Sorten)

	geeignete Nahrungsmittel im Rahmen der Nährstoffmenge	weniger oder nicht geeignet sind
Gemüse	alle Arten	
Obst	alle Arten außer	Weintrauben, Trockenobst, Säfte oder Süßmost in großen Mengen
Kartoffeln	gekochte Kartoffeln, Kartoffelpüree, Klöße u. ä., Bratkartoffeln, Pommes frites mit linolsäurereichem Öl	Pommes frites, Chips, wenn ungeeignete Fette verwendet werden
Brot und Nährmittel (bei Übergewicht einschränken)	alle Arten, dunkle Brotsorten bevorzugen	
Kuchen und Torten (bei Übergewicht einschränken)	trockene, fettarme Arten, z. B. Hefeteig oder Quark, Ölteig mit linolsäurereichem Öl und ohne Eigelb zubereitet	fettreiche Arten, z. B. Sahnetorten, Blätterteig, Fettgebackenes
Süßwaren (bei Übergewicht einschränken)	Marmelade ohne Zucker mit Süßstoff	Zucker, Honig, Marmelade, Speiseeis, Schokolade, Bonbons
Nüsse (bei Übergewicht ungeeignet)	alle Arten, bevorzugt Wal- und Paranüsse	Kokosnüsse
Getränke	alle zuckerfreien Getränke, Kaffee, Tee, Mineralwasser, alkoholische Getränke nur nach Rücksprache mit dem Arzt	Obstsäfte, Limonaden und Cola-Getränke, konzentrierter Alkohol

(Aus G. Schlierf und Mitarbeiter: Ernährung bei Fettstoffwechselstörungen, Thieme, Stuttgart 1976)

Tabelle 17: Tagesplan mit Austauschmöglichkeiten (aus jeder Gruppe ein *Lebensmittel wählen!) für eine energiekontrollierte, fettmodifizierte, zuckerarme Kost*

Abkürzungen:				
	Be = Becher	P = Portion	Sch = Scheibe	Sta = Stange
	Gl = Glas	EL = Eßlöffel	St = Stück	kl = klein
	Ta = Tasse	KL = Kaffeelöffel	E = Ecke	gr = groß
	Pa = Packung			

Anmerkung: Bei Einhaltung der Kostpläne liegt die Eiweißzufuhr bei 15–20 %, die Fettzufuhr bei 35 % und die Kohlenhydratzufuhr bei 45 bis 50 %. Der Cholesteringehalt ist < 300 mg/Tag, der Quotient Polyensäuren/gesättigte Fettsäuren um 1,5.

	5023 kJ (1200 kcal)		*6279 kJ (1500 kcal)*		*7535 kJ (1800 kcal)*	
	Gewicht in g	Menge	Gewicht in g	Menge	Gewicht in g	Menge
erstes Frühstück						
0 kJ (0 kcal)						
Kaffee Tee Mineralwasser	beliebige Menge		beliebige Menge		beliebige Menge	
628 kJ bzw. 1046 kJ (150 kcal bzw. 250 kcal)						
Brötchen	50	1 St	50	1 St	90	2 St
Mischbrot	60	1½ Sch	60	1½ Sch	100	2½ Sch
Vollkornbrot	60	1½ Sch	60	1 ½ Sch	100	2½ Sch
Weiß-/Toastbrot	60	2 Sch	60	2 Sch	100	3 Sch
Knäckebrot	40	4 Sch	40	4 Sch	60	6 Sch

	5023 kJ (1200 kcal)		*6279 kJ (1500 kcal)*		*7535 kJ (1800 kcal)*	
	Gewicht in g	Menge	Gewicht in g	Menge	Gewicht in g	Menge
Zwieback, eifrei	40	4 St	40	4 St	60	6 St
Cornflakes	40	12 EL	40	12 EL	65	19 EL
Haferflocken	35	4 EL	35	4 EL	60	7 EL
Grieß	40	4 EL	40	4 EL	70	7 EL
314 kJ bzw. 628 kJ (75 kcal bzw. 150 kcal)						
Margarine	10	1 EL	10	1 EL	20	2 EL
Halbfettmargarine	20	2 EL	20	2 EL	40	4 EL
418 kJ (100 kcal)						
Buttermilch	300	2 Ta	300	2 Ta	300	2 Ta
Magermilch	300	2 Ta	300	2 Ta	300	2 Ta
Speisequark, mager	120	½ Pa	120	½ Pa	120	½ Pa
Joghurt aus entrahmter Milch	250	1½ Be	250	1½ Be	250	1½ Be
Streichkäse, 20–30 % Fett i. Tr.	45	1 E	45	1 E	45	1 E
Weichkäse, 20–30 % Fett i. Tr.	50	1 E	50	1 E	50	1 E
Schnittkäse, 30 % Fett i. Tr.	35	1 gr Sch	35	1 gr Sch	35	1 gr Sch
Bratenaufschnitt, mager	45	2 Sch	45	2 Sch	45	2 Sch
Corned beef, deutsch	65	2 Sch	65	2 Sch	65	2 Sch
Schinken, gekocht, ohne Fettrand	50	1 gr Sch	50	1 gr Sch	50	1 gr Sch
Schinken, roh, ohne Fettrand (Lachsschinken)	70	3 Sch	70	3 Sch	70	3 Sch

209 kJ (50 kcal)						
Äpfel	100	1 kl	100	1 kl	100	1 kl
Birnen	100	½	100	½	100	½
Pampelmusen	200	1 kl	200	1 kl	200	1 kl
Apfelsinen	130	1 kl	130	1 kl	130	1 kl
Fruchtsaft	125	⅛ l	125	⅛ l	125	⅛ l
Gemüsesaft	200	1 Gl	200	1 Gl	200	1 Gl
Möhren	140	3 St	140	3 St	140	3 St
Paprika	180	1 gr	180	1 gr	180	1 gr
Tomaten	260	5 St	260	5 St	260	5 St
Radieschen	270	3 Bund	270	3 Bund	270	3 Bund

zweites Frühstück

0 kJ (0 kcal)						
Kaffee Tee Mineralwasser	beliebige Menge		beliebige Menge		beliebige Menge	
418 kJ (100 kcal)						
Mischbrot	–	–	40	1 Sch	40	1 Sch
Knäckebrot	–	–	25	2½ Sch	25	2½ Sch
314 kJ (75 kcal)						
Diätmargarine	–	–	10	1 EL	10	1 EL
Halbfettmargarine	–	–	20	2 EL	20	2 EL

	5023 kJ (1200 kcal)		*6279 kJ (1500 Kcal)*		*7535 kJ (1800 kcal)*	
	Gewicht in g	Menge	Gewicht in g	Menge	Gewicht in g	Menge
418 kJ (100 kcal)						
Buttermilch	300	2 Ta	300	2 Ta	300	2 Ta
Magermilch	300	2 Ta	300	2 Ta	300	2 Ta
Joghurt aus entrahmter Milch	250	1½ Be	250	1½ Be	250	1½ Be
Äpfel	200	2 kl	200	2 kl	200	2 kl
Birnen	200	1	200	1	200	1
Beerenobst	220	1 gr P	220	1 gr P	220	1 gr P
Steinobst	200	1 gr P	200	1 gr P	200	1 gr P
Bananen	150	1	150	1	150	1
Apfelsinen	260	2 kl	260	2 kl	260	2 kl
Mandarinen	200	2 gr	200	2 gr	200	2 gr
Pampelmusen	400	2 kl	400	2 kl	400	2 kl
Fruchtsaft	250	¼ l	250	¼ l	250	¼ l
Gemüsesaft	400	2 Gl	400	2 Gl	400	2 Gl
Mittagessen						
523 kJ bzw. 628 kJ (125 kcal bzw. 150 kcal)						
Kalbfleisch, sehr mager	120		140		140	
Rindfleisch, sehr mager	100		120		120	
Schweinefleisch, sehr mager	75		90		90	
Hähnchenfleisch/Hühnerfleisch	110		130		130	
Wild	100		115		115	
Wiener/Frankfurter Würstchen	50		60		60	

Forelle	250		300		300	
Heilbutt	125		150		150	
Kabeljaufilet	160		200		200	
Rotbarschfilet	110		135		135	
Scholle	220		300		300	
209 kJ (50 kcal)						
Blumenkohl	180	1 P	180	1 P	180	1 P
Bohnen, grün	150	1 P	150	1 P	150	1 P
Champignons/Pfifferlinge	210	1 gr P	210	1 gr P	210	1 gr P
Chicorée	310	3 Sta	310	3 Sta	310	3 Sta
Erbsen, grün	55	4 EL	55	4 EL	55	4 EL
Grünkohl	110	1 kl P	110	1 kl P	110	1 kl P
Kohlrabi	190	1 P	190	1 P	190	1 P
Kopf-/Endiviensalat	350	1 Kopf	350	1 Kopf	350	1 Kopf
Lauch	130	1 kl P	130	1 kl P	130	1 kl P
Möhren	145	1 P	145	1 P	145	1 P
Paprikaschoten	180	1 gr	180	1 gr	180	1 gr
Rosenkohl	100	1 kl P	100	1 kl P	100	1 kl P
Rote Beete	130	1 kl P	130	1 kl P	130	1 kl P
Rot-/Weißkohl	190	1 P	190	1 P	190	1 P
Salatgurke	500	1 mittlere	500	1 mittlere	500	1 mittlere
Sauerkraut	190	1 P	190	1 P	190	1 P
Schwarzwurzeln	70	3 EL	70	3 EL	70	3 EL
Sellerie	130	1 kl P	130	1 kl P	130	1 kl P
Spargel	250	1 P	250	1 P	250	1 P
Spinat	240	1 gr P	240	1 gr P	240	1 gr P
Tomaten	260	5 St	260	5 St	260	5 St

	5023 kJ (1200 kcal)		*6279 kJ (1500 kcal)*		*7535 kJ (1800 kcal)*	
	Gewicht in g	Menge	Gewicht in g	Menge	Gewicht in g	Menge
Wirsing	150	1 P	150	1 P	150	1 P
Hülsenfrüchte	14	3 EL	14	3 EL	14	3 EL
418 kJ bzw. 628 kJ (100 kcal bzw. 150 kcal)						
Kartoffeln	120	2 St	120	2 St	180	3 St
Reis, roh gewogen	30	2 EL	30	2 EL	40	2½ EL
Teigwaren, roh gewogen, ohne Eigelb	30	3 EL	30	3 EL	40	4 EL
Mehl	30	3 EL	30	3 EL	40	4 EL
Brot	40	1 Sch	40	1 Sch	60	1½ Sch
418 kJ (100 kcal)						
Margarine	13	3 KL	13	3 KL	13	3 KL
Öl	10	1 EL	10	1 EL	10	1 EL
Nachmittag						
0 kJ (0 kcal)						
Kaffee Tee Mineralwasser	beliebige Menge		beliebige Menge		beliebige Menge	
418 kJ (100 kcal)						
Buttermilch	–	–	300	2 Ta	300	2 Ta
Magermilch	–	–	300	2 Ta	300	2 Ta

Joghurt aus entrahmter Milch	–	–	250	1½ Be	250	1½ Be
Äpfel	–	–	200	2 kl	200	2 kl
Birnen	–	–	200	1	200	1
Beerenobst	–	–	220	1 gr P	220	1 gr P
Steinobst	–	–	200	1 gr P	200	1 gr P
Bananen	–	–	150	1	150	1
Apfelsinen	–	–	260	2 kl	260	2 kl
Mandarinen	–	–	200	2 gr	200	2 gr
Pampelmusen	–	–	400	2 kl	400	2 kl
Fruchtsaft	–	–	250	¼ l	250	¼ l
Gemüsesaft	–	–	400	2 Gl	400	2 Gl

Abendessen

523 kJ bzw. 628 kJ (125 kcal bzw. 150 kcal)

Schinken, gekocht, ohne Fettrand	65	1½ Sch	65	1½ Sch	80	2 Sch
Schinken, roh, ohne Fettrand (Lachsschinken)	85	3 Sch	85	3 Sch	105	4 Sch
Corned beef, deutsch	80	3 Sch	80	3 Sch	100	4 Sch
Kalbsbratenaufschnitt, mager	100	4 Sch	100	4 Sch	115	4½ Sch
fettarme Spezialwurst	70	3½ Sch	70	3½ Sch	80	4 Sch
Hering/Rollmops	60	½	60	½	70	
Thunfisch, ohne Öl	50	½ Do	50	½ Do	60	½ Do
Schmelzkäse, 20–30 % Fett i. Tr.	60	1 E	60	1 E	70	2 kl E
Weichkäse, 20–30 % Fett i. Tr.	60	½ Do	60	½ Do	70	
Schnittkäse, 30 % Fett i. Tr.	45	2 Sch	45	2 Sch	50	2 Sch
Speisequark, mager	140	½ Pa	140	½ Pa	170	¾ Pa
Frankfurter/Wiener Würstchen	50	1 kl	50	1 kl	60	1 St

	5023 kJ (1200 kcal) Gewicht in g	Menge	*6279 kJ (1500 kcal)* Gewicht in g	Menge	*7535 kJ (1800 kcal)* Gewicht in g	Menge
523 kJ bzw. 628 kJ (125 kcal bzw. 150 kcal)						
Vollkornbrot	50	1 gr Sch	60	1½ Sch	60	1½ Sch
Mischbrot	50	1 gr Sch	60	1½ Sch	60	1½ Sch
Knäckebrot	30	3 Sch	40	4 Sch	40	4 Sch
209 kJ (50 kcal)						
Gewürzgurken	250	5 St	250	5 St	250	5 St
Maiskölbchen	125	1 kl Gl	125	1 kl Gl	125	1 kl Gl
Mixed Pickles	125	1 kl Gl	125	1 kl Gl	125	1 kl Gl
Oliven, grün	30	6 St	30	6 St	30	6 St
Radieschen/Rettich	270	3 Bund	270	3 Bund	270	3 Bund
Rote Beete, eingelegt	90	4 EL	90	4 EL	90	4 EL
Paprika	180	1 gr	180	1 gr	180	1 gr
Tomaten	260	5 St	260	5 St	260	5 St
Kopfsalat/Chinakohl	350	1 Kopf	350	1 Kopf	350	1 Kopf
Salatgurke	500	1 mittlere	500	1 mittlere	500	1 mittlere
Sauerkraut	190	1 P	190	1 P	190	1 P
314 kJ bzw. 418 kJ (75 kcal bzw. 100 kcal)						
Öl	8	2 KL	8	2 KL	10	1 EL
Diätmargarine	10	1 EL	10	1 EL	13	3 KL
Halbfettmargarine	20	2 EL	20	2 EL	26	6 KL

Die medikamentöse Behandlung der Fettstoffwechselstörungen

Wie immer wieder betont: am Anfang jedes Versuchs, erhöhte und krankhaft veränderte Blutfettverbindungen zu normalisieren, steht die Ernährungsbehandlung. Dies gilt für die angeborenen wie für die erworbenen Fettstoffwechselstörungen. Nun bleibt eine Gruppe von Patienten übrig, die auf eine Ernährungsbehandlung nicht oder nicht ausreichend reagiert oder aber nicht gewillt ist, die empfohlenen Ernährungsmaßnahmen einzuhalten. Solchen Fällen ist die medikamentöse Behandlung vorbehalten. Sie muß individuell abgestimmt sein, da die heute auf dem Markt befindlichen Medikamente unterschiedlich wirken. Eine Verminderung erhöhter und krankhaft veränderter Lipoproteine kann über eine Drosselung der Neubildung, über eine Behinderung der Resorption, insbesondere von Cholesterin, und über einen verstärkten Abbau gehen. Bemerkenswert ist die Wirkung einiger Medikamente nicht nur auf den Fettstoffwechsel, sondern auch auf Gerinnungsvorgänge und die Fließeigenschaften des Blutes.

Welche Medikamente gibt es?

Die ältesten Therapieversuche gründen auf der Beobachtung, daß Pflanzensterine (Sitosterin), die eine ähnliche Struktur wie Cholesterin haben, die Resorption von Cholesterin aus dem

Darm hemmen. Es fehlt damit die Muttersubstanz der die Arteriosklerose fördernden »low density«-Lipoproteine (LDL). Zusätzlich scheint auch der Abbau der LDL durch Sitosterin gefördert zu werden. Man gibt das Präparat in Form von Emulsion, Granulat oder Kaubonbons. Es kann gelegentlich Übelkeit, Durchfälle, Druck in der Magengegend bewirken, ernste Nebenwirkungen sind aber bisher nie beschrieben.

Andere Substanzen, die nicht resorbiert werden, sind sogenannten *Ionenaustauscher.* Im Dünndarm tauschen solche Substanzen die Chloridionen gegen Gallensäuren aus. Damit wird der normale Stoffwechsel des Cholesterins via Gallensäuren gestört. Es kommt zum verstärkten Abbau von Cholesterin zu Gallensäuren, die dann durch das Mittel gebunden und ausgeschieden werden. Auch dadurch fallen die LDL im Blut ab. Das ursprünglich verabfolgte Cholestyramin wird in Pulverform in einer Tagesdosis von 16 Gramm in drei bis vier Einzelgaben verabreicht. Kommt es daraufhin nicht zu einer Minderung der LDL-Fraktion, so kann die Dosis bis auf 32 Gramm gesteigert werden. Begleiterscheinungen sind allerdings gelegentlich Verstopfung, Übelkeit, Brechreiz und Leibschmerzen. Eine neuere Substanz dieser Gruppe ist das Colestipol, das weniger Nebenwirkungen hat. Bei uns ist sie unter dem Namen Colestid®, in angelsächsischen Ländern unter dem Namen Colestipol erhältlich. In Langzeitstudien ist es gelungen, nicht nur den Abbau krankhafter Lipoproteine bei Patienten zu steigern, sondern auch die Entstehung von nichttödlichen und tödlichen Herzinfarkten im Vergleich zu unbehandelten Gruppen deutlich zu reduzieren. Diese Therapie war einer bloßen Ernährungstherapie überlegen. Der zusätzliche Einsatz von Clofibrat und Nikotinsäure verbesserte die Ergebnisse noch.

Nikotinsäure und ihre Salze sind seit langen Jahrzehnten als Lipidsenker in Gebrauch. Sie haben sich bei zahlreichen fettstoffwechselgestörten Patienten bewährt und in mehreren Studien die Neuerkrankungsrate und die Todesziffer an Herzinfarkten günstig beeinflußt. Die Kombination von Nikotinsäure und Clofibrat erwies sich in einer schwedischen Studie als besonders erfolgreich. Man soll die Behandlung mit niedrigen Dosierungen beginnen und dann allmählich steigern. Die effektive Dosis liegt zwischen 3 und 6 Gramm pro Tag. Leider reagieren manche Patienten mit Übelkeit, Appetitlosigkeit, Magendruck. Die Beschwerden können im Laufe von Wochen verschwinden, können aber auch ein Absetzen des Präparates notwendig machen. Fast obligatorisch ist am Anfang der Therapie eine flüchtige Hautrötung mit oder ohne Juckreiz ein bis zwei Stunden nach Einnahme der Präparate. Nach intravenöser Infusion pflegen sich derartige Flushsyndrome noch früher einzustellen. Sie verschwinden meist nach der zweiten Behandlungswoche, können aber so unerträglich sein, daß das Präparat abgesetzt werden muß.

Abwandlungen der Nikotinsäureverbindungen, wie das β-Pyridylcarbinol oder Xantinolnicotinat, ermöglichten die Verringerung wirksamer Dosen.

Clofibrat

Clofibrat ist seit Jahrzehnten zur Normalisierung erhöhter Blutfette verwendet worden, und es liegen günstige Berichte über die Senkung von Herzinfarktquoten nach langfristiger Clofibratanwendung vor. Andere Berichte zeigten bei geringfügiger Senkung des Blutcholesterins keinen Schutz vor Herzinfarkten. Die protektive Wirkung bei bereits durchgemachtem Herzinfarkt ist strittig. Als problematisch erwies sich die Substanz nach Abschluß einer Langzeitstudie, die in drei Teams in Edinburgh, Prag und Budapest bei Männern durchgeführt wurde, die bei Beginn der Studie gesund waren. Es wurde gefunden, daß nichttödliche Herzinfarkte in der Clofibratgruppe etwa zu 20 Prozent seltener vorkommen als in einer unbehandelten Kontrollgruppe. Je höher die Cholesterinwerte bei Behandlungsbeginn waren, je größer das Gesamtrisiko der Untersuchten war, zum Beispiel durch zusätzlichen Hochdruck und Zigarettenrauchen, um so deutlicher war die protektive Wirkung. Die Zahl tödlicher Infarkte wurde nicht beeinträchtigt. Die Autoren schlossen aus ihren Ergebnissen, daß diese Studie ein eindeutiger Beweis für die sogenannte Lipidthese der Herzinfarktentstehung sei, denn selbst die relativ geringe Senkung des Blutcholesterins um weniger als 10 Prozent habe sich als protektiv erwiesen. Dies gelte auch noch Jahre nach Absetzen des Präparates.

Es zeigte sich aber, daß die Gesamtsterblichkeit in den behandelten Gruppen höher war und blieb als in der Kontrollgruppe. Daran waren die verschiedensten Todesursachen beteiligt. Krebskrankheiten ganz unterschiedlicher Organe und Organsysteme, aber auch Schlaganfälle und Lungenentzündungen kamen häufiger vor.

Die Statistiker sind sich über die Bedeutung dieser Ergebnisse nicht einig. Offensichtlich hat die Studie beträchtliche Mängel in der Durchführung und Kontrolle. Immerhin wurde der Schluß gezogen, daß man mit der allgemeinen Verordnung von Clofibrat und clofibrathaltigen Präparaten für ganze Bevölkerungen oder Bevölkerungsgruppen zurückhaltend sein soll. In den USA ist die Zulassung auf Lipidstoffwechselstörungen vom Typ III beschränkt, und auch bei uns ist die Verordnung stark eingeschränkt. Der verschiedentlich gezogene Rückschluß, die medikamentöse Senkung von Blutlipidwerten sei prinzipiell schädlich, hat weder statistisch-epidemiologische noch wissenschaftlich-biochemische Grundlagen. Es gibt keine Beweise oder Hinweise, daß Clofibrat krebsfördernd sei. Unter der Einnahme dieser Substanz kann es vermehrt zu Gallensteinen kommen, was mit einer Konzentration steinbildender Cholesterin-Abbauprodukte in der Galle zusammenhängt. Clofibrat greift in die Synthese und in den Abbau der Lipoproteine ein und läßt die protektiven HDL-Klassen im Serum ansteigen.

Clofibrinsäure-Derivate

Diese Präparate sind mit dem Clofibrat eng verwandt und führen in niedrigeren Dosen zu ähnlichen Effekten. Zu dieser Stoffklasse gehörende Medikamente sind Etofibrat und Etofyllinclofibrat.

Clofibrinsäure-Analoge

Diese Präparate werden vom Körper anders verstoffwechselt als Clofibrat und wirken in niedrigeren Dosen stärker als dieses. Es kommt zu einem deutlichen Abfall der arterioskleroseférdernden LDL- und VLDL-Klassen sowie der Triglyzeride und des Gesamtcholesterins. Die protektiven HDL-Klassen steigen zum Beispiel unter Bezafibrat stärker an als unter Clofibrat. Für das Bezafibrat haben sich auch Eingriffe in die Eiweißkomponenten der Lipoproteine nachweisen lassen, die möglicherweise ebenfalls protektive Bedeutung haben. Hier sind aber noch weitere Untersuchungen notwendig. Wichtig ist, daß es mit dem Einsatz dieser Mittel gelingt, den Blutfettspiegel während des ganzen Tages niedrig zu halten. Gerade im schauerartig erfolgenden Anstieg bestimmter atherogener Lipoproteinklassen nach fettreichen Mahlzeiten werden ja heute ungünstige Mechanismen im Arterioskleroseprozeß gesehen. Bezafibrat hat wie Clofibrat auch Wirkungen auf die Blutgerinnung und auf die Fließgeschwindigkeit des Blutes, die sogenannte Viskosität. Schließlich ist zu erwähnen, daß die Neigung zu Gallensteinbildung unter Bezafibrat bisher nicht festgestellt wurde. Eine andere Neuentwicklung dieser Stoffklasse ist das Fenofibrat, das wahrscheinlich ähnliche Effekte hat.

Ausgehend von der Tatsache, daß bei Schilddrüsenüberfunktion die Plasmalipide und -lipoproteine auffällig niedrig sind, versuchte man schon frühzeitig durch Zufuhr von *Schild-*

drüsenhormonen erhöhte Blutfette abzubauen. Dies gelingt, ist aber für das reine Schilddrüsenhormon immer mit Nebenwirkungen und Gefahren verbunden.

Der Zellstoffwechsel des Herzens wird nämlich dadurch gestört. Auch die Durchfließgeschwindigkeit im Kranzgefäßsystem wird verändert. Nicht selten klagen die Patienten über heftige Angina pectoris. Es sind auch Herzinfarkte beschrieben, die dieser Behandlung anzulasten sind. Reine Schilddrüsenhormone werden daher als Lipidsenker nicht mehr verwendet. Man entwickelte ein hochgereinigtes stoffwechselaktives D-Thyroxin mit weniger als 0,2 Prozent L-Thyroxin, das weitgehend frei von Nebenwirkungen am Herzen ist. Kommt man also mit den erstgenannten Präparaten nicht weiter, sollte ein Versuch mit solchen Substanzen gemacht werden, die relativ niedrig dosiert werden können und sonst keine weiteren Nebenwirkungen haben. Patienten, die einen Herzinfarkt durchgemacht haben oder an Angina pectoris oder Rhythmusstörungen leiden, sollten von dieser Behandlung strikt ausgeschlossen werden. Das gilt auch für ein Thyroxin-Derivat, den DL-alphamethylthyroxinester (Skleronorm®).

Die sogenannten *essentiellen Phospholipide*, welche reich an Linolsäure sind, wurden ebenfalls zur Behandlung von Hypercholesterinämien eingesetzt. Die Effekte sind bei peroraler Gabe bezüglich der Plasmalipide geringer als nach intravenöser Applikation. Im Tierversuch konnten arteriosklerotische Läsionen damit abgebaut werden. Nach Gabe von solchen Phospholipiden, die aus Sojabohnen gewonnen werden, wurde eine deutliche Steigerung der Steroidausscheidung in der Galle nachgewiesen, die eine Verminderung des Cholesterinbestands des Organismus anzeigt.

Alle lipidsenkenden Maßnahmen zielen darauf ab, den Gesamtbestand des Cholesterins und der atherogenen Lipide im Organismus zu vermindern. Die meisten der oben genannten Stoffgruppen bewirken auch eine Senkung der Plasmatriglyzeride. Dies gilt für die Nikotinsäure, für Clofibrat und seine Derivate und Analoge, nicht aber für Sitosterol, Thyroxin und die Ionenaustauscher. Bemerkenswert ist die Wirkung einiger Lipidsenker auf die HDL-Werte, denen bekanntlich eine protektive Wirkung im Arteriosklerose- und Kranzgefäßgeschehen beigemessen wird. Clofibrat, Bezafibrat, Phospholipide sowie möglicherweise Nikotinsäure können diese HDL-Werte ansteigen lassen und damit eine Besserung des atherogenen Index bewirken.

Es muß nochmals darauf hingewiesen werden, daß für die Korrektur von pathologischen Blutfettkonstellationen Ernährungsmaßnahmen absolut den Vorrang haben. Nur für Fälle, die damit nicht zu beeinflussen sind, soll man Medikamente benutzen.

Andere Maßnahmen zur Lipidsenkung

Es gibt schwerste familiäre Lipidstoffwechselstörungen, die der diätetischen und medikamentösen Behandlung trotzen. Man hat in diesen Fällen mittels Blutplasmaaustausches oder durch plastische operative Maßnahmen eine Korrektur der höchst gefährlichen Plasmacholesterinwerte erzielt und dadurch das Risiko für koronare Herzkrankheiten vermindert. Die operative Senkung des Pfortaderdrucks oder die Ausschaltung von Dünndarmabschnitten sind solche Verfahren. Diese seltenen Fälle gehören zum Spezialisten. Neuerdings hat W. Stoffel ein Verfahren angegeben, das auf einer Entfernung atherogener Lipoproteine aus dem Blut mittels immunologischer Ausfällung beruht. Damit können zum Beispiel pathologische LDL bei der gefährlichen Typ-II-a- und Typ-II-b-Krankheit normalisiert, Xanthome abgebaut werden.

Sekundäre Störungen des Fettstoffwechsels im Gefolge bestimmter Grundkrankheiten, zum Beispiel Diabetes, Schilddrüsenunterfunktion, Alkoholismus, Leber- und Bauchspeicheldrüsenerkrankungen, sind durch Behandlung dieser Grundkrankheit zu beeinflussen.

Tabelle 18: Die gebräuchlichsten Monosubstanzen zur Senkung des Serumcholesterins und der Serumtriglyzeride

Substanz	Handelsname	Angriffspunkt
Sitosterin	Sitosterol®	kompetitive Hemmung der Cholesterinresorption an der Darmmukosa
Colestyramin	Quantalan®	Hemmung der Cholesterinrückresorption
Colestipol	Colestid®	Hemmung der Cholesterinrückresorption
Pyridilcarbinol (in Retardform)	Ronicol®	Hemmung der LDL- und VLDL-Synthese
Nikotinsäure	Niconacid® Complamin®	Hemmung der LDL- und VLDL-Synthese
Dextro-Thyroxin	Dynothel® Eulipos®	Beschleunigung des LDL-Abbaus
Phospholipide	Lipostabil®	wahrscheinlich an der Arterienwand
Clofibrat	Regelan® Atheropront®	Hemmung der Freisetzung der VLDL aus der Leber, Beschleunigung der Elimination der VLDL aus dem Plasma
Bezafibrat	Cedur®	Hemmung der Freisetzung der VLDL aus der Leber, Beschleunigung der Elimination der VLDL aus dem Plasma
Etofibrat	Lipomerz®	Hemmung der Freisetzung der VLDL aus der Leber, Beschleunigung der Elimination der VLDL aus dem Plasma
Etofyllinclofibrat	Duolip®	Hemmung der Freisetzung der VLDL aus der Leber, Beschleunigung der Elimination der VLDL aus dem Plasma
Fenofibrat	Lipanthyl®	Hemmung der Freisetzung der VLDL aus der Leber, Beschleunigung der Elimination der VLDL aus dem Plasma

Leitsätze

Die Normalisierung erhöhter Blutfettwerte soll in jedem Falle durch Diät angestrebt werden. Ist dies nicht möglich, so sind Medikamente angezeigt. Sie müssen auf die Art der Fettstoffwechselstörung eingestellt sein. Nebenwirkungen sind sorgfältig zu beachten. Ich pflege in der Langzeitbehandlung Präparate mit unterschiedlichem Wirkungsprinzip einzusetzen und auszutauschen, um mögliche Nebenwirkungen zu reduzieren.

Die Wiedereröffnung akuter und chronischer Arterienverschlüsse mit Fermentpräparaten

Von Hubert Mörl

Wir besitzen bestimmte körpereigene Enzymsysteme, die in der Lage sind, den Faserstoff des Blutes, das Fibrin, aufzuspalten. So werden durch die Mobilisierung des eigenen sogenannten fibrinolytischen Systems übermäßige Fibrinniederschläge im Gefäßsystem aufgelöst, so daß sich daraus keine Thrombosen entwickeln können. Sind diese jedoch einmal durch bestimmte Voraussetzungen, wie Gefäßwandverletzungen, Blutströmungsverlangsamung oder eine besondere Verklumpung der Blutplättchen, entstanden, so sind wir seit einigen Jahren in der Lage, das körpereigene fibrinolytische System mit bestimmten Fermentpräparaten, nämlich Streptokinase oder Urokinase, medikamentös zu aktivieren.

Generell hat es sich in der Akutbehandlung plötzlich aufgetretener, entweder lokal entstandener oder embolisch bedingter, arterieller Verschlüsse bewährt, oberhalb des Knie- bzw. Ellbogengelenks primär chirurgisch, weiter abseits davon medikamentös mit diesen Fermentpräparaten zu behandeln. Beide Behandlungen sind nur stationär durchführbar.

Der Erfolg einer derartigen sogenannten thrombolytischen, das heißt also thrombusauflösenden, Behandlung beschränkt sich naturgemäß auf den Anteil eines Thrombus, der noch nicht bindegewebig umgewandelt ist. Je schneller daher nach dem Auftreten einer akuten Thrombose die stationäre Einweisung erfolgt, um so höher sind die Erfolgsaussichten bezüglich der kompletten Wiederherstellung der Strombahnverhältnisse. Wenn beispielsweise ein kompletter Gefäßverschluß im Bereich des Oberschenkels eingetreten ist, so ist die Toleranzgrenze der Muskulatur sechs Stunden. Das heißt, in dieser Zeit muß sowohl die Diagnose gestellt als auch die Behandlung eingeleitet sein; denn wenn diese Grenze der absoluten Durchblutungsnot überschritten ist, ist nicht mehr mit einer Wiederbelebung der Muskulatur zu rechnen, und das würde dann die Amputation bedeuten.

Über dieses Akutstadium hinaus hat es sich nach Erfahrungen der letzten Jahre als aussichtsreich erwiesen, auch ältere Arterienverschlüsse anzugehen, vor allem im Bereich der großen Bauch- und Beckenschlagadern. Derartige Einengungen in den größeren Arterien bestehen offenbar in mehr als der Hälfte der Fälle aus noch nicht vollständig organisierten Thromben, die noch reichlich Fibrin enthalten. Ausgeprägte arteriosklerotische Veränderungen der Gefäßwand verzögern die Einsprossung von sogenannten Fibroblasten. Eine Aussage darüber, bis zu welchem Anteil eine solche Einengung oder ein derartiger Verschluß aus auflösendem Material besteht, ist auch aus den Kontrastmitteldarstellungen der Gefäße nicht sicher möglich, wenngleich es dafür einige Anhaltspunkte gibt.

Zum gegenwärtigen Zeitpunkt sind als Indikationen für dieses Verfahren mit Fermentpräparaten folgende Gefäßprovinzen besonders geeignet:

1. Verschlüsse oder Einengungen der unteren Bauchaorta bis zu zwei Jahren Bestandsdauer,
2. Verschlüsse der Beckenarterien bis zu einem Jahr,
3. Einengungen der Beckenarterien bis zu zwei Jahren,
4. Einengungen oder Verschlüsse im Bereich der Oberschenkelarterien bis zu acht Wochen.

Um die Thromben in den Herzkranzgefäßen aufzulösen, hat man früher zeitweilig eine systemische Anwendung vorgenommen, das heißt, das Medikament war in hoher Dosierung im gesamten Kreislauf vorhanden. Seit kurzem wird die lokale

Anwendung bevorzugt: Durch einen Katheter, der am Anfang einer Herzkranzarterie liegt, fließt der Wirkstoff örtlich in hoher Konzentration ein und wirkt somit am gewünschten Ort in starker Konzentration, während in den anderen Gefäßprovinzen der Wirkspiegel wesentlich schwächer ist.

Eine derartige lokale Auflösung über einen eingeführten Katheter ist auch an den Beinarterien möglich. An den Gehirnarterien sowie an Arterien in anderen Gefäßprovinzen, wie beispielsweise dem Bauchraum, ist man mit dieser Methode sehr zurückhaltend.

Es handelt sich hier um eine differenzierte Behandlungsmethode, die eine sorgfältige Überwachung des Blutgerinnungssystems voraussetzt und zudem zur Vorbedingung hat, daß bestimmte Gegenanzeigen streng beachtet werden. Darunter sind zu nennen: Blutungsneigung bei bestimmten Grundkrankheiten, zum Beispiel bei Leberzirrhose, frische Magen-Darm-Geschwüre, bestimmte Infektionskrankheiten, Herzklappenentzündungen, sehr hohe Blutdruckwerte.

Unter Berücksichtigung dieser Kontraindikationen und in Anbetracht des Alters der Thrombose schätzt man etwa, daß beispielsweise 2 bis maximal 5 Prozent aller Patienten, die an einer arteriellen Verschlußkrankheit der Beine leiden, für eine medikamentöse Auflösungsbehandlung in Frage kommen. Aber auch im Anschluß an eine mit Katheter bewirkte Wiederdurchgängigkeit des Gefäßes kann man mit einer drei- bis fünftägigen derartigen medikamentösen Behandlung den Erfolg vergrößern und zudem noch absichern, da durch die vorausgegangene Kathetermethode eine wesentliche Vergrößerung der Kontaktfläche für den Wirkstoff im Thrombus geschaffen wurde.

Eine überlappende Behandlung mit Heparin und eine nachfolgende Dauermedikation mit dem blutverflüssigenden Medikament Marcumar ist zur Wahrung eines längeren Erfolges unbedingt erforderlich.

Aspirin als Mittel gegen Herzinfarkt?

Bei sorgfältiger Untersuchung der Kranzgefäße von Infarkttoten wurde festgestellt, daß weitaus am häufigsten Thrombosen die Gefäßlichtung ganz oder teilweise verschließen. Solche Blutpfröpfe finden sich im Bereich arteriosklerotischer Läsionen, besonders über Aufrauhungen und Geschwüren. Aber auch in äußerlich völlig intakten Kranzgefäßarterien findet man häufig Blutpfröpfe, die aus Blutplättchen bestehen. Bei Patienten, die am plötzlichen, unerwarteten Herztod verstarben, kamen derartige Plättchenthromben ungemein oft vor. Je länger ein Infarktereignis dauerte, ehe es zum Tod führte, um so häufiger waren verschließende Blutpfröpfe in den Kranzgefäßen nachweisbar.

Die intakte Gefäßwand scheidet einen Stoff ab, der sich von Fettsäuren ableitet, das Prostacyclin. Diese Substanz, die sehr kurzlebig ist, wird laufend neu gebildet. Sie bewirkt nicht nur, daß sich die Gefäße erweitern – eine Voraussetzung für eine gute Durchblutung –, sondern sie hindert auch die Blutplättchen daran, sich an der Gefäßwand festzusetzen. Darüber hinaus hemmt sie die Bildung von Plättchenpfröpfen, indem sie der Zusammenballung dieser Zellen entgegenwirkt. Anders bei Gefäßwänden, die durch arteriosklerotische Veränderungen geschädigt sind: Prostacyclin kann nicht mehr oder nur in ungenügender Menge gebildet werden, der Schutzmechanismus gegen die Bildung von Blutpfröpfen entfällt. Verschlimmernd kommt hinzu, daß die Plättchen bei der Pfropfbildung ihrerseits einen Stoff freisetzen, der gerade die entgegengesetzte Wirkung des Prostacyclins aufweist. Diese Thromboxan genannte Substanz bewirkt, daß sich die Blutgefäße zusammenziehen, und sorgt dafür, daß die Plättchen weiter untereinander verbacken und der Pfropf sich damit vergrößert und verfestigt. So sinnvoll dieser Mechanismus bei der Blutstillung eines verletzten Gefäßes ist, so schädlich wirkt er sich aus, wenn er ohne offene Verletzung der Arterien – lediglich aufgrund von Gefäßveränderungen – in Gang kommt und sein Gegenspieler, das Prostacyclin, der gleichen Ursache wegen ausfällt.

Man hat nun festgestellt, daß Aspirin und das in der Gichtbehandlung verwendete Sulfinpyrazon (Anturano) die Bildung von Thromboxan A_2 hemmen und damit auch die Plättchenthrombusbildung verhindern. Es lag daher nahe, durch Aspiringaben die Bildung solcher gefährlichen Blutpfröpfe zu erschweren oder unmöglich zu machen. Inzwischen wurden mehrere Langzeitstudien durchgeführt, in denen geprüft wurde, ob regelmäßige Aspiringaben die Ausbildung von Reinfarkten verhindern können. Man prüfte also bei Patienten, die einen Infarkt durchgemacht hatten, die Reinfarktquote. Aufgrund der Ergebnisse dieser Langzeituntersuchungen wird heute empfohlen, 4 bis 6 Wochen nach einem Herzinfarkt mit der Verabfolgung von Aspirin zu beginnen. Es werden täglich 1,5 Gramm über einen Zeitraum von 1 bis 2 Jahren gegeben. Dadurch kann die Gefährdung durch einen Reinfarkt entscheidend vermindert werden. Der Erfolg ist besser als jener mit gerinnungshemmenden Substanzen (Marcumar). Mit Sulfinpyrazon (800 Milligramm täglich) konnten ebenfalls solche Schutzwirkungen erzielt werden. Sie sind bis jetzt jedoch noch nicht im gleichen Maß gesichert, wie dies bei Aspirin der Fall ist. Auch zur Schlaganfallvorsorge (bei bestimmten Arten des Schlaganfalls) wurde Aspirin in einer Dosis von 1 bis 1,5 Gramm täglich angewandt. Offenbar werden nämlich auch die zeitweisen Durchblutungsstörungen im Gehirn, die durch die Zusammenballung von Plättchen verursacht werden, behindert. Da Aspirin gelegentlich Magenbeschwerden oder gar Magenblutung bewirkt, sollte man von Fall zu Fall Medikamente geben, die die Säurebildung im Magen vermindern.

Aspirinbehandlung in Verbindung mit anderen gerinnungswirksamen Präparaten

Nach frischem Herzinfarkt spritzt man heute die gerinnungshemmende Substanz Heparin, dann geht man für 4 bis 6 Wochen auf Marcumar oder ein ähnliches Präparat über, das die Blutgerinnung hemmt, und schließlich wird eine Langzeitbehandlung mit Aspirin angeschlossen. Eine Studie, in der Persantin zusammen mit Aspirin verwendet wurde, ergab bei etwas geringerer Aspirindosis ähnliche Ergebnisse wie in den Untersuchungen, in denen dreimal 0,5 Gramm Aspirin pro Tag eingesetzt wurde.

Nützt Aspirin auch als Vorbeugungsmittel gegen Herzinfarkt?

In der primären Prävention haben sich derartige Präparate bisher nicht bewährt. Das heißt, auch die regelmäßige Einnahme von Aspirin schützt nicht vor einem ersten Herzinfarkt. Für die Hirninfarkte scheint sich dagegen die primäre Anwendung zu lohnen. Wer also aufgrund der beschriebenen Symptome gefährdet scheint, einen Hirninfarkt zu erleiden, sollte vom Arzt mit Aspirin behandelt werden. In jedem Falle müssen vor einer solchen Langzeittherapie Kontrolluntersuchungen durch den Arzt ausgeführt werden. Es gibt Überempfindlichkeitsreaktionen und ausgesprochene Gegenanzeigen, die eine Aspirintherapie verbieten.

Auch diese Ergebnisse beweisen, daß Gerinnungsvorgänge beim Zustandekommen der arteriosklerotischen Gefäßverschlüsse eine ungemein wichtige Rolle spielen. Dies geht nicht nur aus den Untersuchungen von Arterien verstorbener Arteriosklerosepatienten hervor, sondern zeigt sich auch aus klinischen Verläufen. Wenn man Verschlüsse im Bereich der Kranzgefäße oder der peripheren Arterien, der Nieren und mit Einschränkung auch der Hirnarterien frühzeitig mit blutpfropfauflösenden Injektionen am Ort des Geschehens behandelt, kann man die Gefäße wieder durchgängig machen. Sogar komplette, bereits über Stunden bestehende Arterienverschlüsse kann man beseitigen. Auch durch mechanische Eingriffe mittels Sonde kann man solche Pfröpfe zum Verschwinden bringen. Entscheidend ist, daß man am Ort des Geschehens angreift. Eine allgemeine thromboseauflösende Behandlung, etwa durch Injektion weitab vom Geschehen, zum Beispiel im Bereich der Armvene, kann, früh genug eingesetzt, eine Wirkung haben.

Man muß daraus den Schluß ziehen, daß bei sich anbahnender Verschlußsymptomatik, also bei drohendem Herzinfarkt, innerhalb der ersten Stunden spezielle Maßnahmen auf der klinischen Intensivstation eingeleitet werden sollten, mit dem Zweck, bestehende oder fortschreitende Arterienverschlüsse wieder aufzulösen. Wenn ein Verschluß einmal über mehrere Stunden gedauert hat, ist dies natürlich mit einer manchmal irreversiblen Zerstörung von Herzmuskelsubstanz verbunden. Es kann dann selbst bei Wiedereröffnung eines verschlossenen Gefäßes der Tod durch schwere Herzrhythmusstörungen oder durch Herzversagen, auch durch plötzlichen Herzstillstand, eintreten.

Die früher allgemein übliche Behandlung des Herzinfarktkranken oder des Überlebenden eines Hirninfarktes mittels gerinnungshemmender Substanzen (Dicumarol, Marcumar usw.) auf Dauer hat man heute verlassen. Nur bei bestimmten Anzeichen ist eine solche Dauerbehandlung zu empfehlen. Die Gefahr sich anbahnender Venenthrombosen oder arterieller Blutpfropfbildungen im Herzen mit nachfolgenden Embolien (siehe Tafel 4d) kann Veranlassung zu einer derartigen Langzeitbehandlung sein. Bei anhaltender schwerer Unregelmäßigkeit der Herzschlagfolge wird sich der Arzt oft zu einer solchen vorsorglichen Therapie entschließen müssen. Auch hier sind sorgfältige Überprüfungen des Patienten notwendig, da es absolute Kontraindikationen bei einer solchen Therapie gibt. Dazu gehören überstandene oder bestehende Magengeschwüre, allgemeine Blutungsneigung, Darmblutungen, ausgedehnte Hämorrhoiden oder schwere Arteriosklerose. Eine einmal eingeleitete Antikoagulantienbehandlung darf nicht abrupt unterbrochen werden, sondern muß unter laufender Kontrolle der Blutgerinnung sehr sorgfältig überprüft werden.

Betablocker und koronare Herzkrankheit

Nachdem in verschiedenen neuesten Studien (norwegische Studie mit Timolol, schwedische Studie mit Metoprolol, amerikanische Studie mit Propranolol) eindeutig nachgewiesen worden war, daß Betablocker bei Patienten mit einem überstandenen Herzinfarkt einen wirkungsvollen Schutz vor Re-Infarkt und plötzlichem Herztod bieten, ist es durchaus gerechtfertigt, jeden davon Betroffenen langfristig mit Betablockern zu behandeln. Besonders eindrucksvoll hat dies die 1978 begonnene amerikanische Studie aufgezeigt, die bis Juni 1982 laufen sollte.

Sie wurde jedoch bereits im Oktober 1981 abgebrochen, da sich schon damals ein deutlicher Trend zugunsten der mit Propranolol behandelten Patienten ergeben hatte. Eine Fortführung dieser Studie war aus ethischen Gründen gegenüber der nichtbehandelten Kontrollgruppe nicht vertretbar. Bei der Behandlung mit Betablockern war die Sterblichkeit um 26 bis 44 Prozent herabgesetzt, und die Häufigkeit eines erneuten Infarktes sank um knapp 30 Prozent. Das besagt, daß zumindest in dem beobachteten Zeitraum jeder zweite bis dritte Patient vor den Folgen eines Re-Infarktes geschützt werden konnte. In Zahlen ausgedrückt, bedeutet dies beispielsweise für die USA, wo etwa 350000 Patienten jährlich einen akuten Herzinfarkt überleben, daß in dem darauffolgenden Jahr nicht wie bisher 10 Prozent (= 35000), sondern nur noch etwa 28500 Todesfälle auftreten werden. Diese Feststellungen treffen auf Maßnahmen im Rahmen der sekundären Prävention zu, für die der primären Prävention liegen noch keine gesicherten Erkenntnisse vor.

In Kenntnis dieser nun eindeutig belegten Besserung der Prognose quo ad vitam im Rahmen der sekundären präventiven Maßnahmen ist – sowohl im Analogieschluß als auch aufgrund der näher aufgeklärten Wirkungsweise der Betablocker – deren Einsatz im Rahmen der Primärprävention durchaus sachlich gerechtfertigt. Die nächsten Jahre werden dazu sicherlich nähere Aussagen bringen. Sollte die rechtzeitige prophylaktische Applikation von Betablockern bei mutmaßlich Infarktgefährdeten, bei an einer bis dahin stummen koronaren Herzkrankheit Leidenden oder bei besonderen Risikopatienten zur Vermeidung oder wenigstens Reduzierung eines Herzinfarktes oder plötzlichen Herztodes beitragen, so hätten wir eine einfache, praktisch ohne weiteres anwendbare hochwirksame Waffe im Kampf gegen den Herzinfarkt in der Hand.

Was kann man beim drohenden oder eingetretenen Herzinfarkt tun?

Bei jedem Verdacht auf Herzinfarkt ist sofort der Arzt zu rufen. Ist der Hausarzt nicht erreichbar, so soll man den Notarzt verständigen. Bis zu dessen Eintreffen ist der Kranke ruhig zu lagern, beklemmende Kleidungsstücke sind zu entfernen, frische Luft muß zugeführt werden. Der Patient soll beruhigt werden, wobei sich Präparate wie Valium und Adumbran bewährt haben. Ein Behandlungsversuch mit Nitroglyzerinpräparaten ist, falls verfügbar, sofort zu unternehmen. Starke Schmerzmittel wie Dolantin oder Morphium sollen gegeben werden.

Der eintreffende Arzt oder geschultes Personal des Notarztwagens hat die Aufgabe, den Patienten transportfähig zu machen. *Jeder Patient mit Verdacht auf akuten Herzinfarkt muß sofort in ein Krankenhaus mit Intensivpflegestation eingewiesen werden.* Bis zum Erreichen des Krankenhauses ist der Patient intensiv zu überwachen und zu behandeln. Akutes Herzversagen, kardiogener Schock, Herzrhythmusstörungen, ja sogar Herzstillstand werden durch die geschulten Besatzungen des Notarztwagens nicht selten erfolgreich bekämpft.

Es kommt alles darauf an, die Frist bis zum Erreichen der Intensivstation kurz zu halten. Man zögere nicht, den Arzt zu rufen. Diese sogenannte Entscheidungszeit des Kranken ist nach internationalen Erhebungen sehr verschieden. In der Bundesrepublik ist sie relativ kurz: Sie dauert wenige Minuten bis zu einer halben Stunde. Wir verstehen darunter die Frist, die der Patient verstreichen läßt, ehe er den Arzt ruft. Je höher Intelligenzgrad und berufliche Eigenverantwortlichkeit des Patienten sind, um so länger dauert diese Entscheidungszeit. Ärzte und selbständige Unternehmer pflegen am längsten zu warten! Sie verdrängen offensichtlich die befürchtete Diagnose. Die *Wartezeit* bis zum Eintreffen des gerufenen Arztes ist relativ kurz. Sie beträgt für Heidelberg-Stadt und -Landkreis circa 15 bis 30 Minuten. Da die Absterberate bei frischem Herzinfarkt in der ersten Stunde besonders hoch ist, kommt es auf jede Minute an. Es ist völlig falsch, den Patienten in die Sprechstunde zu bringen. Hierdurch wird zuviel Zeit verloren. *Wenn man weder Hausarzt noch Notarzt erreicht, so rufe man die Feuerwehr und bitte um Hilfe.* Nachbarn sollen unverzüglich die Klinik informieren, daß ein dringlicher Notfall auf dem Weg ist.

Der Ablauf der klinischen Versorgung und die Strategie der Kurz- und Langzeitbehandlung sind heute weitgehend einheitlich. Das gilt auch für die nachklinische Phase und für die *Rehabilitation*.

In der Rehabilitationsphase sind alle Vorsorgemaßnahmen zur Verhütung der allgemeinen Arteriosklerose angezeigt. Insbesondere müssen bestehende Risikofaktoren abgebaut werden, und man muß dafür sorgen, daß der Patient seinen Lebensstil der Situation anpaßt. Wenn er aus dem Krankenhaus entlassen wird und die meistens verordnete Rehabilitationskur absolviert hat, muß er sorgfältig seiner alten Umgebung angepaßt werden. Es besteht kein Grund, Herzinfarktkranke automatisch zu invalidisieren. Bei älteren Menschen ist die Wiedereingliederung in den Arbeitsprozeß allerdings problematisch. Sie muß vom Rehabilitationsarzt zusammen mit dem Hausarzt beziehungsweise dem Internisten oder Kardiologen entschieden werden.

Der durchgemachte Herzinfarkt muß nicht unbedingt die Lebenserwartung verkürzen. Erhöhte Gefahr besteht innerhalb der ersten drei Monate nach dem Infarktereignis. Sie wird aber von Monat zu Monat geringer. Nach einem Jahr hat ein Infarktkranker etwa die gleichen Chancen wie ein Nichtinfarktkranker, wenn er seine Risiken abgebaut hat (Zigarettenrauchen!). Man muß die Lage mit jedem Kranken sehr sorgfältig besprechen und dafür sorgen, daß er sich den neuen Gegebenheiten anpaßt.

Anfallszeit und Anfallsort des Herzinfarktes

Man nahm früher an, daß Herzinfarkte sich an bestimmten Tageszeiten und Wochentagen häufen. Der Hamburger Internist H. H. Berg sprach von der »Wochenendpathologie« des Infarktes. Andere Gruppen fanden eine Zunahme der Infarktrate *nach* den Wochenenden, nämlich am ersten Arbeitstag der Woche. Erhebungen der Weltgesundheitsorganisation konnten dies nicht bestätigen. Unter 8511 Infarktpatienten fanden wir keine Bevorzugung eines oder bestimmter Wochentage.

Was die Uhrzeit angeht, so ereigneten sich nach dieser Studie die meisten Herzinfarkte vormittags zwischen 8 und 11 Uhr sowie nachmittags zwischen 15 und 17 Uhr. Zwischen 3 und 5 Uhr morgens kamen die Herzinfarkte bemerkenswert selten vor. Früher wurde angenommen, daß Herzinfarkte sich vorwiegend in den frühen Morgenstunden ereigneten; dies konnte nach den neuesten Erhebungen nicht bestätigt werden. Möglicherweise spielt dabei auch die Zuverlässigkeit der Ersterfassung von Infarkten eine Rolle.

Auffälligerweise gibt es Herzinfarkte relativ selten am Arbeitsplatz. Nur 6 Prozent unserer Patienten erlitten den Infarkt am Arbeitsplatz. Auch der *Infarkttod* am Arbeitsplatz ist ungemein selten. 67 Prozent bekamen den Infarkt in Wohnung, Haus und Garten; 32 Prozent verstarben daheim. Bei 9 Prozent der Patienten ereignete sich der Infarkt in der Klinik. Aufgrund der Schwere des Krankheitszustandes verstarben die meisten Patienten nach dem Infarkt in der Klinik, nämlich 61 Prozent. Fahndet man nach bestimmten belastenden Ereignissen, so ist festzuhalten, daß Angina pectoris und Herzinfarkte sich häufig Stunden nach opulenten Mahlzeiten und nach Trinkgelagen ereigneten. Bemerkenswert ist, daß Herzinfarkte und plötzlicher Herztod beim Geschlechtsverkehr außerordentlich selten sind. Amerikanische Psychologen vertreten die Meinung, daß sich dieser sogenannte »Liebestod« fast nur beim außerehelichen Verkehr ereigne.

Rekanalisation verengter Kranzgefäße, Gliedmaßen und Nierenarterien mittels Katheter

Von Hubert Mörl

Im Jahre 1964 hatte der Amerikaner Dotter durch Einführung eines Katheters in die Oberschenkelarterie – von der Leiste aus durch die Haut – Einengungen und Verschlüsse in diesem Bereich beseitigt. A. Grüntzig in Zürich modifizierte dieses Verfahren, um blockierte Nieren- und Kranzgefäßarterien zu öffnen. Er verwendete einen doppelläufigen Katheter mit einem nichtelastischen Ballon, der unter Röntgenkontrolle direkt in die betroffene Arterie eingeführt wird. Um den Dilatationskatheter in diese Gefäße bringen zu können, benutzt er einen Führungskatheter (Abbildung 38).

Mit Hilfe des Ballonkatheters kann man die Gefäßblockaden beseitigen. Bis heute wurden in verschiedenen Zentren circa tausend Eingriffe am Kranzgefäßsystem durchgeführt. Bei etwa 66 Prozent der vorher sorgfältig ausgewählten Patienten führte das Verfahren zum Erfolg. Der aufgeblasene Ballon schiebt offenbar weiche Massen, die den Großteil eines arteriosklerotischen Plaque ausmachen, in die Gefäßwand, so daß es zu einer angiographisch kontrollierten Besserung der Kranzgefäßverengungen kommt. Patienten, die vorher unter medikamentös nicht beherrschbarer Angina pectoris litten oder die einen infolge der Arterienverengung entstandenen Nierenhochdruck aufwiesen, konnten damit nachweisbar beschwerdefrei gemacht werden.

Wenn man röntgenologisch mit Kontrastmittel kurzstrecki-

Ballonkatheter zur Beseitigung von Stenosen an den Herzkranzgefäßen mit einem guten Erfolgsbeispiel

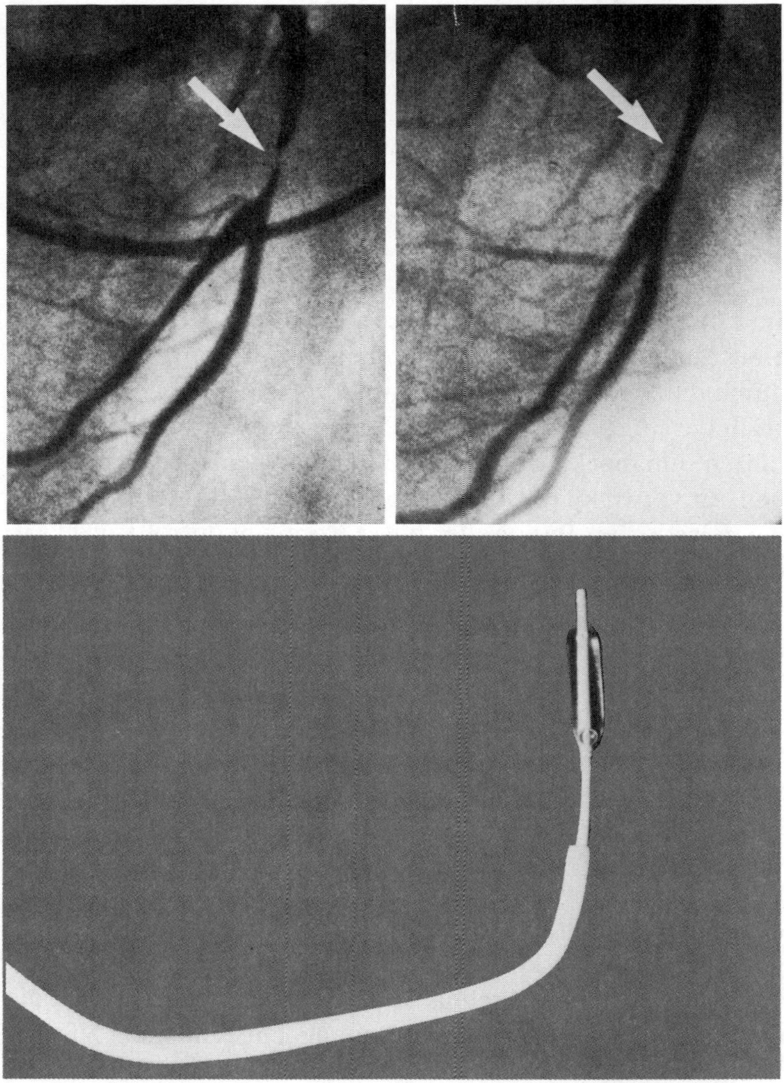

38

ge Nierenarterienverschlüsse entdeckt und wenn die Zeichen der Nierenmangeldurchblutung (akuter Hochdruck!) bestehen, so sollte ein solcher Eingriff erwogen werden. Er ist natürlich dem Spezialisten vorbehalten. Auch muß dieser eng mit einem Herzchirurgen zusammenarbeiten, denn gelegentlich kommt es zu Komplikationen, zum Beispiel zu Einblutungen und Einrissen, die sofortiges chirurgisches Vorgehen erfordern.

Patienten, bei denen nur ein Herzkranzgefäß verengt ist und die nicht länger als ein Jahr anginöse Beschwerden haben, kann der Eingriff dann empfohlen werden, wenn die kritische Einengung des Gefäßes nicht länger als zehn Millimeter ist und keine Kalkablagerungen vorhanden sind; das heißt, es muß sich um relativ frische Einengungen oder Verschlüsse handeln. Der Herzmuskel muß noch leistungsfähig sein. Das bedeutet, daß auch die übrige Koronargefäßversorgung in Ordnung sein muß. Zur Zeit wird das Verfahren bei Mehrgefäßerkrankungen des Herzens noch nicht angewandt. Langstreckige Verschlüsse und eine längerdauernde Symptomatik verbieten den Eingriff. Wenn eine akute anginöse Symptomatik auftritt, die medikamentös nicht beherrscht werden kann, sollte man durch ein Spezialistenteam einen solchen Eingriff ins Auge fassen.

Eine Alternative zur Kranzgefäßchirurgie bedeutet der Ballonkatheter nicht. Man sollte die Katheterdilatation zwischen konservativer Therapie und Koronarchirurgie ansiedeln. Sie ist bei geeigneten Fällen keine Alternative zur Koronarchirurgie, sondern bietet sich für einen ersten Therapieversuch an. Für die Mehrzahl der Fälle bleibt nach Ansicht der Herzchirurgen die Operation als einzige Möglichkeit, um eine weitgehende Revaskularisierung des minderversorgten Myokards zu erzielen, da meist ausgedehnte Veränderungen im Kranzgefäßsystem bestehen. Die Indikation zu koronarchirurgischem Vorgehen ist zweifellos die Stenose im Bereich des linken Hauptstammes der Kranzarterien, ferner die schwere thera-

Tabelle 19: Dilatationsergebnisse in Zürich (August 1980)

Arterien	Patienten-zahl	Primär-erfolg	Langzeit-erfolg
Oberschenkel	480	84 %	71 %
Becken	120	92 %	83 %
Nieren	37	90 %	80 %
koronar	180	80 %	70 %

pieresistente Angina pectoris, insbesondere mit entsprechenden EKG-Veränderungen. Schließlich muß man bei mehrfachen Koronargefäßverschlüssen, so beispielsweise bei manchen Zwei- und Dreigefäßkrankheiten, die Operation ins Auge fassen. In jedem Fall ist das Urteil eines erfahrenen Kardiologen einzuholen, der auch die entsprechenden diagnostischen Verfahren beherrscht. Bei sauberer Indikationsstellung bedeutet jedenfalls sowohl die Koronardilatation als auch die koronare Bypass-Operation für viele Fälle nicht nur eine Beseitigung der Beschwerden, sondern auch eine Verbesserung der Lebenserwartung.

Gefäßchirurgische Maßnahmen bei arteriosklerotischer Verschlußkrankheit

Von Michael DeBakey *

Es ist unmöglich, über Gefäßchirurgie zu sprechen, ohne anzudeuten, daß zahllose Wissenschaftler aus aller Welt zu unserem heutigen Kenntnisstand beigetragen haben. Jene, die die Entwicklung der Gefäßchirurgie während der letzten Jahrzehnte genau verfolgt haben, können bestätigen, daß erst durch entsprechende Grundlagenforschung in vielen Ländern die Gefäßchirurgie ermöglicht wurde, die wir heute routinemäßig täglich durchführen. Die Aufzählung dieser Pionierleistungen würde aber den Rahmen dieser Darstellung sprengen, weshalb wir verständlicherweise auf Einzelheiten nicht weiter eingehen können. Nur so viel sei erwähnt, daß beispielsweise in unseren ersten experimentellen Operationen wir uns die Röhren für den Arterienersatz aus verschiedenen Materialien selbst anfertigten, indem wir die Ränder von zwei Kunststoffblättern zusammennähten (dazu benutzte ich die Nähmaschine meiner Frau). Durch Experimente in unseren Labors erwies sich Dacron als das beste Material für den Arterienersatz.

Eine der bedeutendsten Entwicklungen in der Gefäßchirurgie war die Aufstellung gewisser Konzepte über die Erkrankungen der Aorta und der größeren Arterien, welche die Basis für eine sinnvolle und effektivere Therapie darstellen. Die mei-

* Übersetzt und überarbeitet von Gotthard Schettler und Hubert Mörl (Quelle: The American Journal of Surgery, Bd. 137, Juni 1979).

sten Gefäßerkrankungen sind, wie in den vorausgehenden Kapiteln gezeigt wurde, arteriosklerotischer Natur. Doch welcher Ätiologie sie auch immer sein mögen, man geht davon aus, daß in den meisten Formen der Erkrankungen der Aorta und der Arterien der pathologische Prozeß gut abgrenzbar ist. Oberhalb und unterhalb der segmentartigen Läsion ist das Gefäß oft normal weit und weniger arteriosklerotisch erkrankt. Das ist die Basis für eine effektive chirurgische Therapie. Ganz allgemein lassen sich die meisten Erkrankungen der Aorta und der Arterien in zwei Hauptgruppen einteilen: Verschlußkrankheiten und Aneurysmen. Beide Erkrankungsformen haben typische anatomische, pathologisch-anatomische und klinische Erscheinungsbilder.

Verschlußkrankheiten

Im Einklang mit diesem Rezept ist es möglich, die meisten – wenn auch nicht alle – Arten der arteriellen Verschlußkrankheiten vier Gefäßgebieten zuzuordnen:
1. die Hauptäste des Aortenbogens,
2. die Eingeweideschlagadern, die aus der Bauchaorta abgehen,
3. die distale tiefe Bauchaorta mit ihren Hauptaufzweigungen,
4. die Kranzgefäße des Herzens.

Die Hauptäste des Aortenbogens

In dieser ersten Gefäßgruppe, den Hauptästen des Aortenbogens, zeigt der arterielle Verschlußprozeß ein nach Ausmaß und Lokalisation typisches Bild. Zum einen befällt der krankhafte Prozeß hauptsächlich die vordere Hauptschlagader des Halses in Höhe der Aufteilung und den Abgang der Hinterhauptsarterien (Arteria vertebralis), die zum Gehirn hinführen. Zum zweiten finden sich diese krankhaften Veränderungen verstärkt direkt am Abgang dieser Gefäße aus dem Aortenbogen (Abbildung 39). Der Verschluß kann in beiden Formen teilweise oder komplett ausgebildet sein. Dieser krankhafte Prozeß ist normalerweise gut abgrenzbar, so daß eine chirurgische Behandlung möglich ist. Die klinische Bedeutung dieser Formen der Verschlußkrankheiten (Hirnarteriensklerose) wurde bereits dargestellt.

Die beiden prinzipiellen chirurgischen Methoden zur Behandlung dieser Verschlußkrankheiten sind die Endarteriektomie und die Bypass-Operation. Unsere erste Erfahrung mit dieser Art von Verschlußkrankheit geht auf das Jahr 1953 zurück. Es handelte sich um einen 53jährigen Busfahrer, der über

Verschlüsse und Verengungen am Aortenbogen und den zum Gehirn führenden Hauptschlagadern

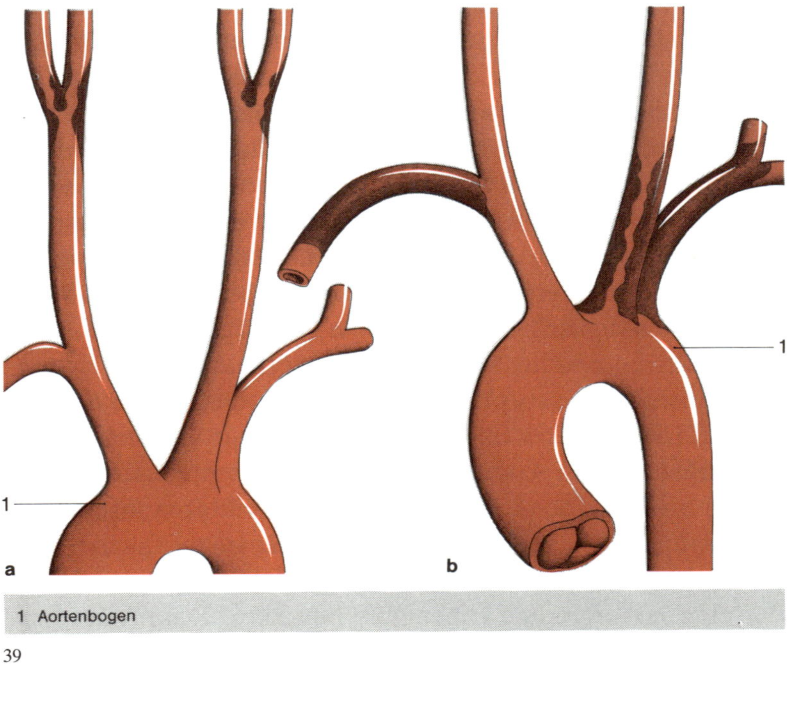

1 Aortenbogen

39

vorübergehend auftretende Anfälle von Schwäche im rechten Arm und Bein sowie über Schwierigkeiten beim Sprechen und Schreiben klagte. Die einzigen Untersuchungsbefunde waren ein schwacher Puls über der linken Halsschlagader, starke Sehnenreflexe der rechten Seite und nicht tastbare Oberschenkel- und Fußpulse der linken Seite. Zusammen mit diesen und anderen klinischen Befunden wurde die Diagnose eines Verschlusses der linken Halsschlagader (Arteria carotis interna) gestellt. Frühere Autopsiebefunde von Patienten mit Gehirnschlag hatten gezeigt, daß bei einigen von ihnen der verengende Prozeß auf die Gegend der Aufzweigung der großen Halsschlagader sowie ihres inneren Abgangs beschränkt war. Dabei waren die jenseits davon gelegenen Arteriensegmente frei und gut durchgängig. Von dieser Grundlage ausgehend, schlossen wir, daß eine Endarteriektomie oder Ausschneidung mit Zwischenschaltung eines Transplantats (Überpflanzung von Gewebe zur Deckung eines Gewebedefektes), was beides bei vergleichbaren Erkrankungen der unteren Gliedmaßen gute Erfolge gezeigt hatte, auch hier anwendbar sein müßte.

Ich besprach die vorgesehene Operation mit dem Patienten und seinen Familienangehörigen. Ich erklärte ihnen, daß diese Operation, soweit mir bekannt, noch niemals erfolgreich an der Halsschlagader (Arteria carotis) durchgeführt worden sei, daß ich aber große Erfahrung mit vergleichbaren Operationen am Bein habe. Der Patient willigte in die Operation ein, die ich dann am 7. August 1953 durchführte. Nachdem die linke Arteria carotis communis, interna und externa freigelegt waren, wurde die Arteria carotis communis mit einer Gefäßklemme etwa 2,5 Zentimeter unterhalb der Aufteilung abgeklemmt. Sodann wurde die Arteria carotis communis mit einem Längsschnitt eröffnet, der bis zur Arteria carotis interna fortgeführt wurde. Ich fand einen gut abgegrenzten, etwas zerfallenen und geschwürig veränderten, gelbbraunen atheromatösen Herd, der eine höhergradige Einengung bewirkte. Darüber lag ein frischer Thrombus, der bis in den Abgang der Arteria carotis interna reichte und deren Lichtung vollständig verlegte. Dann wurde eine Ausschälung dieser Blutgerinnsel ausgeführt; sie hatte einen guten Blutfluß sowohl in der Arteria carotis interna als auch der externa zur Folge. Der Einschnitt wurde mit einer fortlaufenden Naht mit Seidenfaden wieder verschlossen, und die Gefäßklemme wurde geöffnet. Nach Beendigung der Operation – der Patient befand sich noch auf dem Operationstisch – wurde eine Gefäßdarstellung (Arteriogramm) durchgeführt, die anzeigte, daß die Arteria carotis interna durchgängig war. Die mittlere Gehirnarterie konnte dargestellt werden. Am achten postoperativen Tag konnte der Patient nach unauffälligem Verlauf aus dem Krankenhaus entlassen werden. Sein Zustand besserte sich anschließend weiterhin, und er konnte seine Arbeit als Busfahrer wiederaufnehmen. Ein Arteriogramm, das nach etwas mehr als zwei Jahren angefertigt wurde, zeigte, daß alle Arterien gut durchgängig waren. Der Patient hatte keine Anzeichen von zwischenzeitlichen Hirndurchblutungsstörungen mehr. 19 Jahre nach der Operation starb er am Herzinfarkt.

Das postoperative Ergebnis in diesem Falle war aus mehrerlei Gründen von großer Bedeutung. Erstens war zur Zeit der Operation der Zusammenhang zwischen gefäßbedingter Hirnleistungsschwäche und Verengung der außerhalb des Schädels liegenden Zubringerarterien zum Gehirn noch nicht gesichert, auch wenn einige klinische und pathologische Beobachtungen darauf hinwiesen. Zweitens bestätigten der Befund und das erfolgreiche Resultat bei diesem Fall das Konzept, daß der lokalisierte gefäßeinengende Prozeß in der Arteria carotis für die Ausbildung der Durchblutungsnot im Hirn verantwortlich war, daß also die Entfernung dieser Gefäßverengung mit Wiederherstellung des Blutflusses in den dahinter gelegenen Arterien eine erfolgreiche Behandlung war. Schließlich – und dies war am wichtigsten – gingen davon beachtliche Impulse für weitere intensive Untersuchungen auf diesem Gebiet und für weitere Anwendung dieser Methode aus. Als Ergebnis darauffolgender ausgedehnter klinischer, arteriographischer und chirurgischer Erfahrungen wurden Konzepte über die Diagnose und die Behandlung der Hirngefäßleistungsschwäche aufgestellt. Es konnte gezeigt werden, daß diese gefäßverengenden Schädigungen dazu neigen, bestimmte Formen anzunehmen – wie bereits beschrieben –, daß gewöhnlich ein mehrfacher Befall der großen Hals- und Hinterhauptsarterien vorkommt und daß deshalb auch wegen der kollateralen Blutversorgung das klinische Beschwerdebild nicht immer exakt der Eigenart, dem Sitz und der Ausbreitung des verengenden Prozesses entspricht. Deshalb sind zur exakten Diagnose und effektiven Therapie gefäßdarstellende (angiographische) Studien nötig. Aus technischer Sicht beobachteten wir auch, daß nach Endarteriektomie die Versorgung mit einem Patch (Flecken aus Kunststoff oder körpereigenen Venen) im Gegensatz zum direkten Nahtverschluß des Arterieneinschnittes verhindert, daß die Arterienlichtung zu klein wird und sich wieder verschließt. Außerdem wurde gefunden, daß sich während der Endarteriektomie neurologische Komplikationen durch schlechten Blutfluß im Gehirn während der Unterbrechung der Zirkulation in den Carotiden am besten verhindern lassen durch die Einbringung einer Plastikröhre als Überbrückung.

Verschlüsse der großen Halsschlagader und der zum Arm führenden, aus der Aorta abgehenden Arterie (Arteria subclavia) der Arme sind im allgemeinen auf den Abgang dieser Gefäße beschränkt. Jenseits vom Verschluß finden sich relativ normale Gefäßverhältnisse. Tatsächlich konnten wir nur selten einen Patienten mit dieser Art von Gefäßverschluß beobachten, der nicht ein offenes Gefäßsegment jenseits des Verschlusses aufwies. Aus diesem Grund sind so gut wie alle Patienten mit diesen Gefäßveränderungen für eine Operation geeignet. In unseren Anfängen begannen wir, mit der Endarteriektomie einige dieser Läsionen zu operieren, doch dann fanden wir, daß öfters ein größerer operativer Aufwand erforderlich war.

Unsere befriedigenden Ergebnisse mit den Bypass-Operationen (Umgehungsoperationen) bei Verschlüssen der unteren Gliedmaßen ließen uns daran denken, diese chirurgische Methode auch hier anzuwenden. Entsprechend wurde ein chirurgisches Verfahren entwickelt, daß darin bestand, durch einen kleinen, rechts vorn ausgeführten Schnitt im zweiten oder dritten Zwischenrippenraum eine Dacronprothese End-zu-Seit mit der aufsteigenden Brustaorta kurzzuschließen, sie sodann durch die obere Öffnung des Brustkorbs um den Hals herumzuführen und mit dem jenseitigen Ende End-zu-Seit mit dem offenen Teil der entsprechenden Halsarterie zu verbinden. Lagen mehrere Verschlüsse vor, so konnten mehrere Endoprothesen verwendet werden, die an jene, welche aus der aufsteigenden Aorta kamen, angeschlossen wurden. Bei einigen Formen der Erkrankung konnte die Bypass-Prothese an die Halsarterie ohne Schnitt in die Brust angeschlossen werden.

Wir haben noch eine Reihe anderer Überbrückungsoperationen in diesem wichtigen Gefäßbereich durchgeführt. Bei entsprechenden Ausfällen der Hirndurchblutung müssen daher Angiogramme vorangestellt werden, und es ist dann zu entscheiden, ob und welcher Eingriff möglich ist.

Große Eingeweidearterien der Bauchaorta

Die Verschlußkrankheit der großen Eingeweidearterien der Bauchaorta, insbesondere ihrer Äste, die zu den inneren Organen des Oberbauchs und den Nieren führen, tritt ebenfalls meist segmentär auf, wobei die Veränderungen gewöhnlich nahe dem Abgang aus der Bauchaorta mit offenen Gefäßabschnitten jenseits des Verschlusses liegen. Auch hier bedingen diese Eigenschaften wieder die mögliche Operabilität. Bei Patienten mit Befall der großen Eingeweidearterien kann es zu Störungen im Magen-Darm-Bereich kommen, die klinisch als

Bypass-Technik bei Operationen an den Eingeweideschlagadern

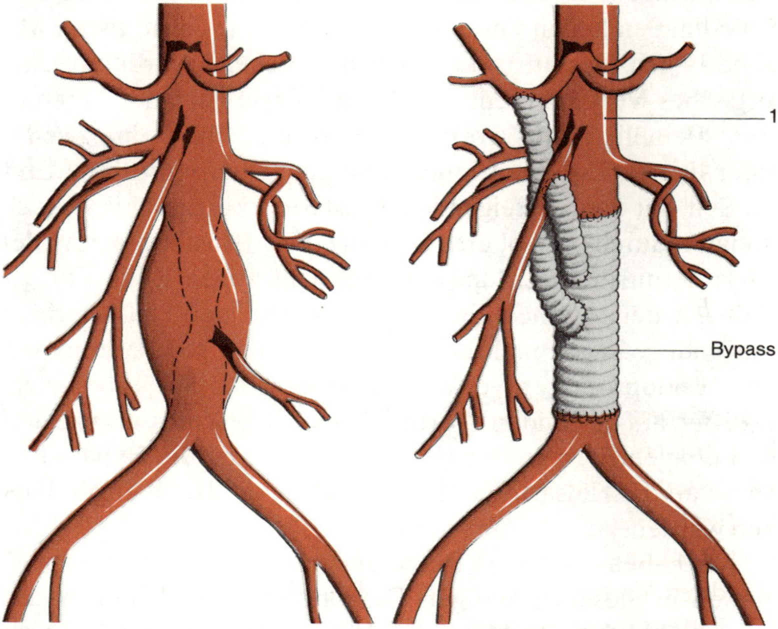

1 Bauchарterie

40

sogenannte »Angina abdominalis« imponieren. Wenn wir auch anfänglich die Technik der Endarteriektomie anwandten, so erkannten wir doch später, daß einem Bypass von der Bauchaorta zu einem oder zwei der Hauptäste der Eingeweideschlagadern der Vorzug gegeben werden sollte: Er läßt sich einfacher ausführen, und die Ergebnisse sind exzellent (Abbildung 40).

Nierenarterienverschlüsse

Verschlüsse der Nierenarterien sind oft von einem Bluthochdruck begleitet, der sich nur sehr schwierig medikamentös beherrschen läßt. Während bei den meisten Patienten die Arteriosklerose die zugrundeliegende Ursache ist, findet man in einer nicht unbeträchtlichen Anzahl, besonders bei relativ jungen Frauen, als Ursache die sogenannte fibromuskuläre Hyperplasie. Bei streng lokalisiertem Verschluß mag die Endarteriektomie mit Aufnähen eines Fleckens angebracht sein, in den meisten Fällen allerdings und bei allen fibromuskulären Hyperplasien ist der Bypass-Operation der Vorzug zu geben.

Tiefe Bauchaorta

Der nächste Abschnitt umfaßt die tiefe Bauchaorta mit ihren Hauptästen, wobei die Symptome des vorübergehenden Hinkens entstehen. Wieder scheinen die zum Verschluß führenden Prozesse typische Charakteristika aufzuweisen. Eines der häufigsten Verteilungsmuster ist im unteren Anteil der Bauchaorta und Beckengefäße lokalisiert mit vollständiger oder unvollständiger Verlegung einer oder beider Beckenarterien. Im letzten Fall ist es möglich, daß die Bauchaorta durch thrombotisches Material bis zum Abgang der Nierenarterien vollständig verschlossen ist. Zunächst haben wir Patienten dieses Verschlußtyps mit Exzision und Einnähen eines Homotransplantats (Überpflanzung von Eigengewebe) behandelt. Nachdem dos Santos die Technik der Endarteriektomie eingeführt hatte, begannen wir, diese Methode bei Patienten mit dieser Verschlußlokalisation anzuwenden. Später, nachdem Kunlin die Bypass-Operationen eingeführt hatte und unsere Erfahrungen damit zunahmen, haben wir dieses Verfahren benutzt. Wir fanden bald heraus, daß die Anlage eines Bypass weitaus einfacher und für die Versorgung der unteren Extremitäten mit Blut ebenbürtig, wenn nicht sogar überlegen ist. Manchmal war es vor Anlage der Prothese nötig, in der Aorta bis hinauf zum Abgang der Nierenarterien eine Thrombendarteriektomie durchzuführen.

Eine weitere typische Manifestation der Verschlußkrankheit findet sich im Bereich der oberflächlichen Schenkelarterien mit teilweiser oder totaler Verlegung der Lichtung. Der Verschluß findet sich meist in Höhe des sogenannten Adduktorenkanals bei Durchtritt der Oberschenkelarterie durch die Muskulatur. Wieder wandten wir hier anfangs die Technik der Endarteriektomie an und entwickelten eine ringförmige Öse, die in die Arterie eingeführt wurde und so die einengenden Anteile des Gefäßes entfernen sollte. Wir hatten einige Erfolge mit dieser Technik, doch bald lernten wir, daß diese Methode mit einer hohen Komplikations- und Rückfallrate einherging. Aus diesem Grunde begannen wir alsdann, Bypass-Operationen anzuwenden. In den meisten Fällen ist dies die Therapie der Wahl (Abbildung 41).

Wir fanden, daß Dacronprothesen ausgezeichnete Sofort- und Langzeitergebnisse aufwiesen. Bei Patienten, bei denen der Bypass an die Arteria poplitea unterhalb des Knies angeschlossen werden mußte, erwiesen sich körpereigene Venen als besser.

Es sind noch andere Verteilungsmuster der Verschlüsse bekannt, die nach entsprechender Lokalisation operativ angegangen werden können.

Es gibt aber auch Formen, die leider einer chirurgischen Therapie nicht zugänglich sind. Hierbei befällt die Verschlußkrankheit hauptsächlich die peripheren Arterienabschnitte, beginnend meist in der Arterie im Bereich der Kniekehle des Unterschenkels mit distaler Ausdehnung in die drei Hauptarterien in verschiedener Länge und Stärke. Einige dieser Patienten kann man mit einer lumbalen Sympathektomie bessern, bei der ein Nervenstrang im Lendenbereich entfernt wird. Gelegentlich findet man Patienten mit einem distalen offenen Teil einer der Hauptäste der Arteria poplitea. In diesen Fällen mag ein langer Venen-Bypass zur Rettung des Beins angebracht sein, das sonst amputiert werden müßte.

Umgehungsoperation zur Überbrückung eines langstreckigen Oberschenkelverschlusses

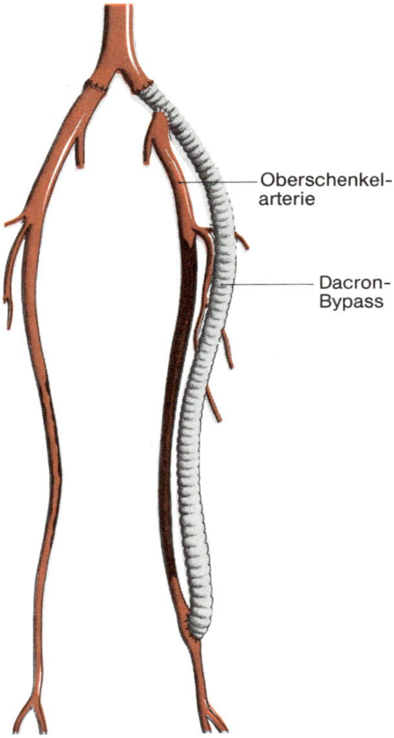

41

Die Kranzgefäße des Herzens

Ein weiterer Manifestationsort der Verschlußkrankheit, und vielleicht wegen der invalidisierenden und tödlichen Konsequenzen der wichtigste, sind die Herzkranzgefäße (Koronararterien). Wie in anderen Gefäßprovinzen verläuft auch hier die Verschlußkrankheit nach bestimmten Mustern. Bei den meisten Krankheitsfällen ist der Verschlußprozeß gut abgrenzbar, mit einem relativ normalen und freien Gefäßbett jenseits davon, und somit der chirurgischen Therapie zugänglich. In anderen Verteilungsmustern allerdings, bei denen die Erkrankung schwer und mehr diffus über das gesamte Gefäßbett verteilt ist oder hauptsächlich die engeren Abschnitte befällt, ist eine chirurgische Therapie normalerweise nicht möglich. Auch hier wandten wir zunächst bei Patienten mit proximal gelegenen, gut abgrenzbaren Verschlüssen die Technik der Endarteriektomie mit Patch-Erweiterungsplastik an. Parallel dazu untersuchten wir, zusammen mit anderen, in unseren experimentellen Abteilungen die Technik des aortokoronaren Bypass, also der Umgehung große Körperschlagader – Herzkranzgefäße jenseits der Einengung. Wir hatten wie andere auch mit der Endarteriektomie und Erweiterungsplastik ausreichenden Erfolg, was uns zur weiteren Anwendung ermutigte. In der Tat sind einige der so behandelten Patienten 15 Jahre nach der Operation noch am Leben und erfreuen sich einer normalen Lebensweise.

Unsere erste klinische Erfahrung mit der Anlage eines Bypass und die erste erfolgreiche Operation dieser Art geht auf das Jahr 1964 zurück. Der Patient war ein 42 Jahre alter weißer Mann, der an einer durch medikamentöse Therapie nicht beherrschbaren Angina pectoris litt. Die Koronarangiographie zeigte eine diffuse Einengung der rechten Koronararterie und eine schwere Stenose des Hauptstammes der linken Koronararterie. Die Operation wurde am 23. November 1964 durchgeführt. Wir wollten eigentlich eine Endarteriektomie anwenden, aber nach Freilegung des Hauptstammes der linken Koronararterie und der proximalen Segmente des sogenannten Ramus descendens anterior und des Ramus circumflexus fanden wir, daß der Verschlußprozeß die gesamte Gefäßverzweigung einschloß. Wir entschieden, daß eine Endarteriektomie nicht angebracht und zu gefährlich sei. Statt dessen legten wir, gestützt auf unsere Erfahrung bei Tierversuchen, einen aortokoronaren Bypass an. Dazu wurde ein Teil der Schenkelvene (Vena saphena) entnom-

Umgehungstechnik bei mehrfachem Befall der Koronararterien

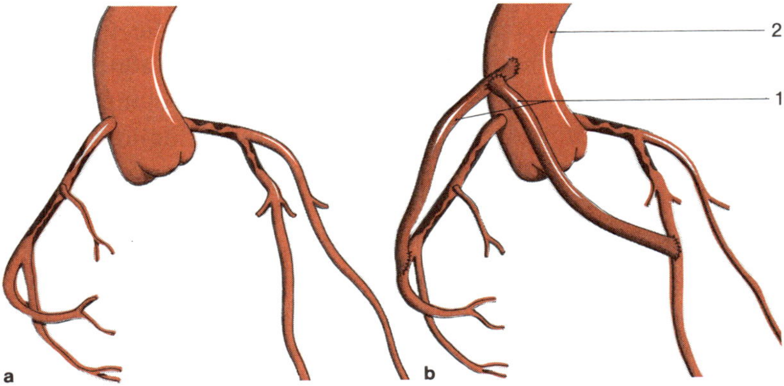

1 Bypass 2 Aorta

42

men und für diesen Zweck bearbeitet. Der Patient wurde an die Herz-Lungen-Maschine angeschlossen. Die zur Flußrichtung umgedrehte Vene wurde dann End-zu-Seit zum vorderen absteigenden Ast der linken Koronararterie und zur aufsteigenden Aorta kurzgeschlossen. Der Patient vertrug diesen Eingriff gut, und der postoperative Verlauf war unauffällig. Seine Symptome verschwanden, und er konnte an seine Arbeit zurückkehren. Eine sieben Jahre danach angefertigte Koronarangiographie zeigte, daß der Bypass gut funktionierte. Dies, wie auch die ersten erfolgreichen Operationen in den anderen Zentren, ermutigte uns, den eingeschlagenen Weg weiter zu verfolgen. Nachfolgende positive Erfahrungen gaben uns recht (Abbildung 42).

Aneurysmatische Erkrankungen (lokalisierte Gefäßaussackungen)

Ich möchte nun die aneurysmatischen Erkrankungen besprechen (die Klinik dieser Krankheit ist auf Seite 171 abgehan-

delt). Auch hier haben sich wichtige Grundtatsachen herauskristallisiert, die für die Behandlung dieser Erkrankung sehr bedeutsam sind.
Als erstes ist die Tatsache zu beachten, daß ein Aneurysma, gleich welcher Ursache, sobald es sich durch Schwächung oder Zerstörung der mittleren Gefäßwand (Media) gebildet hat, weiter fortschreitet und schließlich durch Kompression benachbarter Organe schwerwiegende Symptome verursacht oder durch Ruptur sogar tödlich endet. Deshalb ist die komplette Entfernung oder Verlegung des Aneurysmas eine unabdingbare therapeutische Konsequenz, und hierin liegt ein wichtiger Unterschied in der Behandlung eines Aneurysmas im Vergleich zur Behandlung einer Verschlußkrankheit. Bei einem Aneurysma ist das primäre therapeutische Ziel die Beseitigung der Schädigung (Läsion), die eine Bedrohung des Lebens darstellt. Bei der Verschlußkrankheit hingegen ist die Wiederherstellung des Blutflusses das primäre Ziel, das, wenn erreicht, nicht unbedingt die Entfernung der Läsion nach sich zieht. Nach Entfernung eines Aneurysmas ist die Wiederherstellung der Zirkulation natürlich erwünscht und in den meisten Fällen auch notwendig.

Normalerweise können drei chirurgische Behandlungsmethoden angewandt werden:
1. Ausschneidung (Exzision) mit Prothesenversorgung,
2. Lumenverlegung durch die sogenannte Endo-Aneurysma-Raffung und Wiederherstellung des Blutflusses durch eine Bypass-Prothese,
3. Exzision mit Patch-Gefäßplastik bei sackförmigen Aneurysmen.

Bauchaorta

Unter den vielen Manifestationen der aneurysmatischen Erkrankung ist jene am häufigsten anzutreffen, die die Bauchaorta befällt. Sie beginnt knapp unterhalb des Abganges der Nierenarterien und erstreckt sich bis zur Aufzweigung, überschreitet diese auch oft und schließt die Beckenarterien mit ein.

Geplatzte (rupturierte) Aneurysmen erfordern eine sofortige Notfalloperation. Das primäre Ziel ist dabei, den Blutfluß in der Aorta diesseits des Aneurysmas möglichst schnell zum Stehen zu bringen. Das Operationsrisiko ist in diesen Fällen natürlich hoch, in unserem Patientengut etwa 35 Prozent.

Absteigende Brustaorta

Die zweithäufigste Lokalisation der Aortenaneurysmen findet sich in der absteigenden Brustaorta, die sich von jenseits des Abganges der linken Armarterie (Arteria subclavia) bis zum Zwerchfell erstreckt. Unsere ersten Erfahrungen mit diesem Typ von Aneurysma und unsere erste erfolgreiche Behandlung eines spindelförmigen Aneurysmas der absteigenden Brustaorta durch Resektion und Protheseninterposition stammen von einem 46 Jahre alten weißen Mann, der am 31. Dezember 1952 eingeliefert wurde und über seit mehreren Monaten bestehende, an Stärke zunehmende, Schmerzen im Rücken, im linken Unterbauch und in der Leistengegend klagte. Röntgenleeraufnahmen zeigten einen großen »Tumor« hinter dem Herzen und oberhalb des Zwerchfells. Die Aortographie ergab ein großes, spindelförmiges Aneurysma der tiefen absteigenden Brustaorta.

So wurde am 5. Januar 1953 von der Brust- und Bauchhöhle aus das große Aneurysma zwischen den beiden Gefäßklemmen ausgeschält und durch ein Aortenhomotransplantat ersetzt. Der postoperative Verlauf war unauffällig, und der Patient konnte seinen Pflichten als Sheriff einen Monat später wieder nachgehen. Er konnte seine Arbeit verrichten und befand sich bis 1967 in gutem Zustand.

Das zufriedenstellende Ergebnis der ersten erfolgreichen Resektion eines Aneurysmas der absteigenden Bauchaorta war von großer Bedeutung. Erstens war dadurch dieses Operationsverfahren als neue therapeutische Möglichkeit eingeführt, und zweitens gab es Ermutigung und Zuversicht, dieses Verfahren auch bei weiteren Fällen anzuwenden. In der Tat, und dies zeigen spätere Erfahrungen, begründete diese Operation eine Reihe von chirurgischen technischen Entwicklungen, die schließlich ein chirurgisches Angehen aller Aneurysmen der Aorta ermöglichten.

Aufsteigende Brustaorta

An nächsthäufiger Stelle unter den Aortenaneurysmen findet man jene der aufsteigenden Brustaorta, die mit Erkrankungen der Aortenklappe des Herzens vergesellschaftet sein können.

Unsere erste Erfahrung mit einem Aneurysma dieser Lokalisation und die erste erfolgreiche Behandlung mit Resektion und Protheseneinsatz gehen auf das Jahr 1956 zurück. Der Patient, ein weißer Mann im Alter von 50 Jahren, wurde am 18. August 1956 in das Hospital eingeliefert. Er klagte über seit einigen Jahren zunehmende Brustschmerzen. Die Aortographie bestätigte die Diagnose eines auf die aufsteigende Aorta begrenzten großen Aneurysmas. Der Patient wurde über die Problematik aufgeklärt, und wir empfahlen eine chirurgische Behandlung mit Resektion und Protheseneinsatz. Wir erklärten, daß das Risiko zwar beträchtlich sei, wir eine Operation aber für vertretbar hielten. Er willigte in unsere Vorschläge ein, und die Operation wurde am 24. August 1956 durchgeführt. Das Aneurysma hatte große Ausmaße, begann knapp oberhalb der Abgänge der Koronararterien noch innerhalb des Herzbeutels und erstreckte sich über die gesamte aufsteigende Aorta bis zum Abgang der großen Gefäße. Der Patient wurde an die Herz-Lungen-Maschine angeschlossen. Das Aneurysma wurde sodann reseziert und durch ein Aortenhomotransplantat ersetzt (Abbildung 43). Der postoperative Verlauf war unauffällig, und der Patient konnte nach drei Wochen aus dem

Großes Aneurysma in der aufsteigenden Aorta vor und nach der Operation

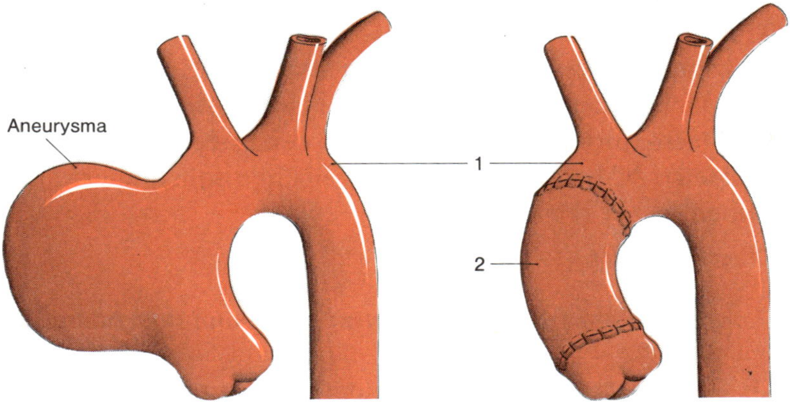

1 Aortenbogen 2 Transplantat

43

Krankenhaus entlassen werden. Er blieb weiterhin beschwerdefrei bei normaler körperlicher Aktivität, bis er nach ungefähr 14 Jahren an Lungenkrebs verstarb.

Aortenbogen

Aortenaneurysmen des gesamten Aortenbogens sind die nächsthäufigen. Das Hauptproblem bei der Resektion eines Aneurysmas dieser Lokalisation liegt in den sich rasch einstellenden und schwerwiegenden Konsequenzen für Herz und Gehirn, die sich bei Unterbrechung des Blutflusses in diesem wichtigen Teil der Aorta ergeben. Unsere ersten Bemühungen zur Lösung dieses Problems zielten darauf ab, mit Unterkühlung (Hypothermie) und temporären Gefäßkurzschlüssen zur Aufrechterhaltung der Zirkulation während des zeitlich begrenzten Durchblutungsstopps des Aortenbogens zu arbeiten. Später wurden die Patienten dann an die Herz-Lungen-Maschine angeschlossen. Durch einen kleinen Gefäßschnitt wurden Katheter in die großen Gefäße eingeführt und mit der Herz-Lungen-Maschine zur zeitweiligen Durchblutung dieser Gefäße verbunden. Nachdem die aufsteigende Aorta und der horizontale Anteil des Aortenbogens durch Gefäßklemmen abgeklemmt waren, wurde das Aneurysma exzidiert und durch eine Dacronprothese unter Einschluß der großen Gefäßabgänge ersetzt. Nähere technische Einzelheiten sollen unerwähnt bleiben.

Thorakoabdominale Aneurysmen im Brust- und Bauchbereich

Als weitere Manifestationsart findet sich das thorakoabdominale Aneurysma, das normalerweise im tiefen Abschnitt der absteigenden Bauchaorta beginnt und sich bis zur oberen Bauchaorta, manchmal sogar entlang der gesamten Bauchaorta, erstreckt. Die kritische Gefahr bei diesem Aneurysmatyp liegt darin, daß während der zeitweiligen Unterbrechung der Zirkulation, die zur Resektion und Protheseneinbringung nötig ist, Schädigungen durch Unterbrechung der Blutzufuhr an den lebenswichtigen Organen wie Leber, Nieren und Magen-Darm-Trakt auftreten können. So wird die Blutunterbrechung für jede Arterie auf ungefähr 10 bis 12 Minuten begrenzt, was gut toleriert wird.

Aufspaltende (dissezierende) Aortenaneurysmen

Aus mehreren Gründen stellte das die Gefäßwand aufspaltende Aortenaneurysma eine der größten Herausforderungen an uns dar. Auf der einen Seite war seit langem bekannt, daß es sich hierbei um eine höchst gefährliche Erkrankung handelt, durch die viele Patienten innerhalb weniger Stunden oder Tage bis wenige Monate nach Erkrankungsbeginn versterben. Auf der anderen Seite nehmen dissezierende Aneurysmen oft die gesamte Aorta ein, mit Ursprung in deren oberen Teilen, ganz im Gegensatz zu den sack- und spindelförmigen Aneurysmen, die zumeist streng lokalisiert sind.

Mit wachsender Erfahrung und pathologisch-anatomischer Aufarbeitung des Krankheitsbildes konnten wir drei Typen unterscheiden.

Beim Typ 1 beginnt die Aufspaltung (Dissektion) in der aufsteigenden Aorta und erstreckt sich mit wechselnder Länge über den Verlauf der Aorta. Die chirurgische Behandlung dieses Typs, die bei Fortschreiten des Prozesses mit drohender Ruptur indiziert ist, besteht im wesentlichen in primärer Beseitigung des falschen Lumens oder in Prothesenversorgung.

Beim Typ 2 ist der dissezierende Prozeß auf die aufsteigende Aorta beschränkt. Die chirurgische Behandlung besteht hierbei in Resektion und Protheseninterposition. Da dieser Typ oft mit einer Schlußunfähigkeit der Herzklappe (Aorteninsuffizienz) kombiniert ist, kann ein Aortenklappenersatz nötig werden.

Beim Typ 3 beginnt der dissezierende Prozeß in der absteigenden Bauchaorta, normalerweise direkt jenseits des Abganges der linken Arteria subclavia, und erstreckt sich in verschiedener Länge über die absteigende Brust- und Bauchaorta. Glücklicherweise ist das falsche Lumen nahe dem Zwerchfell in den meisten Fällen klein. Die chirurgische Behandlung besteht im wesentlichen in der Resektion mit Protheseneinsatz. Die postoperativen und die Langzeitergebnisse waren höchst zufriedenstellend, wie die Krankengeschichten einiger Patienten, die mehr als 20 Jahre überlebten, beweisen.

Kombination von Aneurysmen und Verschlußkrankheit

Schließlich können aneurysmatische und verschlußwertige Erkrankungen verschiedenen Grades und verschiedener Gefäßprovinzen bei demselben Patienten gleichzeitig oder nacheinander vorkommen. Zum Beispiel findet man bei einigen Patienten arterielle Verschlüsse in den Herzkranzgefäßen und Halsschlagadern und ein Aneurysma der Bauch- oder Brustaorta. Bei anderen Patienten kann man Verschlüsse der Hauptäste des Aortenbogens und der unteren Bauchaorta mit ihren Hauptästen antreffen. Eine große Anzahl von Variationen bei der Kombination von Aneurysma und Gefäßverschlüssen wurde beobachtet. Dies unterstreicht die Notwendigkeit einer gründlichen klinischen Untersuchung bei Patienten, deren Klagen sich auf eine Gefäßprovinz beschränken, die jedoch auch wesentliche Veränderungen in anderen Gefäßprovinzen haben können. Falls klinische Befunde diese Möglichkeit nahelegen, sind entsprechende arteriographische Untersuchungen zur Beurteilung der Ausdehnung der Veränderungen angezeigt. Es muß sodann entschieden werden, welche Operation zuerst durchzuführen ist.

Die nacheinander an verschiedenen Stellen auftretenden Erkrankungen der Arterien sind ebenfalls von erheblichem Interesse. Zum Beispiel findet man bei einigen Patienten nach Operation der Verschlußkrankheit einer Gefäßprovinz, daß dieser Patient eine Zeitlang ohne Symptome bleibt und daß sich später die Erkrankung in einem anderen Gefäßbett entwickelt, obwohl die ursprünglich bekannte Arteriopathie kein Fortschreiten der Erkrankung erkennen ließ. Es ist durchaus möglich, daß sich klinisch bedeutsame Veränderungen der Arterien in verschiedenen Gefäßprovinzen über einen Zeitraum von 10 bis 20 Jahren entwickeln.

Fortschreiten der Verschlußkrankheiten

Das Fortschreiten einer arteriosklerotischen Verschlußkrankheit ist eine weitere wichtige Beobachtung, da dies der wichtigste prognostische Faktor ist. Aufgrund eigener Langzeitbeobachtungen haben wir drei Gruppen gebildet.

In Gruppe 1 erfolgt ein rasantes Fortschreiten, normalerweise in 1 bis 3 Jahren. Bei Patienten dieser Gruppe hat der arteriosklerotische Prozeß bei seiner erstmaligen Entdeckung keine klinische und arteriographische Bewertung. Doch innerhalb einiger Jahre stellen sich klinische Symptome ein mit arteriographischer Darstellung einer schweren Stenose.

In Gruppe 2 erfolgt das Fortschreiten mit mittlerer Geschwindigkeit, normalerweise über einen Zeitraum von 5 bis 8 Jahren.

In Gruppe 3 findet sich eine langsame Progression, mit Zeiträumen über 10 bis 20 Jahren. Es ist von Interesse, daß man in dieser Gruppe Patienten findet, bei denen nach Operation kein Fortschreiten in der befallenen Arterie beobachtet wird. Doch 10 oder 20 Jahre später findet man die krankhaften Veränderungen in einer anderen Gefäßprovinz.

Es wäre wünschenswert, wenn man die Anfälligkeit des einzelnen Patienten in bezug auf Fortschreiten der Veränderungen schon frühzeitig feststellen könnte. Leider ist dies bei dem heutigen Kenntnisstand nicht möglich.

Kann sich die Arteriosklerose rückbilden?

Diese Frage ist von entscheidender Bedeutung. Wenn wir uns die Erscheinungsformen und die Stadien der Arteriosklerose noch einmal ansehen, so ist es schwer vorstellbar, daß fortgeschrittene Läsionen noch rückbildungsfähig sind. Wenn ein Gefäß seine Lichtung komplett eingebüßt hat, wenn bindegewebige Massen, organisierte Thromben und verkalktes Narbengewebe ein Gefäß komplett verschlossen haben, so ist dies zweifellos ein Endstadium.

Wir haben aber gesehen, daß die Arteriosklerose bei jedem Menschen herdförmig angelegt ist und daß die verschiedensten Stadien nebeneinander vorkommen. Alle jene Veränderungen, die noch kein narbiges Endstadium darstellen, sind prinzipiell rückbildungsfähig. Das wurde in zahlreichen langfristigen Tierversuchen bewiesen. Wenn man durch Verfütterung bestimmter Diäten bei Menschenaffen und Schweinen, den hierfür geeigneten Versuchstieren, Arteriosklerose erzeugte, die jener des Menschen praktisch gleicht, so konnte man beobachten, daß mit Weglassen der schädlichen Kostform oder nach Übergang auf eine protektive Ernährung die Läsionen weitgehend zurückgingen.

Es wurde ferner in Tausenden von Sektionen bewiesen, daß sich bei Menschen unter Mangel- und Hungerbedingungen schwere Arterioskleroseformen nicht entwickeln. In den traurigen Massenexperimenten nach beiden Weltkriegen wurde von pathologischen Anatomen in der ganzen Welt diese Tatsache bestätigt. Unter extremen Hungerbedingungen bilden sich offensichtlich selbst schwere, komplizierte Arteriosklerosen zurück. Zwischen den Weltkriegen kam es zum massiven Anstieg der schweren Arterioskleroseformen. Das ereignete sich auch nach dem Zweiten Weltkrieg. Unter anderem haben Schweizer Anatomen hierzu Beobachtungen mitgeteilt, die sich über mehrere Jahre erstreckten. So hat E. Uehlinger bei Sektionen von Soldaten nachweisen können, daß in den sechziger Jahren viel schwerere Arterioskleroseformen in vergleichbaren Altersklassen vorkamen als in den Kriegsjahren.

Menschen, die unter abzehrenden Krankheiten zu leiden haben, weisen in aller Regel keine schweren Arterioskleroseformen auf. Im Verlauf von Krebskrankheiten bilden sich ursprünglich vorhandene schwere Arterioskleroseläsionen offensichtlich zurück, wenn sich infolge der Krankheit eine schwere Magersucht entwickelt.

Für die Rückbildungsfähigkeit der Arteriosklerose sprechen auch Beobachtungen an Patienten, deren Risikofaktoren abgebaut wurden. Bei schweren Fettstoffwechselstörungen konnte unter lipidsenkenden Maßnahmen ein Rückgang schwerer xanthomatöser Hautveränderungen sowie angiographisch kontrollierter Gefäßverengungen und -läsionen gefunden werden. Das Ausmaß der Arteriosklerose ging sowohl im Bereich der Kranzgefäße als auch im Bereich der peripheren Arterien meßbar zurück. Mittels Angiographie kann man auf diesem Sektor sicher noch weitere Erkenntnisse erwarten. Computergerechte Auswertungen von Angiogrammen haben uns bereits wertvolle Aufschlüsse im Bereich der Oberschenkelarterien, neuerdings auch im Bereich der Kranzgefäßarterien erbracht.

Man muß prinzipiell kurzfristige Maßnahmen von langfristigen unterscheiden. Wenn man zum Beispiel durch direkte Einbringung thrombenauflösender Fermente ein verschlossenes Gefäß akut wieder öffnen kann (siehe Seite 234), bewirkt dies eine akute Besserung der Durchblutungsnot. Aber auch mit langfristigen Maßnahmen kann man eine Verbesserung der Durchblutung über einen Abbau arteriosklerotischer Läsionen erreichen. Wir haben derzeit eine breit angelegte Studie begonnen, bei der wir mittels Ultraschallverfahren arteriosklerotische Läsionen in einer Bevölkerungsgruppe feststellen, deren Risikokonstellation bekannt ist. Langfristige Beobachtungen werden vermutlich weitere Aufschlüsse über die Dynamik des Arterioskleroseprozesses geben.

Abschließend ist zu sagen, daß Endzustände und schwerste kombinierte Arterienschäden mit internen Maßnahmen nicht zu verbessern sind. Dann muß der Chirurg gefragt werden, welche Maßnahmen noch anwendbar sind. Die Feststellungen von Michael DeBakey, daß Risikofaktoren wie Hypertonie, Hyperlipämie und Übergewicht für die intraoperativ gefundenen Läsionen und für den weiteren Verlauf nicht wesentlich sind, gelten für die schweren Verschlußsituationen und für die Aneurysmen. Wir dürfen aber nicht verkennen, daß weiterbestehende Risikokonstellationen auch bei solchen Patienten zu einer rasch fortschreitenden Arteriosklerose in anderen Gefäßbezirken führen können. Der kritische Gefäßquerschnitt wird ja durch den Zustand der Umgehungsarterien mitbestimmt. Auch gefäßoperierte Patienten müssen das Zigarettenrauchen einstellen, ihren Hochdruck und bestehende Stoffwechselstörungen behandeln lassen.

Natürlich ist die beste Maßnahme in einer gefährdeten Bevölkerung und speziell in belasteten Familien und bei Risikopatienten die Vorbeugung. Wenn man schwere Arterioskleroseformen erst gar nicht entstehen läßt, indem man die krankmachenden Faktoren reduziert oder beseitigt, wird sich dies im Verlauf der Volksseuche Arteriosklerose auswirken. Sie hat den Charakter einer Epidemie, und die Amerikaner nennen sie den Mörder Nummer 1 (man killing disease number 1).

Präventive Maßnahmen müssen bereits im Kindesalter begonnen, in der Jugend durchgehalten und in mittleren und höheren Altersklassen fortgeführt werden. Die vergleichende Kinderheilkunde hat uns zahlreiche Beweise dafür gegeben, daß arteriosklerosefördernde Konstellationen wie Bluthochdruck, Blutfettveränderungen, Übergewicht und Diabetes schon bei Kindern angelegt sind und bei Jugendlichen faßbare Läsionen hervorrufen. Die Prävention der Arteriosklerose ist also, wie wir immer wieder betonen, keine Angelegenheit der Geriatrie, sondern eine der Pädiatrie.

Die weltweite Verbreitung der Arteriosklerose

Ergebnisse epidemiologischer Erhebungen

Die geographische Pathologie und die medizinische Epidemiologie sind relativ junge Wissenschaften. Sie haben es sich zum Ziel gesetzt, die örtlichen Unterschiede von Krankheiten aufzuklären. Letztlich dienen alle diese Untersuchungen zur Klärung der Frage, ob Krankheiten durch äußere Umstände oder aber infolge rassischer und vererbter Gegebenheiten entstehen. Die Epidemiologie der Herz- und Gefäßkrankheiten hat innerhalb der letzten 30 Jahre wertvolle Ergebnisse gebracht. Besonders die Langzeitstudien in den USA lassen schon frühzeitig erkennen, daß bestimmte Faktoren in der allgemeinen Lebensführung der Entwicklung arteriosklerotischer Krankheiten Vorschub leisten. Man ging dabei so vor, daß Männer im gefährdeten Alter, also zwischen dem 30. und 59. Lebensjahr, in bestimmten Regionen oder Gemeinden durchuntersucht wurden. In jährlichen Kontrollen wurde dann überprüft, welche Krankheiten oder Todesfälle vorkamen und welche krankheitsbegünstigenden Faktoren bestanden oder sich entwickelten. Beispielhaft für solche Studien ist die Untersuchung in Framingham (Massachusets), die nun über 30 Jahre lang läuft. Man überblickt also individuell einen langen Zeitraum. Die zu Beginn der Studie 30jährigen sind nunmehr 60 Jahre und älter. Ähnliche Studien wurden in Albany, N. Y., Los Angeles, Chicago, Minnesota und Tecumseh durchgeführt. Zwei Chicago-Studien, die Albany-, die Framingham- und die Tecumseh-Studie wurden im sogenannten Pooling Project zusammengefaßt und gemeinsam ausgewertet. Dabei bezog man sich auf Männer zwischen dem 40. und 54. Lebensjahr.

Das sogenannte Risikokonzept der Arteriosklerose

Schon früh stellte sich heraus, daß bestimmte Verhaltens- und Gesundheitsstörungen der Entwicklung von koronaren Herzkrankheiten, dem Herzinfarkt und der Angina pectoris, Vorschub leisten. Damit war das sogenannte Risikokonzept für diese Krankheiten geboren. Es besagt, daß bestimmte Faktoren über Jahre hinaus mit beträchtlichen Risiken für das Arteriensystem verbunden sind. Denn inzwischen wurde durch weitere Studien gezeigt, daß auch der Hirnschlag und die Durchblutungsstörungen der Gliedmaßen durch solche Risikokonstellationen verstärkt verursacht werden. Da die Masse derartiger Störungen auf Arteriosklerose beruht, darf man folgern, daß das Risikokonzept auch für diese Grundkrankheit gilt. Wir sind darauf schon auf Seite 48 eingegangen.

Die epidemiologischen Untersuchungen wurden ergänzt durch die Ergebnisse von Sektionen, die im Auftrag der Weltgesundheitsorganisation bei 31000 Personen zwischen dem 10. und 29. Lebensjahr in 15 Städten und Ländern zwischen den Jahren 1960 und 1965 erhoben wurden. Es zeigte sich, daß der Grad der Arteriosklerose in den hochindustrialisierten Bevölkerungen wesentlich größer war als in nichtindustrialisierten, armen Bevölkerungen von Lateinamerika, Afrika und Fernost. Untersucht wurden die Herzkranzgefäße und die Hauptkörperschlagader.

Auch in Japan wurden derartige pathologisch-anatomische Erhebungen durchgeführt, und sie brachten ähnliche Ergebnisse. Man fand in allen diesen Untersuchungen, daß hoher Blutdruck, Zigarettenrauchen und eine fettreiche Ernährung mit nachfolgenden Veränderungen der Blutfette zu den Hauptrisiken für die Arteriosklerose zu zählen sind. Es ergab sich die schädliche Rolle hohen Blutdrucks für die Gehirnarterien (Schlaganfälle gehäuft), für die Herzkranzgefäße (verstärkt Herzinfarkte), für die Nierenarterien und für die Gliedmaßenarterien. Diese letztgenannten werden besonders ungünstig beeinflußt durch Zigarettenrauchen und krankhafte Veränderungen der Blutfette. Alle drei Risikofaktoren, nämlich Hochdruck, Zigarettenrauchen und Blutfettstörungen, erwiesen sich als durchschlagende Risikofaktoren für die Herzkranzgefäße.

Ein anderer Typ der epidemiologischen Untersuchungen umfaßte Bevölkerungen in verschiedenen europäischen Ländern, die 12000 Männer zwischen dem 40. und 59. Lebensjahr einschlossen. In dieser sogenannten Sieben-Länder-Studie, die auch zwei Erhebungen in den USA und in Japan einbezog, ergaben sich enge Zusammenhänge zwischen der Höhe des Blutcholesterins und dem Befall durch koronare Herzkrankheiten. An der Spitze rangiert Finnland, am Schluß liegen Japan sowie die griechischen Inseln Korfu und Kreta. A. Keys und Mitarbeiter fanden heraus, daß insbesondere der Verzehr an gesättigten Fetten (tierischer Herkunft) für die Höhe des Blutcholesterins und für die Gefährdung durch Herzinfarkte verantwortlich sei. Hoher Blutdruck und Zigarettenrauchen erwiesen sich als Risiken, schlugen aber in Bevölkerungen mit niedrigem Blutcholesterin bei weitem nicht so durch wie in Gruppen mit hohem Blutcholesterin. Es zeigt sich, daß die arteriosklerotisch bedingten Todesursachen im Bereich der Herzkranzgefäße, wie Herzinfarkt und plötzlicher, unerwarteter Herztod, durch jeden dieser Faktoren erhöht werden. Jeder hinzutretende Risikofaktor verstärkt das Risiko überproportional. Wenn noch andere Risikofaktoren hinzukommen, wie die Zuckerkrankheit und massives Übergewicht, nimmt die Gefährdung weiter zu. Beim Vorhandensein aller fünf Risiken wächst die Chance eines Mannes mittleren Lebensalters, innerhalb der nächsten zehn Jahre einen Herzinfarkt zu erleiden, um das Sieben- bis Achtfache gegenüber einem Mann ohne derartige Risiken. Auch diese Beobachtungen wurden durch zahlreiche internationale Studien belegt.

Die Arteriosklerose in den Mangelzeiten nach den beiden Weltkriegen

In das Konzept der arteriosklerosebegünstigenden Risikofaktoren beziehungsweise -konstellationen passen auch Beobachtungen, die nach dem Ersten und Zweiten Weltkrieg gemacht wurden. Wir haben im vorigen Kapitel bereits herausgestellt, daß das nahezu komplette Fehlen von Herzinfarkten und schweren arteriosklerotischen Verschlußkrankheiten in diesen Jahren eindeutig darauf hinweist, daß äußere Faktoren, Änderungen des Lebensstils und insbesondere der Ernährung die Entstehung und den Ablauf der Arteriosklerose nachhaltig beeinflussen.

Die Japan-Honolulu-San-Francisco-Studie

Diese Untersuchungen befassen sich mit ausgewanderten Bevölkerungen. Die sogenannte Nihonsan-Honolulu-San-Francisco-Studie wurde an Japanern durchgeführt, die im Mutterland verblieben oder nach Hawaii beziehungsweise Kalifornien auswanderten. Unter Menschen gleichen Alters, vergleichbaren Körperbaus und Berufes fanden sich ganz beträchtliche Unterschiede im Befall an Herzinfarkten, schwerer Arteriosklerose, Schlaganfällen und Angina pectoris. Am höchsten war die Quote in Kalifornien, am niedrigsten im Mutterland Japan. Die Gefährdung in Hawaii lag zwischen beiden Werten. Bereits innerhalb von vier bis fünf Jahren ergaben sich bei Männern zwischen dem 50. und 54. Lebensjahr beträchtliche Unterschiede der Sterblichkeit an koronaren Herzkrankheiten, die im Mutterland 1,3, in Hawaii 2,2 und in Kalifornien 3,7 betrug.

Auch beim Vergleich zwischen Framingham, Honolulu und Puerto Rico wurden bei den Männern zwischen 45. und 64. Lebensjahr Abhängigkeiten zwischen der Höhe des Blutcholesterins und der Gefährdung durch Herzinfarkte gefunden.

Bei vergleichbarem äußeren Lebensstil, insbesondere was den beruflichen und psychosozialen Streß angeht; fand man heraus, daß die Ernährungsgewohnheiten in den drei Gruppen sehr unterschiedlich waren. Der Fettverzehr, die Aufnahme von Nahrungscholesterin, tierischem und pflanzlichem Eiweiß und Kohlenhydraten waren am niedrigsten bei den Japanern des Mutterlandes, am höchsten bei denen Kaliforniens. Das mittlere Körpergewicht und die Hautfaltendicke, die Hinweise auf den Ernährungszustand erlaubt, waren bei den Mutterland-Japanern deutlich geringer als bei den hawaiischen und kalifornischen Japanern. Es ergaben sich auch beträchtliche Unterschiede bezüglich des Cholesteringehaltes und arteriosklerosefördernder Blutfettverbindungen.

Ähnliche Ergebnisse wurden bei Neapolitanern gewonnen, die in ihrer Heimat und in Boston lebten, sowie bei Juden verschiedener Provenienz, die in Israel untersucht wurden. Die unter westlichen Bedingungen lebenden Juden wiesen deutliche Unterschiede zum Beispiel zu Einwanderern aus dem Jemen auf. In all diesen Studien wurde auch gezeigt, daß die Höhe des Blutdrucks für die Entwicklung der Arteriosklerosekrankheiten und die Höhe des Serumcholesterins wesentlich ist.

Ergebnisse weltanschaulich und religiös motivierter Vorsorgemaßnahmen

Hier sind beispielhaft zu nennen die Studie bei Siebentags-Adventisten und bei Anthroposophen, die in den USA unternommen wurden.

Unter den Siebentags-Adventisten ergaben sich Unterschiede zwischen Nichtvegetariern, Milch-Eier-Vegetariern und reinen Vegetariern. Die nichtvegetarischen Männer hatten vom 35. Lebensjahr an tödliche Herzinfarkte, die 44 Prozent niedriger lagen als in der übrigen kalifornischen Bevölkerung. Bei den Milch-Eier-Vegetariern war die Gruppe 57 Prozent und bei den reinen Vegetariern 77 Prozent niedriger. Nun unterscheiden sich diese Gruppen natürlich nicht nur hinsichtlich der Eßgewohnheiten, da Angehörige dieser Sekte weder rauchen noch Alkohol zu sich nehmen und auch in der allgemeinen Lebensführung zweifellos von der Bevölkerung abweichen. Bemerkenswerterweise lassen Frauen der drei verschiedenen Gruppen keine Differenzen in ihrer Herzinfarktsterblichkeit erkennen.

Vergleichbare Ergebnisse wurden in einer Bostoner Kommune erhoben, die nach anthroposophischen Prinzipien lebt und sich ebenfalls vegetarisch ernährt. Sie bevorzugen eine sogenannte makrobiotische Diät, die schlackenreich ist, ganze Körner, Hülsenfrüchte und frische Gemüse bevorzugt und damit der ursprünglichen japanischen Diät gleicht. Verglichen mit der Durchschnittsbevölkerung von Framingham, die ja nicht weit weg lebt, ergaben sich viel niedrigere Werte für das Cholesterin und die arterioskleroseférdernden Fettstoffe im Blut. Obwohl die Mitglieder dieser Kommune im allgemeinen ein niedrigeres Körpergewicht hatten als die Framingham-Bevölkerung vergleichbaren Alters, konnten die Unterschiede in der Höhe der Blutfettstoffe nicht durch das niedrigere Körpergewicht erklärt werden.

Interessant sind die Ergebnisse, die man mit einem Indianerstamm in Mexiko herausfand. Die bäuerlich lebenden Tarahumara-Indianer, die sich in der Landwirtschaft außerordentlich aktiv betätigen, essen fast ausschließlich Pflanzenkost, trinken aber reichlich Alkohol. Ihre Blutfette sind extrem niedrig, arteriosklerotische Krankheitszeichen kommen praktisch nicht vor.

Daß die Gesamtkalorienzufuhr natürlich nicht nur für den Ernährungszustand, sondern auch für den Zustand der Blutgefäße wichtig ist, haben Untersuchungen an afrikanischen Stämmen gezeigt. Unterernährte afrikanische Hirten und Viehzüchter, die überwiegend von Milch und Milchprodukten sowie von anderen tierischen Eiweißquellen leben, hatten wenig Zeichen für Arteriosklerose. Es ist in diesen Untersuchungen freilich zu bedenken, daß chronische Infekte, Tuberkulose und Nierenstörungen relativ häufig sind und die mittlere Lebenserwartung drastisch reduzieren.

Viel diskutiert sind Untersuchungen, die über Jahrzehnte hinweg an Eskimos durchgeführt wurden. Die Eskimos, welche eine sehr fettreiche, vorwiegend aus Fischen und Fischprodukten bestehende Kost zu sich nehmen, führen sich ungewöhnlich große Mengen an ungesättigten Fettsäuren zu. Bei ihnen sind Thrombosen, Embolien und Herzinfarkte außerordentlich selten. Man hat diese Eskimo-Diät geradezu als Schutzernährungsform gegen Herzinfarkte und Thrombosen bezeichnet, zumal in sorgfältigen Gerinnungsanalysen gezeigt wurde, daß die ungesättigten Fettsäuren massiv protektiv in den Gerinnungsvorgang eingreifen. Einwände, daß die Eskimos häufig an Tuberkulose leiden und eine reduzierte mittlere Lebenserwartung haben, konnten ausgeräumt werden.

Bemerkenswert sind nun Beobachtungen aus China.

Herzinfarkte und plötzlicher, unerwarteter Herztod sind in der Volksrepublik China ungewöhnlich selten. Wenn überhaupt, kommen sie im Norden häufiger vor als im Süden. In den Südprovinzen sind sie viel seltener als im benachbarten Hongkong. Rassische Unterschiede gibt es zwischen beiden Regionen nicht. Also müssen die äußeren Lebensumstände eine Rolle spielen. Dafür spricht auch, daß Taiwan mit seiner überwiegend chinesischen Bevölkerung eine relativ hohe Infarktrate hat. Arteriosklerotische Durchblutungsstörungen der unteren Gliedmaßen gibt es in ganz Rotchina nicht, vom Gliedmaßenbrand ganz zu schweigen. Auch diabetische Gefäßkrankheiten kommen kaum vor. Dagegen sind Schlaganfälle, vor allem im Norden Chinas, sehr häufig. Sie sind überwiegend die Folge hohen Blutdrucks. Dafür macht man den hohen Kochsalzgehalt der Nahrung verantwortlich. Hoher Blutdruck allein führt also in diesen Regionen weder zur peripheren Arteriosklerose noch zu Herzinfarkten.

Vergleicht man die Lebensweise der Rotchinesen mit jener der Industrienationen, so fällt die ganz andere Ernährung auf. Tierische und Molkereiprodukte treten gegenüber Pflanzenkost zurück. Die durchweg ausreichend bis gut ernährten Chinesen verzehren eine an pflanzlichem Eiweiß und an Schlackenstoffen reiche Kost. Sojaeiweiß und Gemüse, aus Sojabohnen und Pflanzensamen gewonnene Öle decken den Bedarf an wichtigen Nährstoffen. Konzentrierte Alkoholika werden kaum getrunken. Hinzu kommt, daß starkes Zigarettenrauchen noch relativ wenig vertreten ist. Es erfreut sich jedoch unter jungen Arbeitern steigender Beliebtheit. Dafür rauchen die Frauen kaum.

»Ex oriente lux?« – so fragt eine medizinische Zeitschrift angesichts solcher Fakten. In der Tat ist die chinesische Kostform als »prudent« im Sinne der Angelsachsen anzusehen, da sie die Entwicklung schwerer Arteriosklerose und ihrer Folgekrankheiten verhindert. Man darf freilich nicht verkennen, daß die allgemeine Lebensweise von der »des Westens« sehr verschieden ist. Körperliche Arbeit und ausgeprägte körperliche Aktivität, die gering entwickelte Mechanisierung, die niedrigere Dichte an Kraftfahrzeugen gegenüber Millionen von Fahrrädern, der gänzlich verschiedene tägliche »Streß« sind bei der kausalen Betrachtung einzubeziehen. Immerhin haben wir in China Verhältnisse, die jenen Japans in den vierziger und fünfziger Jahren gleichen. Dort hat sich mit der Anpassung an westlichen Lebensstil, besonders auf dem Ernährungssektor, ein Wandel auch bezüglich der Herzinfarktraten vollzogen. China ist für die Zukunft ein beachtenswertes Land, da es sich anschickt, den Lebensstil zu verändern. Das wird langsam vorangehen. Immerhin haben die Chinesen jetzt im Durchschnitt Blutfettwerte, die unseren in den Hungerjahren 1945 bis 1948 gleichen, ohne daß sie hungern! Cholesterinwerte um 150 mg % verhindern bekanntlich arteriosklerotische Durchblutungsstörungen. Sollten wir nicht das chinesische Ernährungsexempel beachten, um die Todes- und Krankheitsrate der arteriosklerotischen Folgekrankheiten zu vermindern? Prinzipiell dürfte uns das leichtfallen, wenn man bedenkt, daß die chinesische Küche die schmackhafteste und raffinierteste der Welt ist.

Es lag nahe, alle diese Erkenntnisse schon vor den chinesischen Daten in vorsorgliche Maßnahmen umzusetzen, um die Entwicklung der Arteriosklerose mit ihren Komplikationen zu bremsen oder zu verhindern. Auch auf diesem Gebiet der Vorbeugung gibt es bereits zahlreiche und aussagekräftige Studien.

Sie sind am besten belegt für den *Bluthochdruck*. Für Hochdruckkranke ist die Prognose um so besser, je früher die Diagnose und je intensiver die Behandlung ist. Dies gilt sowohl für exzessive Blutdruckerhöhungen als auch für die sogenannte Grenzwerthypertonie. Systolische Blutdruckwerte über 150 und diastolische über 90 bedeuten ein erhöhtes Risiko für Herzinfarkt und Schlaganfall. Die allgemeine Lebenserwartung ist geringer. Alle Maßnahmen zur Beherrschung des Bluthochdrucks sind daher für die Verhütung der Arteriosklerose von allergrößter Wichtigkeit. Das gilt sowohl für Hochdruckkranke ohne durchgemachten Infarkt (primäre Prävention) als auch für jene mit überstandenem Herzinfarkt (sekundäre Prävention).

Gut kontrollierte Langzeitstudien über die nützliche Wirkung der Aufgabe des *Zigarettenrauchens* sind selten. Eindeutige Ergebnisse wurden bei englischen Ärzten erzielt. Aber nach den Globalstatistiken kann kein Zweifel bestehen, daß der Verzicht auf das Zigarettenrauchen eines der hauptsächlichsten Anliegen der primären und sekundären Prävention der Arteriosklerose ist. Dies ist bewiesen für die koronaren

Herzkrankheiten und für die Verschlußkrankheiten der Gliedmaßen.

Die nützliche Wirkung der *Diät* in der primären und sekundären Prävention wurde verschiedentlich nachgewiesen. Die großen Untersuchungsreihen der sogenannten ersten Generation, die in New York, Helsinki und Los Angeles durchgeführt wurden, haben zweifellos methodische Mängel. Hier wurde eine sogenannte »prudent diet« (= nützliche Kostform) angewandt. Man fand im New Yorker Koronarclub, in der sogenannten Veterans Administration Study und in der Helsinki-Studie in der Diätgruppe niedrigere Herzinfarktraten als in der Kontrollgruppe. Später durchgeführte Untersuchungen in den USA, in Schweden und in Norwegen ließen den gleichen Trend erkennen, doch gibt es drei englische Studien, die weder eine Senkung des Cholesterins noch eine Verbesserung der Infarktzahlen erreichten. Gegen diese drei Studien müssen ganz erhebliche methodische Einwendungen gemacht werden. Abgesehen von den physiologisch unzweckmäßigen Kostformen, die 50 Prozent der Gesamtkalorien als Fett ausmachten, was zu einer hohen Quote an Verweigerern dieser Kost führte, wurden in der Studie des British Research Comitee Infarkte bereits 36 Tage nach dem akuten Infarktereignis in die Studie aufgenommen, während zum Beispiel die Oslo-Studie nur stabilisierte Infarkte untersuchte, deren Ereignis mindestens 20 Monate zurücklag. In Anbetracht der relativ hohen Absterberate in den ersten Wochen nach dem Infarkt sind diese Unterschiede bemerkenswert. Immerhin wurde in der britischen Untersuchung festgestellt, daß die Zahl der Reinfarkte durch eine »prudent diet« vermindert werden kann.

Besser kontrollierte Studien, welche die Fehler der erstgenannten Studien großenteils ausmerzten, sind in den letzten Jahren veröffentlicht worden. Es handelt sich um die Tromsö-, die Oslo-, die Stanford- und die Nordkarelien-Studie. Präventivmaßnahmen, die auf dem Risikokonzept der koronaren Herzkrankheiten beruhen, führten in dieser Studie zu einer

Reduzierung der Risikofaktoren und zu einem Rückgang der Infarktraten. Diese Untersuchungen wurden auf Gemeindebasis durchgeführt; das heißt, bestimmte Bevölkerungsgruppen in Städten und Gemeinden oder Regionen wurden auf vielfache Weise angehalten, ein gesünderes Leben zu führen.

Das finnische Experiment

Beispielhaft ist die Nordkarelien-Studie. Bekanntlich liegen Finnland und insbesondere die östlichen Landesteile weit an der Spitze der Herzinfarktsterblichkeit. Etwa zwei Drittel der Todesfälle unter den 180000 Bewohnern Nordkareliens wurden durch Herzinfarkt und Schlaganfall verursacht. Jeder zweite der erwachsenen Männer hatte schon vor dem 45. Lebensjahr Angina pectoris. Auch unter den Frauen sind Herzkranzgefäßkrankheiten dreimal häufiger als im Weltdurchschnitt.

Die finnische Regierung setzte daraufhin ein Team ein, das die Lebensgewohnheiten der Bevölkerung sorgfältig untersuchte. Seit 1972 läuft das Projekt Nordkarelien. Man fand heraus, daß die Ernährung besonders fettreich ist und daß der mittlere Cholesterinspiegel in Nordkarelien wesentlich höher liegt als in Westfinnland und im benachbarten Schweden. Nahezu 40 Prozent der Erwachsenen hatten einen hohen Blutdruck, und über 50 Prozent der Männer rauchten täglich 20 Zigaretten und mehr. Trotz guten körperlichen Trainings, trotz überwiegend schwerer körperlicher Berufstätigkeit, und obwohl kaum Übergewicht bestand, waren also diese katastrophalen Verhältnisse entstanden!

Man ging nun daran, mit den verfügbaren öffentlichen Medien sowie in zahlreichen Einzelgesprächen eines von der Regierung eingesetzten Beraterteams die Bevölkerung über ein gesünderes Leben aufzuklären. Insbesondere wurde auf den Nutzen einer gesunden Ernährung hingewiesen. Die Nahrungsmittelhersteller – die Fleischer, Bäcker und Molkereien – wurden veranlaßt, fettärmere Nahrungsmittel anzubieten und die Nahrungsfette zu modifizieren. Fahndungsaktionen nach unerkanntem Bluthochdruck wurden eingeleitet, dessen Behandlung wurde verbessert. Eine spezielle Antiraucherkampagne hatte zunächst bescheidene Ergebnisse. Aber immerhin ist es innerhalb von drei Jahren gelungen, die Zahl der mäßigen und leichten Raucher deutlich zu verringern.

Die Auswertung des Nordkarelien-Projektes hat nun gezeigt, daß die Zahl der Todesfälle durch Schlaganfall um 40 Prozent zurückgegangen ist und daß die erschreckende Zunahme des Herzinfarktes gestoppt werden konnte. Es bahnt sich jetzt ein Rückgang der tödlichen Herzinfarkte bei Männern und bei Frauen an, und auch die Erkrankungsziffern gehen deutlich zurück.

Bemerkenswerterweise stellte sich dieser Trend auch in der Nachbarprovinz ein, und generell ist in Finnland eine rückläufige Tendenz der herzkreislaufbedingten Todesfälle festzustellen. Daraus nun zu schließen, daß Interventionsmaßnahmen überflüssig und nutzlos seien, ist völlig falsch. Es hat sich nämlich gezeigt, daß die Antiinfarkt- und Antischlaganfall-Kampagne von der gesamten Bevölkerung aufgenommen wurde. Auch in anderen Ländern wurde festgestellt, daß es gelingt, mit Aufklärungsmaßnahmen das Gesundheitsbewußtsein der Bevölkerung zu schärfen. Dies ist wohl das wichtigste Ergebnis aller epidemiologischen Untersuchungen.

Die amerikanischen Erfahrungen

Die amerikanische Regierung hat dies erkannt und sehr aufwendige Langzeituntersuchungen eingeleitet. Die ersten Ergebnisse einer kontrollierten Studie zur besseren Erkennung und Behandlung des Hochdrucks, die in Kliniken und niedergelassenen Arztpraxen durchgeführt wurde, hat die oben genannten Ergebnisse voll bestätigt. Der sogenannte »multiple risk factor intervention trial« (MRFIT), ein Versuch, der die bekannten Risikofaktoren zu beeinflussen versucht, ist noch nicht abgeschlossen. Auch das Programm der Lipid Research Clinics (LRC), das sich mit Hochrisikopatienten befaßt, die krankhafte Veränderungen der Blutfette aufweisen, läuft noch. Die ersten Ergebnisse sind vielversprechend. Langzeitstudien werden auch durchgeführt mit dem Zweck, überhöhtes Körpergewicht zu reduzieren und körperlich inaktive Menschen zu mobilisieren.

Bei all diesen Untersuchungen muß man berücksichtigen, daß sie nur einige wenige Jahre des menschlichen Lebens erfassen. Da die Arteriosklerose ein lebenslanger Prozeß ist, der bereits im Kindesalter beginnt, ist es selbstverständlich, daß Verhütungsmaßnahmen schon frühzeitig einsetzen müssen. Es ist ungleich schwieriger, weit fortgeschrittene arteriosklerotische Gefäßveränderungen zu verbessern. Zwar ist dies prinzipiell möglich, wie zahlreiche Einzelbeobachtungen und Tierversuche mit arteriosklerotischen Menschenaffen gezeigt haben, aber es kann keinen Zweifel daran geben, daß, wie wir immer wieder hervorheben müssen, vorsorgliche Maßnahmen zur Verhütung der Arteriosklerose kein Anliegen der Altersmedizin, sondern eines der Kinderheilkunde sind. Die Weltgesundheitsorganisation hat daher in ihren Vorsorgeprogrammen Wert darauf gelegt, auch Kinder und Jugendliche einzubeziehen. Unser Heidelberger Infarktinstitut ist die Zentralstelle der jetzt noch laufenden internationalen Erhebungen über Entstehung und Verhütung des Herzinfarktes. Das Eberbach-Wiesloch-Projekt des Infarktinstitutes, welches nach langjähriger Vorbereitung begonnen wurde, kann als wichtiges Beispiel für die gesundheitliche Daseinsfürsorge unserer Bevölkerung dienen. Wir haben ihm daher ein eigenes Kapitel gewidmet.

Die Eberbach-Wiesloch-Studie

Von Egbert Nüssel

Erleichterung der freien Entscheidung

Der freien Entscheidung und Entfaltung seines Patienten begegnet der Arzt mit Respekt. Er erwartet allerdings Bereitschaft zur Einsicht und Kritik bei der Aufnahme ärztlicher Informationen und Ratschläge sowie den Willen zur eigenständigen Nutzung. Beziehen sich diese Informationen und Ratschläge auf die Lebensweise, dann kann der Patient diese in ihn gesetzten Erwartungen oft deshalb nicht erfüllen, weil hier die Probleme nur mit Hilfe der Gemeinschaft dauerhaft gelöst werden können.

Dies gilt ganz besonders für Verhaltensweisen zur Vorbeugung gegen Arteriosklerose. Auf entsprechende Ratschläge des Arztes reagieren die Patienten mit typischen Fragen: Soll ich etwa allein durch die Straßen joggen, wenn andere mir verwundert oder belustigt nachschauen? – Soll ich das Angebot einer Zigarette oder einer für mich zu salz-, fett- oder kalorienreichen Mahlzeit zurückweisen, wenn andere begeistert und dankbar zugreifen? – Soll ich bei zwischenmenschlichen Spannungen oder bei Ängsten die Aussprache suchen, während die anderen diskretes oder gar heroisches Schweigen bevorzugen? – Wo gibt es Kursangebote zur Entwöhnung vom Rauchen, zur Reduktion des Körpergewichts und zum Erlernen von Techniken der Entspannung und Konfliktbewältigung? Wo lassen sich die empfohlenen Maßnahmen zur körperlichen Aktivierung ausüben?

Die praktischen Ärzte werden nahezu täglich mit diesen und ähnlichen Fragen konfrontiert. Für den Patienten befriedigende Antworten wissen sie meistens nicht. Vielmehr sehen sie, daß willige Patienten aufgrund äußerer Umstände den ärztlichen Rat praktisch nicht befolgen können und deshalb in einen schwer lösbaren Konflikt geraten. Dies wiederum veranlaßt die Ärzte oft, Empfehlungen zur Vorbeugung gegen Arteriosklerose mit Zurückhaltung auszusprechen. Diesen Teufelskreis versuchen die Ärzte in Eberbach und Wiesloch in Zusammenarbeit mit den Bürgern zu durchbrechen. Es sollen in beiden Städten jene Bedingungen geschaffen werden, die den Patienten befähigen, die ihm sinnvoll erscheinenden Konsequenzen aus den ärztlichen Informationen und Ratschlägen auch umzusetzen.

Es ist Aufgabe der Ärzte, klar zu sagen, welche Einflußfaktoren aus medizinischer Sicht im Alltagsleben beachtet werden sollen. Aufgabe der Bürger ist es herauszufinden, wie sich diese von den Ärzten benannten Faktoren in den Alltag integrieren lassen. In der Eberbach-Wiesloch-Studie sind also die Rollen eindeutig verteilt. Die Ärzte haben im wesentlichen beratende Funktion. Die Bürger nehmen ihr Schicksal selber in die Hand, sie gestalten ihren Alltag nach eigenem Ermessen und nutzen dabei die ärztlichen Empfehlungen freier Entscheidung. Gebote und Verbote werden in beiden Städten vermieden, eine »Schilderwald-Medizin« soll es ebensowenig geben wie eine »Indoktrinations-Medizin«. Es soll vielmehr das Angebot vergrößert werden, um das Spektrum der Entscheidungsmöglichkeiten zu erweitern. Ein typisches Beispiel: Jeder kann salz- und fettreiche Wurst kaufen, soviel er möchte, es werden aber auch salz- und fettreduzierte Produkte in reicher Auswahl angeboten.

Für viele Bürger ist es offensichtlich sehr schwer, liebgewordene, jedoch ungesunde Gewohnheiten dauerhaft aufzugeben beziehungsweise durch gesündere Lebensweisen zu ersetzen. Das gilt sogar für Patienten, die bereits als einschneidendes Krankheitsereignis einen Herzinfarkt erlitten haben. Diese Erfahrung mußten wir bei unseren eigenen Infarktpatienten machen. Von ihnen waren vor Infarkteintritt 94 Prozent durch mindestens einen der klassischen Risikofaktoren belastet. Abgesehen vom Risikofaktor Rauchen gehören hierzu erhöhte Fett-, Zucker- und Harnsäurespiegel im Blut, Bluthochdruck und deutliches Übergewicht. Die Hälfte unserer Patienten, die bei Eintritt des Herzinfarktes Raucher waren, nahmen spätestens zwei Jahre nach dem akuten Ereignis diese Gewohnheit wieder auf. Dabei handelt es sich um Patienten, die wußten, daß bei ihnen gegenüber Patienten, die konsequent der Zigarette entsagen, die Sterblichkeit um das Doppelte erhöht ist. Zur Senkung der sechs ernährungsabhängigen Risikofaktoren sind Fett-, Kalorien- und Salzreduktion unumgänglich. Die weitaus meisten Infarktpatienten machten vor dem akuten Ereignis folgenschwere Ernährungsfehler. Den meisten dieser Patienten gelang es nicht, nach überstandenem Infarkt die ärztlich empfohlenen Ernährungsweisen konsequent und langfristig einzuhalten. So hatten zum Beispiel etwa 70 Prozent derer, die vor dem Infarkt durch erhöhte Blutfettwerte gefährdet waren, bei Nachuntersuchungen wiederum erhöhte Cholesterin- oder Neutralfettwerte.

Abschätzige Kritik an diesen Patienten ist unangebracht. Der hohe Anteil an rückfälligen Patienten sollte uns vielmehr nachdenklich stimmen. Massiver als durch das Infarktereignis selbst kann ein Patient nicht gewarnt werden. Die Wirkung dieser Warnung ist bei vielen offensichtlich nicht von langer Dauer. Die Patienten wurden von uns nach Infarkt zwar intensiv, aber nur innerhalb der konventionellen ärztlichen Sprechstunde betreut. Wir müssen uns fragen, ob diese Form des Betreuens ausreicht. Sie wird noch mehr in Frage gestellt bei Patienten, die zwar durch Risikofaktoren, aber nicht durch ein einschneidendes arteriosklerosebedingtes Krankheitsereignis, wie zum Beispiel einen durchgemachten Herzinfarkt, belastet sind. Die in Eberbach und Wiesloch bei den 30- bis 60jährigen Männern und Frauen zur Erfassung der sieben klassischen Risikofaktoren durchgeführten Reihenuntersuchungen bestätigen diese Annahme. Trotz entsprechender ärztlicher Betreuung waren nur bei wenigen die 1976/77 festgestellten Risikofaktoren zwei bis drei Jahre später nicht mehr nachweisbar.

Formen der Gruppenarbeit

In der Eberbach-Wiesloch-Studie wird davon ausgegangen, daß die bisher übliche Vorgehensweise der ärztlichen Beratung in Fragen der Lebensweise weiterhin den Kern der Maßnahmen zum Abbau und zur Verhütung der Risikofaktoren bilden muß. Es sind aber Ergänzungen nötig. Hierzu gehören eingehende, einzeln oder in Gruppen geführte, Gespräche, um herauszufinden, welche Situationen im Alltag die Versuchung zum Verstoß gegen die ärztlichen Empfehlungen individuell steigern oder mindern. Nicht selten sind die risikoreichen Lebensgewohnheiten mit tiefverwurzelten seelischen Problemen verbunden, die gelöst werden müssen, wenn eine dauerhafte Umstellung des Verhaltens erreicht werden soll. In den Gruppen entwickelt sich fast immer eine Atmosphäre der Offenheit und des Vertrauens, die es ermöglicht, Probleme dieser Art zur Sprache zu bringen.

Besonders bewährt haben sich Kurse für Raucher, Übergewichtige, Bluthochdruck- und Zuckerkranke. Sport, Gymnastik, Entspannungsübungen (zum Beispiel Yoga oder autogenes Training), problemorientierte Gespräche, die Vermittlung von medizinisch relevantem Sachwissen und von Verhaltenstechniken im Alltagsleben sind häufige, oft in einer Gruppenstunde kombinierte Programmelemente dieser Kurse. Zu deren Durchführung gehört natürlich eine entsprechende Schulung. In Eberbach und Wiesloch werden inzwischen auch medizinische Laien, die zunächst Teilnehmer waren, entsprechend geschult und mit der Durchführung eines Kurses betraut. Eine weitere Form der Gruppenarbeit erfolgt in Selbsthilfe. Es handelt sich überwiegend um Gruppen, die zwar zunächst von einem Arzt gegründet und geleitet werden, der sich dann aber schrittweise zurückzieht. Er nimmt danach nur noch gelegentlich auf Wunsch der Gruppe als Berater an deren Zusammenkünften teil. Diese Selbsthilfegruppen gibt es für Patienten mit Bluthochdruck, Zuckerkrankheit, Rheumatismus, Übergewicht, Genußmittelmißbrauch und mit seelischen Problemen.

Zwei besondere Formen der Gruppenarbeit wurden von Hamburger beziehungsweise von Wieslocher Ärzten für Infarktpatienten (Hamburger Modell) und für Patienten ohne Herzinfarkt, aber mit Risikofaktoren (Wieslocher Modell) entwickelt. Beide Modelle werden am Wohnort in Verbindung mit einem Sportverein oder einer Volkshochschule von speziell ausgebildeten Übungsleitern durchgeführt. Die Sportstunden dienen zugleich zur Aussprache der Patienten untereinander sowie zu Gesprächen mit dem aktiv an der Sportstunde teilnehmenden Arzt.

Stufen der Motivierung im sozialen Gefüge

Äußere Umstände und Verhaltensweisen von Mitmenschen können die Versuchung zu ungesunden Lebensweisen steigern oder auch mindern. Im Sinne der Mitverantwortung muß daher unsere Gesellschaft zur Verbreitung gesunder Lebensweisen beitragen. Hierzu geeignete Maßnahmen werden von Kindergärten, Schulen, Betrieben und Vereinen in Eberbach und

Wiesloch entwickelt. Um das Interesse für die Belange der Gesundheitsvorsorge zu wecken, erfolgen in diesen Gemeinschaften Blutdruck- und Gewichtskontrollen sowie Veranstaltungen zur Vermittlung von medizinisch relevantem Sachwissen. Ist erst einmal ein Grundstock an Wissen vorhanden und somit das Interesse geweckt, dann werden Konsequenzen für das Leben in diesen Gemeinschaften gezogen. Erweisen sich die Konsequenzen als hilfreich, dann beginnt das Streben nicht nur nach innen, sondern auch nach außen zu wirken. Eine soziale Gruppe – zum Beispiel eine Schulklasse – wird also für andere soziale Gruppierungen unserer Gesellschaft tätig. Diese stufenartige Entwicklung konnten wir in Eberbach und Wiesloch immer wieder erleben, wenn eine Gemeinschaft den Entschluß gefaßt hatte, sich im Sinne der Mitverantwortung aktiv für die Belange der Gesundheit einzusetzen.

Aktivitäten in Kindergärten, Schulen, Betrieben und Vereinen

In den Kindergärten vermitteln Spiele und Märchenaufführungen wichtige Regeln für gesunde Lebensweisen und bereiten den Boden für das Messen der Körpergröße und des Körpergewichts, also Voraussicht, um Übergewicht festzustellen. Die Eltern werden in Erziehungs- und Ernährungsfragen beraten, vor allem dann, wenn ihre Kinder übergewichtig waren. Kinderärzte wirken hierbei mit.

In den Grundschulen führen Eltern, Schüler und Lehrer gemeinsame Aktionen durch, zum Beispiel zum Thema »Frühstück und Schulbrot«. Von der 5. Klasse an erlernen die Schüler das Blutdruckmessen. Schüler der höheren Klasse entwikkeln zusammen mit den Eltern und Lehrern Lehrpläne zum Thema Gesundheit, wobei hier vor allem die Themen Rauchen und Alkohol interessieren. Diese Pläne haben bereits auf höherer Verwaltungsebene Beachtung gefunden.

Auch in Betrieben und Vereinen erfolgt die Kontrolle von

Blutdruck und Körpergewicht in Selbsthilfe. Die Meßaktionen lassen sich erfahrungsgemäß sehr gut an gesundheitsbezogene Vorträge von Ärzten koppeln. Der Arzt kann die Durchführung der Messungen überwachen und in allgemeinen, nicht auf die einzelne Person bezogenen, Fragen beraten. Zu einem anfänglich in Eberbach und Wiesloch befürchteten Ausarten dieser Meßaktionen in eine private ärztliche Sprechstunde kam es dabei nie. Jedem Teilnehmer war klar, daß seine Werte mit dem behandelnden Arzt zu besprechen sind. Die Meßaktionen sind sehr beliebt, nur selten schließt sich jemand davon aus. Sie werden jährlich wiederholt und motivieren zur aktiven Förderung gesunder Verhaltensweisen in der Gemeinschaft.

In Betrieben und Vereinen bestimmen Vortrags- und Kursangebote vorerst den größten Teil der zusätzlichen Maßnahmen. Über die Möglichkeiten weiterer Vorsorgeaktivitäten wird zur Zeit sehr viel nachgedacht und diskutiert. Vor allem werden dabei Aktivitäten für andere soziale Gruppierungen ins Auge gefaßt. Hinter dieser Absicht steht die Überlegung, daß der Einsatz für andere auch motivierende und konsolidierende Rückwirkungen auf Verhaltensweisen in der eigenen Gruppe ausübe. Einige Betriebe und Vereine beteiligen sich bereits mit gesundheitsbezogenen Programmen an Großveranstaltungen, Straßenaktionen und Volksfesten.

In der kurativen Medizin entspricht es den standespolitischen Vorstellungen des Arztes, daß er hilft, wenn er gebeten wird. Durch die Einbeziehung des sozialen Umfeldes und die Mitverantwortung in der Vorsorge kommt hinzu, daß der Arzt von sich aus auf »säumige« Patienten zugeht; das ist eine neue Verhaltensweise. Da die Bürger bei all ihren Aktivitäten eng mit den Ärzten zusammenarbeiten, erweitert sich aber auch das Tätigkeitsfeld des Arztes. Beispiele sind:

- Unterricht in den Schulen,
- Referate und Beratungen auf Elternabenden sowie auf Veranstaltungen in Betrieben und Vereinen,

– aktives Mitmachen beim Sport für Patienten mit Risikofaktoren oder anderen chronischen Leiden,
– aktives Mitmachen bei Großveranstaltungen, zum Beispiel bei Aktionen auf dem Marktplatz oder bei Volksfesten.

Erlernen der Mitverantwortung

Bereits im Kindergarten erfolgen die ersten Schritte in Richtung einer Erziehung zur Mitverantwortung. Die Kinder basteln und malen zum Thema »Gesundheit«. Mit ihren Werken erfreuen sie ihre Eltern und Geschwister und werben dabei zugleich für gesunde Lebensweisen. Die Kindergärtnerinnen achten sehr darauf, daß risikoreichen Verhaltensweisen mit Verständnis und nicht mit dem Zeigefinger begegnet wird. Dem »Dicken« droht nicht die Rolle des Prügelknaben. Beginnend in der Grundschule, wird die Mitverantwortung in der Schule schrittweise bewußt gemacht, da sie eine Komponente der Motivation zur Durchführung gesundheitsbezogener Aktivitäten ist. Hierzu gehören die Teilnahme der Schüler an Veranstaltungen in Kindergärten, Vereinen und in der Öffentlichkeit. Im Rahmen von Kochkursen bewirteten Schüler ihre Eltern und Lehrer mit kalorien-, fett- und salzreduzierten Mahlzeiten. In Zeichenwettbewerben und selbstentwikkelten Lehrplänen vermitteln die Schüler Sachwissen. Erfahrungsgemäß steigert die gesundheitsbezogene Mitverantwortung das Zusammengehörigkeitsgefühl und die wechselseitige Toleranz in den Schulklassen, wobei die Lehrer miteinbezogen werden.

Vielleicht ist es angebracht, in diesem Zusammenhang an die tägliche Erfahrung des praktisch tätigen Arztes zu erinnern: Zu ihm kommt der Patient »mit einem körperlichen Angebot«, das heißt, es werden auf den Körper bezogene Beschwerden vorgebracht. Über dieses körperliche Angebot entwickelt sich dann Schritt für Schritt im zwischenmenschlichen

Dialog die sogenannte Arzt-Patient-Beziehung. Denkbar wäre nun, daß dieser Schritt auch unter Laien einen Weg zu zwischenmenschlichen Beziehungen bahnt. Das gemeinsame Wissen um die individuell vorhandene Gefährdung durch Risikofaktoren könnte hier Selbst- und Mitverantwortung und so den Gemeinschaftsgeist beflügeln.

»Mitwissen bewirkt Mittragen«, diese Formel ist geeignet, um die Mechanismen in Eberbach und Wiesloch zu beschreiben. Bemerkenswert ist in diesem Zusammenhang folgende von Eberbachern häufig erklärte Auffassung: Die gemeinschaftlichen Aktionen »Gesundheit in Selbsthilfe« hätten die Atmosphäre in der Stadt, vor allem spürbar bei Volksfesten, deutlich beeinflußt; die zwischenmenschlichen Beziehungen seien persönlicher und herzlicher geworden. Man liefe nicht mehr so aneinander vorbei, man grüße sich häufiger, spräche häufiger miteinander, die Atmosphäre sei familiärer geworden. Fest steht jedenfalls: In Betrieben und Vereinen hatte die Idee »Gesundheit in Selbsthilfe der Gemeinschaft« Fuß gefaßt und findet immer mehr Anhänger.

Gesundheit in Selbsthilfe an der Basis einer Gemeinschaft

Als in Eberbach und Wiesloch die ersten Schritte zu einer gesundheitsbezogenen Selbsthilfe in Betrieben und Vereinen unternommen wurden, war die Skepsis groß. Befürchtet wurden vor allem Hypochondrie, Neurotisierung, Unduldsamkeit oder gar Verteufelung – zum Beispiel von Rauchern –, Indiskretionen und Kurpfuscherei. Von alledem hat sich nichts bewahrheitet. Die Einbeziehung der gesundheitsbezogenen Selbsthilfe in das Gemeinschaftsleben, sei es in einem Betrieb oder in Vereinen, wird von jenen, die sich hierzu entschlossen haben, als Bereicherung angesehen.

Die Selbsthilfe erfolgt im Einvernehmen mit den Leitungsgremien der Betriebe und Vereine an deren Basis. Es werden also nicht etwa auf »hoher« Ebene Konzepte entwickelt und auf dem Verordnungswege »nach unten« weitergeleitet. Vielmehr werden die Konzepte mit ausdrücklicher Billigung der Leitung an der Basis entwickelt, mit der Leitung abgestimmt und dann von der Basis eigenständig durchgeführt.

Warum erfolgt diese Entwicklungsarbeit an der Basis? Die Antwort ergibt sich aus den praktischen Zielen. Es soll dem Zuviel an Tabak, Salz, Fett, Kalorien und psychischer Belastung und dem Zuwenig an körperlicher Bewegung und Entspannung entgegengewirkt werden. Es handelt sich also um Verhaltensänderungen, für die sich jeder selbst zu entscheiden hat und für die es keine Grenzen zwischen unserem Berufs-, Vereins- und Privatleben gibt. Betriebe und Vereine können für diese Verhaltensänderungen nur stützende Aktivitäten anbieten. Die Annahme dieser Angebote muß der freien Entscheidung des einzelnen überlassen bleiben. Die Chance, daß diese Angebote Anklang finden, ist wohl doch am ehesten dann gegeben, wenn sie an der Basis einer Gemeinschaft beziehungsweise von deren Mitgliedern entwickelt und verantwortlich getragen werden. Ausartungen in einen Schilderwald von Geboten und Verboten oder in Tendenzen zur Indoktrination oder zum zweckentfremdenden Mißbrauch werden auf diese Weise – so unsere Annahme und bisherige Erfahrung – am ehesten vermieden.

Kreativität, Initiative und Verantwortlichkeit der Bürger

Die Ursachen der risikoreichen Lebensweisen sind äußerst komplex. Ihr Bezug sowohl auf die Gemeinschaft als auch auf den einzelnen läßt sich daher – wenn überhaupt – nur sehr schwer erkennen. Der praktisch tätige Arzt weiß dies. Er sucht daher den Dialog mit dem Patienten, um mit ihm gemeinsam einen Weg zur Bewältigung medizinisch relevanter Lebens- beziehungsweise Konfliktsituationen zu finden. In aller Regel greift der Arzt dabei sowenig wie möglich ein. Dies ganz besonders dann, wenn es um den Abbau risikoreicher Lebensweisen geht. Im Sinne der Selbstverantwortung und Selbstbeteiligung soll der Patient aus eigener Kraft einen Weg finden, sich für ihn entscheiden und ihn konsequent gehen. Doch muß sich der Patient dabei nicht nur mit vordergründigen Verhaltenstechniken, sondern auch mit tiefgründigen Problemen auseinandersetzen, die in seine Lebensgeschichte und in seine Vorstellungen von einer transzendentalen Wirklichkeit hineinreichen.

Wenn schon im Einzelfall die Ursachen höchst komplex und kaum überschaubar sind, dann trifft dies erst recht für Gemeinschaften zu. Hier lassen sich schon gar nicht vom Schreibtisch aus getroffene Entscheidungen rechtfertigen. Gesundheit in Selbsthilfe der Gemeinschaft sollte also von dieser an der Basis kreiert, initiiert und verantwortlich getragen werden.

In Eberbach und Wiesloch hat sich gezeigt, daß die Bürger einsichtig, kreativ und initiativ sind und daß sie mit viel Freude, mit Umsicht und Besonnenheit eigenständig entwickelte Maßnahmen verantwortlich trugen und durchführten. Gerade weil jeder – auch »der Mann von der Straße« – zur Kreativität und Initiative herausgefordert wird, kommt es zu einer Mitarbeit aller sozialen Gruppierungen. Die Bürger vermeiden die Begriffe Gesundheit, Vorsorge, Erziehung, Diät und Aufklärung. Ihre Arbeit haben sie unter das Motto »lebenswerter leben« gestellt. Die Belange der Gesundheit sollen in einem natürlichen Prozeß in den Alltag integriert werden. Jeder einzelne, jede Gruppe entwickelt dazu seine beziehungsweise ihre Methoden.

Organisation der Vorsorgemaßnahmen am Wohnort

In Eberbach und Wiesloch arbeiten Ärzteschaft, Kindergärten, Schulen, Betriebe, Vereine und kommunale Verwaltung seit sieben Jahren zusammen. Inzwischen gibt es ein breites

Spektrum von Vorsorgemaßnahmen. Um diese zu koordinieren und zu unterstützen und um neue Maßnahmen zu initiieren, wurde in beiden Städten jeweils eine Arbeitsgemeinschaft für Gesundheitsvorsorge gegründet. Dort kann jeder mitmachen, wenn er willens ist, konkrete Leistungen einzubringen. Die Mitglieder gehören den verschiedensten sozialen Gruppierungen an. Hierdurch wird das freie Spiel der Kräfte gefördert und zugleich einseitigen Interessensverschiebungen entgegengewirkt. Ein ortsansässiger Arzt fungiert als ständiger Berater. Die einzelnen aktiven Gruppen werden dazu angehalten, miteinander zu kooperieren und bewährte Vorsorgemaßnahmen jedem am Ort zugänglich zu machen. Die Arbeitsgemeinschaft sorgt für eine sinnvolle Komplettierung des Maßnahmenangebots am Ort.

Die Aktivitäten erfolgen bevorzugt ehrenamtlich und mit Hilfe von privaten Spenden. Staatliche Unterstützung wird überall dort vermieden, wo private Initiativen sinnvoller als staatliche erscheinen.

Zwischen Eberbach und Wiesloch werden neue Vorsorgemaßnahmen zur Erprobung ausgetauscht. Haben sie sich in beiden Städten bewährt, so werden sie zur weiteren Verbreitung empfohlen.

Zum Begriff »kommunale Prävention«

In Eberbach und Wiesloch wird versucht, die Gegebenheiten am Wohnort bestmöglich für die Belange der gesunden Lebensweise zu nutzen. Dieses Streben bedingt zugleich eine bestmögliche Anpassung der Entwicklung, Durchführung und Koordination von Vorsorgemaßnahmen an die örtlichen Gegebenheiten. Das Vorsorgeangebot geht also von den spezifischen Gegebenheiten am Wohnort aus. Es unterscheidet sich von Ort zu Ort und von Gemeinde zu Gemeinde. Den Entwicklungsprozeß vollzieht die Bevölkerung selbst. Sie erfüllt dabei den Geist unserer Verfassung, die den Bürgern einer Gemeinde das Recht auf Selbstverwaltung örtlicher Angelegenheiten einräumt.

Vorsorge ist somit natürlicher Bestandteil des Gemeindelebens. Wir sprechen von der zur Gemeinde gehörigen beziehungsweise kommunalen Prävention. Schlagwortartig besagt der Begriff: eine von den Charakteristika der Gemeinde bestimmte, von Bürgern entwickelte und getragene Vorsorge. Die Partnerschaft zwischen Arzt und Bürger ist dabei unverzichtbar. Prävention ist ein von Bürgern mitgetragener Bestandteil der Medizin, prägend bleibt dabei der Arzt. Dieser hält fest an seiner Verpflichtung gegenüber der von Selbst- und Mitverantwortung getragenen freien Entfaltung des einzelnen.

Schlußbetrachtung

Arteriosklerose ist die weitaus wichtigste und häufigste Krankheit und Todesursache in der Bundesrepublik.

Jedermann entwickelt im Laufe seines Lebens Veränderungen seiner Schlagadern im Sinne der Arteriosklerose. Sie müssen nicht zwangsläufig Funktionsverluste oder Krankheit bedeuten. Erst wenn der Blutkreislauf und damit die Ernährung der versorgten Organe gestört werden, kommt es zu spürbaren Ausfällen. Sie sind in starkem Ausmaß durch die Lokalisation lichtungsverengender oder gefäßverschließender Herde bestimmt.

Besonders gefährdet sind Herz, Gehirn und Nieren. Die Folgen sind Herzinfarkt und Herzleistungsschwäche, Hirnabbau oder Hirnschlag, bösartiger Hochdruck oder Harnvergiftung. Auch die Arterien der Gliedmaßen, der Eingeweide und der Lungen sind betroffen.

Diese Vorgänge laufen nicht schicksalsmäßig ab. Sie sind nicht zwangsläufig Folge des Alterns, wenngleich arteriosklerosebedingte Krankheitszeichen im Alter häufiger sind. Sie kommen aber auch in der Jugend und bei Menschen mittleren Alters vor. Sie äußern sich dann in frühzeitigem Herzinfarkt, im plötzlichen, unerwarteten Herztod oder als bedrohliche Störungen von Hirnfunktionen. Ausfälle der allgemeinen Leistungsfähigkeit, Charakter- und Persönlichkeitsstörungen, Verluste des Sehvermögens und des Gehörs können das Bild bestimmen.

Die Natur hat selbst bei vollständigem örtlichen Arterienverschluß Kompensationsmöglichkeiten dadurch geschaffen, daß zahlreiche Umwegs- und Verbindungsarterien noch lange Zeit Ausfälle verhindern. So kann die komplette Blockade der großen Zubringerarterie einer Hirnhälfte durch Arterienkurzschlüsse von der anderen Seite ausgeglichen werden. Erst wenn auch diese Kollateralen arteriosklerotisch befallen sind, entstehen irreversible Ausfälle.

Das Krankheitsbild der Arteriosklerose ist meist durch die Lokalisation von Gefäßherden bestimmt. Sie bestehen in cholesterinhaltigen Polstern, bindegewebigen Wucherungen oder Narben. Der letztendliche Arterienverschluß wird sehr oft durch örtliche Blutpfröpfe (= Thromben) bewirkt. Darauf gründen die heute möglichen Behandlungsverfahren zur Wiederherstellung gestörter Durchblutungsverhältnisse beziehungsweise zur Wiedereröffnung verschlossener Gefäße. Spezielle chirurgische Maßnahmen ermöglichen die Herstellung künstlicher Umgehungsstrombahnen, den sogenannten Bypass. Aber auch mit konservativen Methoden kann man verschlossene Gefäßbahnen wieder eröffnen und die Bildung von Kollateralen fördern und damit bereits gestörte Organfunktionen verbessern.

Das ist besonders dann möglich, wenn noch keine schwere Allgemeinsklerose besteht, sondern wenn ein Plaque oder mehrere ungünstig gelegene Herde bedrohliche Ausfälle bewirken. Bei schwerer allgemeiner Arteriosklerose sind allerdings Gefäßverschlüsse häufiger als bei nur geringgradigen Veränderungen.

Mit modernen Verfahren kann man heute leicht und ohne Risiken oder Belästigungen das Ausmaß der Gefäßveränderungen feststellen. Arteriosklerose entwickelt sich, wie erwähnt, nicht schicksalhaft, sondern wird durch krankmachende Faktoren begünstigt. Diese Risikofaktoren wirken entweder für sich allein oder, was häufiger der Fall ist, als Risikobündel. Zu den Risiken erster Ordnung zählen wir Bluthochdruck, krankhaft erhöhte und veränderte Blutfette, Zigarettenrauchen und Zuckerkrankheit. Die Gefährdung des einzelnen nimmt sprunghaft zu, wenn diese Faktoren kombiniert vorkommen. Sie wird noch gesteigert durch Risikofaktoren zweiter Ordnung, die für sich allein keine Gefährdung der Arterien bedeuten. Zu ihnen rechnen wir Übergewicht beziehungsweise Fettsucht, Bewegungsmangel beziehungsweise körperliche Inaktivität, die Gicht sowie psychischen und sozialen Streß. Sie wirken nicht als unabhängige Gefäßwandnoxen, können aber die Entstehung anderer Risiken begünstigen. Fettsucht zum Beispiel provoziert Hochdruck, Blutfettstörungen, Zuckerkrankheit, Gicht und Bewegungsmangel. Andererseits können Untergewicht, normale Blutfette, Blutunterdruck, körperliche Aktivität, Nichtrauchen möglicherweise auch psychische Ausgeglichenheit und psychosoziale Stabilität die Entwicklung von Arteriosklerose hemmen. Wir wissen das aus zahlreichen Einzelbeobachtungen, Zwillings- und Familienuntersuchungen sowie aus Langzeitstudien an großen Bevölkerungsgruppen.

Die Epidemiologie der Arteriosklerose, ihre geographische Ausbreitung haben uns viele neue Erkenntnisse über Krankheitsentstehung, -ablauf und -verhütung geliefert. Sie beweisen, daß die Arteriosklerose keine Erbkrankheit ist, wenn auch manche Formen von Bluthochdruck, Stoffwechselstörungen und Fettsucht als krankheitsfördernde Faktoren erblich mitbestimmt sind.

Über den Risikobündeln spielen Störungen der Fließeigenschaften des Blutes eine Rolle. Bluteindickung, Zunahme der spontanen Blutgerinnung und Stockungen in der Zirkulation können vor allem arteriosklerotische Gefäßverschlüsse und Ernährungsstörungen der Gefäßwände wie der versorgten Organe bewirken.

Es gibt darüber hinaus arteriosklerotische Komplikationen, die keine faßbaren Risikofaktoren erkennen lassen. Sie machen aber nur 10 bis 15 Prozent aller Fälle aus. Entzündliche, infektiöse, allergische, physikalische Vorgänge (Kälte- und Hitzeschäden, mechanische Läsionen) sind dafür verantwortlich zu machen.

Die große Masse der arteriosklerotischen Schäden beruht also auf durchaus beeinflußbaren Störungen.

Die unserer Zeit eigene Lebensführung erzeugt die meisten der gefährlichen Risiken. Das war nicht immer so. In den knappen Zeiten der Nachkriegsjahre gab es bei uns weder schwere Arteriosklerosen noch deren Komplikationen. Herzinfarkte, periphere und zentrale Gefäßverschlüsse, diabetische Gefäßkomplikationen traten zwischen 1918 und 1921, zwischen 1945 und 1948 praktisch nicht auf. Mit der Normalisierung insbesondere der Ernährung und dem allmählichen Übergang zur Luxusernährung kam es zum drastischen Anstieg der Arteriosklerose und ihrer Folgen. Das zeigte sich besonders an der Zunahme der Herzinfarkte. Natürlich änderte sich nicht nur die Ernährung. Zigarettenrauchen war bei weitem nicht so verbreitet, und die körperliche Aktivität war wesentlich stärker. Psychischer und sozioökonomischer Streß waren freilich im Übermaß vorhanden, ohne daß sie zu Herzinfarkt oder plötzlichem Herztod führten. Karl Jaspers formulierte, daß der Mensch in Ausnahme- und Grenzsituationen von derartigen Schäden verschont bleibt.

Wenn also, wie auch pathologisch-anatomische Daten beweisen, schwere Arteriosklerose in solchen Mangel- und Notzeiten nicht existierten, so beweist das die Rückbildungsfähigkeit der Arteriosklerose innerhalb kurzer Zeiträume. Denn in den dreißiger bis Mitte der vierziger Jahre war die Arteriosklerose auch bei uns weit verbreitet.

Auf diesen Tatsachen beruhen die Vorstellungen über die Reversibilität auch fortgeschrittener Arteriosklerose, die darüber hinaus durch viele Tierversuche gestützt werden. Zwar können und wollen wir uns nicht in die schrecklichen Mangelzeiten zurückversetzen; aber die Anpassung unserer Lebensführung an vernünftiges Verhalten führt zu erkennbarer Verringerung der Arteriosklerose beim einzelnen wie in belasteten Bevölkerungsgruppen und Völkern. Diese Tatsache wurde in unserem Buch dargelegt und begründet.

Die Prävention der Herz- und Gefäßkrankheit ist heute das erste Anliegen aller gesundheitspolitischen Programme. Unsere Vorstellungen zum Krankheitsgeschehen und zur Verhütung der Arteriosklerose sind praktisch identisch mit den Richtlinien der Weltgesundheitsorganisation vom Juni 1982 zur Prävention der koronaren Herzkrankheiten und der Verschlußkrankheiten in anderen Gefäßbezirken.

Lebensweise, Umwelt, soziale und wirtschaftliche Gegebenheiten sollen so verbessert werden, daß sich schwere Arteriosklerose, Herzinfarkte, Angina pectoris und plötzlicher Herztod gar nicht entwickeln können.

Zielgruppen dieser vorsorglichen Maßnahmen sind die ganze Bevölkerung der Industrienationen und gefährdete Individuen. Aber auch bereits Geschädigte und Kranke sollen einbezogen werden. Die Massenstrategie zur Beherrschung dieser gefährlichen Epidemie umfaßt:

Ernährungsänderung,
Hochdruckbeseitigung,
Aufgabe des Zigarettenrauchens,
Bekämpfung der Zuckerkrankheit und der Fettsucht,
Verbesserung der körperlichen Aktivität.

Ohne sinnvolle Ernährung läßt sich das Problem nicht lösen. Von der frühen Kindheit bis ins Alter sollen Blutcholesterinwerte angestrebt werden, die Arteriosklerose und ihre krankhaften Schäden gar nicht erst entstehen lassen. Bei niedrigem Blutcholesterin sind weder individuell noch in der Masse der Bevölkerung schwere Arteriosklerosen und koronare Herzkrankheiten bekannt.

Das ist der Leitsatz dieser Empfehlungen, die mit ihren zahlreichen medizinischen Fachgesellschaften und politischen Gremien identisch sind. Hierzu gehört auch die Internationale Kardiologische Gesellschaft, die 1981 entsprechende Empfehlungen veröffentlichte. Sie umfassen alle jene Maßnahmen zur Ausmerzung krankmachender und bedrohlicher Lebensbedingungen. Dies zu erreichen ist möglich, wenn auch nicht einfach. Der drastische Rückgang von tödlichen Infarkten und Hirnschlägen in vielen Ländern ist der Beweis, daß ein »einfaches Leben« die Zahl der lebenswerten Jahre beim einzelnen wie in der Bevölkerung vermehren kann. Die Griechen preisen den glücklich, den die Götter jung sterben lassen. Die meisten Menschen wünschen rasch und ohne Leiden zu sterben. Der plötzliche Herztod kommt diesem Wunsch entgegen. Aber denken wir auch an die Hinterbliebenen, an unsere Bevölkerung?

Daß eine gesündere Nation auch glücklicher sein kann, ist die Parole für alle unsere Anstrengungen. Die Vorsorge ist heute auch das Gebot für die Verbesserung unseres Gesundheitswesens mit seinen ärztlichen, sozialen und wirtschaftlichen Problemen. Heilen ist gut, Vorsorgen ist besser.

Diese Maxime der jahrhundertealten chinesischen Medizin, die den Vorstellungen der alten Völker über Hygiene und Diät im Sinne umfassender Lebensgestaltung entspricht, hat Johann Wolfgang von Goethe in »Faust I« geschildert: Faust, auf der Suche nach dem Jungborn des Lebens, traut der Sudelküche nicht, die ihm »wohl dreißig Jahre« vom Leibe halten soll. Es ist Mephisto, der ihm rät: Sich zu verjüngen gibt's auch ein natürlich Mittel ...

Faust
... Hat die Natur und hat ein edler Geist
nicht irgendeinen Balsam ausgefunden?
Mephistopheles
Mein Freund, nun sprichst du wieder klug!
Dich zu verjüngen, gibts auch ein natürlich Mittel;
allein es steht in einem andern Buch
und ist ein wunderlich Kapitel.
Faust
Ich will es wissen!

Mephistopheles
Gut! Ein Mittel, ohne Geld
und Arzt und Zauberei zu haben:
Begib dich gleich hinaus aufs Feld,
fang an zu hacken und zu graben,
erhalte dich und deinen Sinn
in einem ganz beschränkten Kreise,
ernähre dich mit ungemischter Speise,
leb mit dem Vieh als Vieh und acht es nicht für Raub,
den Acker, den du erntest, selbst zu düngen!
Das ist das beste Mittel, glaub,
auf achtzig Jahr dich zu verjüngen!
Faust
Das bin ich nicht gewöhnt, ich kann mich nicht bequemen,
den Spaten in die Hand zu nehmen;
das enge Leben steht mir gar nicht an.

Mephisto kennt die Menschen, und Faust antwortet für viele, die nach dem Elixier des Lebens trachten, nach dem Zaubertrank der Verjüngung. Es gibt ihn nicht. Gesundes Leben will erworben sein. Aber es ist zu erreichen, ohne Plackerei und Quälerei, nur mit ein bißchen Vernunft. Epidemien gleichen nach Rudolf Virchow großen Warnungstafeln, auf denen der Staatsmann von großem Stil lesen kann, daß im Entwicklungsgang seines Volkes eine Störung eingetreten ist, die selbst eine sorglose Politik nicht länger übersehen darf.

Die Arteriosklerose hat das Ausmaß einer Epidemie erreicht!